U0110969

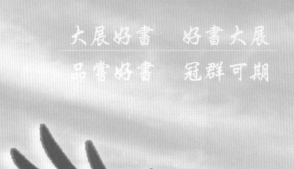

大展好書　好書大展
品嘗好書　冠群可期

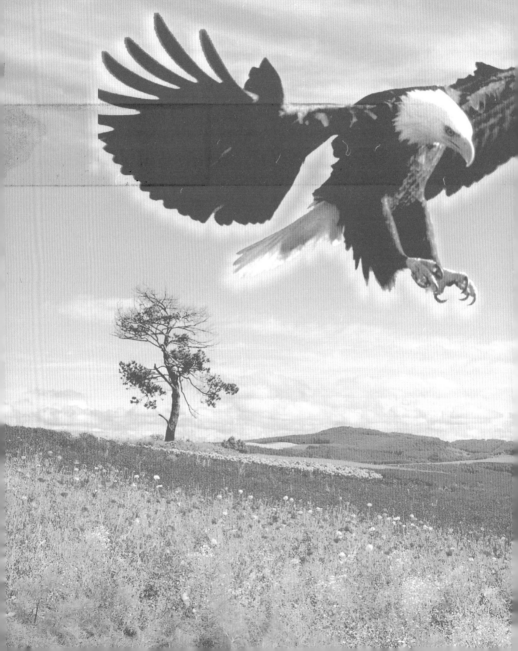

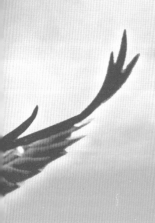

大展好書　好書大展

品嘗好書　冠群可期

中醫經典古籍：2

《外臺秘要》
精 選

原著 〔唐〕王燾

編選 余瀛鰲、林 菁、田思勝等

大展出版社有限公司

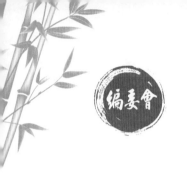

半個多世紀以來，中醫研究的內容與方法，大致有五個方面：

1. 文獻研究

從上世紀 50 年代至 60 年代中期，對古代醫籍進行了大量的收集、保存、點校、註釋、語釋、影印和出版。這一階段的文獻整理研究，給 21 世紀的中醫作了「留種」的工作。

2. 理論研究

上世紀 50 年代以來，由衛生部和教育部門組織、許多院校集體編寫了高等中醫院校統編教材。從 1958 年到上世紀末，共編寫了六版教材，對中醫基礎理論進行了系統的闡釋。幾十年來，一代又一代的中醫學子，主要就是靠這套教材學習中醫。

3. 臨床研究

集中在對證的研究（證本質、證候學），再如辨證論治的規範化研究、中醫病名研究、治則治法研究、方藥研究等，都具有一定規模和影響。

4. 多學科研究

從古代哲學研究中醫者，如周易與中醫、道學與中醫。有的從哲學方法論、控制論、訊息論、系統論、生物全息理論等解釋中醫理論。還有的從天文學、氣象學、太陽黑子活動週期來研究五運六氣，還有的從數學研究製作五行的數學模型等。

5. 實驗研究

採用西醫的若干理論指標分析驗證中醫藥的療效，如清熱解毒、養陰生津方藥對一些傳染病、感染性疾病的療效；通裡攻下方藥對某些急腹症的療效；活血化瘀方藥對冠心病的療效等，在實驗結果比照上進一步深入到探討八綱辨證的病理解剖學基礎等，從早期的抑菌抑毒實驗，到多方法、多層面、分子水平上更為微觀的研究，對中醫藥理論和臨床方藥機理的探討，採用了另一條途徑和方法。

從內容上看，這些研究工作，對某一理論、某些具體的理法方藥的理論研究較多，從整體研究和構建中醫學理論體系者少；從發展趨勢上，以現代醫學思路和方法指導者越來越多，以中醫思路為指導，從中醫理論自身發展規律研究者少，從中醫學之所以能悠久不衰的實踐根基入手的更少。

近年來，許多青年學生和初涉臨床工作的年輕醫生，提出閱讀古籍，結合臨床實用，感覺無從下手，在古今結合、理論與實踐結合、書本與臨床結合上有許多不便。有鑒於此，立足在不僅是給古醫籍點校做一番「整容」，而是根據古籍的基礎，在臨床研究、實踐上，做些印證的檢索和說明，第一是對古籍保護、流傳有所促進，第二對初涉臨者和青年中醫學生提供深入研究的一些線索，這也是一種嘗試，這種嘗試，對於繁榮中醫文獻，也許有一定益處。

中國出版工作者協會國際合作出版促進委員會研究中心與遼寧科技出版社自 2003 年開始組織中國中醫科學院（原中國中醫研究院）、山東、江蘇、山西、湖南、四川中醫文獻研究、臨床教學人士就此項目開展點校、評註和補綴工作，歷時兩年有餘，始見端倪，寄望叢書，能對後學有所裨益。

編著者

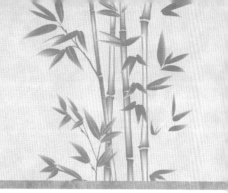

目　錄

《外臺秘要》評述

　　王燾是唐代中期著名的醫學文獻專家，約生於武后如意元年（公元 692 年），卒於天寶十五年（公元 756 年）。出身於名門望族，幾乎代代為官，尤其是唐朝，自唐太宗以後，其王氏宗族有十四人為相。其曾祖王珪是唐太宗的宰相，祖父崇基以及父兄等人，也是當代的官僚。他自己的一生也主要是在官場上度過的，有過「七登南宮，再拜東掖」的厚遇，曾任徐州司馬、房陵太守等官職。他掌管唐代圖書館——弘文館 20 餘年。王燾利用這個機會，閱讀了大量的醫書，為他以後的醫學文獻整理工作，積累了大量的寶貴資料。史書對其無專門立傳，僅《新唐書·王珪傳》後附有小記，言「燾，性至孝，為徐州司馬。母有病，彌年不廢帶，視絮湯劑。數從高醫遊，遂窮其術，因以所學作書，號《外臺秘要》」，此後大多數醫史專籍均據此立論。王燾以一生的精力，為保存古醫籍原貌和總結唐以前的醫學成就做出了突出的貢獻。

1. 編纂《外臺秘要方》的動機

　　王燾做官時曾被貶守房陵郡（今湖北房陵），並量移（唐代時得罪，被貶竄遠方，後由於遇赦改近地安置，稱為量移。）大寧郡，在赴任途中，因「冒犯蒸暑」，他的家人和隨從人員多染患瘴疾。而當時「染瘴嬰痾，十有六七，生死契闊，不可問天」。在那「既僻且陋」的地方，請不到好醫生，王燾就把他在弘文收集到的經方，拿來治療病人，竟有「得存者」。這給他很大的鼓舞。加上他「所好者壽」，便決心把他在弘文收集到的資料編成一部書。

　　其二，中醫學發展到唐代已有很大的成就，其中一個標

誌，就是各種醫書琳瑯滿目，「方逾萬卷」，可謂「專車之不受，廣廈之不容」（《外臺秘要》自序）。但是這些醫書並非盡善盡美。問題比較嚴重的是：簡編錯亂，遞相矛盾，有的有方無論，有的有論無方，內容重複、蕪雜，使用不便。就以被稱為我國第一部病源證候學的專著《諸病源候論》來說，其論病源之詳盡，可謂空前，可是「覽者皆以無方致憾」。王燾對這一點感觸也特別深。他說：「若不能精研病源，深探方論，雖百醫守疾，眾藥聚門，適足多疑，而不能一癒也」（《外臺秘要》自序）。為了克服以上缺點，使古代醫籍充分發揮作用，他便「發憤刊削」，「廢寢輟食，銳意窮搜」。經過長期的努力，終於系統地整理出一部空前的醫學巨著。

2. 王燾編纂《外臺秘要》的因素

經過李唐王朝前半葉，採用了任人唯賢，勵精圖治的治國綱領，經過「貞觀之治」、「永徽之治」、「開元之治」，社會穩定和經濟繁榮，為文化昌盛和學術發展奠定了良好的社會背景。王燾編纂《外臺秘要》的必備條件可歸納為以下幾點：

一是「有六朝醫方基礎和前人編撰範例」可資借鑑。在魏晉及其以前，中醫學理論就已經形成。諸如《素問》、《九卷》、《難經》、《中藏經》等，奠定了中醫理論基礎。西晉王叔和則在《素問》、《難經》的基礎上，著成《脈經》，奠定了診法。西晉皇甫謐則在《九卷》及《素問》的基礎上，著成第一部針灸學專著《針灸甲乙經》，專論經絡學、腧穴學、灸療學、刺治學的相關理論及其臨床應用。東漢張仲景則在繼承《素問》有關理論基礎上，著成《傷寒雜病論》，開創六經辨證理論之先河，專論外感病及內傷雜病。

藥物學方面，自東漢《神農本草經》始，後又有南北朝陶弘景《本草經集注》，唐顯慶四年（公元 659 年）的《新修本草》，奠定了中藥學基礎。

二是前人編纂方書的經驗也給《外臺》的成書提供了可資

借鑑的範例。隋大業中所編《四海類聚方》，計一千六百卷，其篇幅空前浩大。唐天寶年間成書的《備急千金要方》、《千金翼方》較王氏編纂《外臺秘要方》早數十年，其編纂體例對王氏有很大影響。

三是王氏有較高的醫學和文化素養。王氏醫學的基本知識和他較高的文化素養，也是成就其完成《外臺秘要方》的重要條件。就醫學知識言，王氏因母病及自己幼年體弱多病而學醫，「數從高醫遊」，使其醫學水準達到較高的境界。文化素養方面，王氏出身於一個世代有文化修養的家庭，其本人的文化修養亦可想而知。加之唐太宗李世民提倡「文治武功」，唐玄宗李隆基重視「文治」，唐朝以科舉取仕，這些政治主張對社會、尤其是仕人的影響不可忽視。

四是王氏較長時間在弘文館任職，直接掌管和接觸大量的醫藥方書，這對他的成功無疑是具有不可忽視的作用。自唐貞觀至天寶年間，由於政治穩定，文化繁榮，重視圖書的收集和整理，計有七萬餘卷，藏書之富為其編書創造了最基本的條件。

3. 王燾系統整理《外臺秘要》的步驟及編纂方法

這部四十卷的醫學巨著，是王燾幾十年辛勤勞動的結晶，充分反映了他整理文獻的出眾才能。在中國歷史上，王燾整理醫學文獻，不僅為後世提供了豐富的醫學資料，還創立了整理文獻的科學方法。他對醫學文獻的系統整理主要包括以下幾個步驟。

（1）博採

王燾在弘文館工作的二十幾年中，「多見弘文館方書」、「嘗得古方書近千卷」。他一冊冊地閱讀，一條條地鑑別摘錄，「上及神農下及唐世，無不採摭」（《外臺秘要》序）。他不但博採「世尚多有」的諸家方論，如晉代葛洪的《肘後方》、唐代孫思邈的《千金方》，而且更注意博採「今無傳

者，猶間見」的著作。如陳延之的《小品方》、僧深的《深師方》、崔知悌的《崔氏方》、許仁則的《許仁則方》、張文仲的《張文仲方》等醫著。除此之外，對民間單、秘驗方，「敢採而錄、則古所未有」（《外臺秘要》自序）。據他說：「凡古方纂得五六十家，新撰者向數千百卷」（《外臺秘要》自序）。其中醫論部分以隋代巢元方的《巢氏諸病源候論》為主，醫方部分則選孫思邈的《千金方》最多。全書共收載醫方六千餘首，可謂是「括囊遺缺，稽考隱秘，不愧盡心焉」（《外臺秘要》自序）。清代徐靈胎對此評論說：「古書益多散佚，惟賴王燾此編以存。彌可寶貴矣」。廣泛收集材料，多「得缺落之書」，是王燾整理醫學文獻的第一步。

（2）精選

王燾在弘文館裏，整天埋頭在方書的海洋中，「俾夜作核，經之營之」。他「研其總領」，「核其指歸」，「探其秘要」，去粗取精，捨短取長，做到：「捐眾賢之砂礫，掇群才之翠羽」（《外臺秘要》自序）。後來動手編寫時，對選錄的每一章節，又經過細細揣摩，再三斟酌，結果選出來的材料，既得其要，又較實用。

孫兆在序中說：「王氏為儒者，醫道雖未及孫思邈，然而採取諸家之方，頗得其要者。」在 1104 門中所論諸病證，均以《諸病源候論》、《傷寒論》以及其他名家之有關論述為依據，並廣泛精選唐前諸家之治療方劑、技術，使醫理與實踐經驗緊密結合。例如卷 11 載述消渴（糖尿病）謂：「消渴能飲水，小便甜」，指出「此病面慮患大癰……當預備癰藥以防之」。又如卷 4 所述檢驗小便以觀察黃疸之治效，係用白帛日浸泡於小便中 24 小時，按日排序以察黃色之增劇或減退等。由此可見王氏撰著擇優選材的科學態度。嚴格地精選材料是王燾整理醫學文獻的第二步。

（3）類編

王燾把收集到的大量資料，分類編輯，使其有條不紊，便

於尋覽。從體例上說，有以下幾點值得注意：

其一以病證為綱，分門別類，條理明析。王燾在汲取前人經驗及教訓的基礎上，無論是外感病、內傷病、瘡瘍病、皮膚病、婦兒科疾病，都分成科別大類，然後每類疾病又按該類病的具體病證或分證加以分論之。如將淋病又分為「石淋方十六首」、「血淋方五首」、「熱淋方二首」、「勞淋方三首」、「氣淋方五首」、「膏淋方二首」等。每一門病證之下，先論病因病機，次言養生導引，再論方藥治療或艾灸。從其內容的編輯先後也可以看出，王氏重視疾病的預防，以及防重於治的思想。《外臺秘要》這種分科立病，以門別證，據證列方的編纂方法，綱目清晰，查閱方便，是一部不可多得的大型綜合性方書，也是其能歷千數百年保存至今的原因之一。

其二，先論後治，論與治融為一體。王燾認識到理論對指導實踐的重要作用，汲取了「巢氏《病源》一書，論證論理，可謂意到而辭暢者矣，予嘗惜其當時無方不附方藥」（明·郎英《七修類稿》）的弊端，於是每門病證「首冠諸家論辨，下附方藥。先論後主，方證具備，可謂《外臺秘要方》一書編纂方法上的一大特色。

其三，引文標記出處。《外臺》全書四十卷文，幾乎條條引文都標明書名或人名，很少遺漏。

4. 《外臺秘要》的內容及體例

《外臺秘要》成書於天寶十一年（公元 752 年），是繼《諸病源候論》和《千金方》後的又一部巨著。尤其是《外臺秘要》是在前兩部著作的基礎上編纂的，所以無論在理論上還是方藥的應用上都有進一步的發展。

特別是王燾曾在台閣（國家中央機關）弘文館經管圖書，有機會接觸到世少流傳的，一般人見不到的古典醫籍藏書，彙集大量難得的資料，所以他纂著的《外臺秘要》內容十分豐富。全書收錄唐以前古方 50～60 家，新撰方數千百卷，將病

證、方治予以摘錄分類編輯，計 1104 門，收方 6000 餘首。所收醫論、方藥，均注所出書名卷數。

卷 1 首論諸名家關於傷寒理論認識及醫方；卷 2～4 敘述傷寒、天行、溫病之傳染流行與證治；卷 5～23 為內科雜病，如諸心痛、霍亂吐泄、瘧、疝、痰、胃反、噎食、咽部異物、咳嗽、短氣、肺痿、肺癰、上氣、消渴、癖、痃、積聚、癥瘕、胸痹、奔豚、骨蒸、傳屍、鬼疰、中風、風狂、驚、癲、癇、白癜風、虛勞諸疾、腳氣、水病、眼疾、耳、鼻、口舌、齒等病證、瘿、瘤、咽喉、瘰癧、諸瘻等；卷 24～30，以外科病證為主，如諸種癰疽、附骨疽、諸痔、生殖器病證、諸淋、大小便閉、中惡、蠱毒、自縊、中毒、傷折、金瘡、燒燙傷、手足甲疾、惡瘡、麻風、丁腫、疥瘡、癬症等等之病理病因和診治急救技術；卷 31～32，論述藥物之採集及丸散等之製備，諸面疾及諸種化妝品之配伍製法等；卷 33～34，介紹婦女經血、胎、產、帶等病證證治；卷 35～36，列述小兒諸病證；卷 37～38，論服石與服石病證；卷 39，論明堂灸法；卷 40，論諸動物傷人之病證等。

其中前四卷全面彙總了唐中期以前 26 家研究傷寒學術的成就，保存了《傷寒雜病論》部分古貌，在繼承傷寒病六經辨證綱領的同時又提出了傷寒病演變的日期理論，翔實地反映了此前傷寒日期理論及臨床應用實況，同時運用三焦理論指導疾病的辨證和治療，並為溫病從廣義傷寒中分化為獨立學科起到了重要的啟迪和奠基作用，最大限度地拓展和弘揚了仲景論治外感病的理論和思路。

此書流傳甚廣，宋校正醫書局曾予以校正刊行，對國內外醫學發展有著巨大的影響。現存 20 餘種刊本，最早者為宋刻本，公元 1069 年，本書曾經北宋校正醫書局校刻。1640 年又經程衍道校勘，有多種明清刻本和日刻本等，建國後有影印本。

5. 《外臺秘要》的文獻學及歷史價值

《新唐書》，將《外臺秘要》稱作「世寶」，歷代不少醫家認為「不觀《外臺》方，不讀《千金》論，則醫所見不廣，用藥不神」，足見該書在醫學界地位之高，其卓著的功績是不言而喻的。全書皆先論後方，其論多引自《諸病源候論》，醫方輯自《千金方》頗多。

所選各書，每條之下必詳原書書名和卷數。在醫學文獻整理上為王氏首創，書中博採各家方論，於保存古代醫學文獻方面功效卓著。如《近效方》、《古今錄驗方》、《刪繁方》、《深師方》、《小品方》、《骨蒸病灸方》等，今多散佚無傳，賴此書得以保存。此書雖為一部纂輯之作，但其保存古醫方的功績對於中醫學有很大貢獻。同時，許多古人的發明創造也在此書中得以保存、流傳下來，如對白內障眼病臨床表現，不僅作了全面的論述，而且還分別論述了先天性白內障和外傷白內障，並介紹了金針拔障術。這是我國最早的系統記載古代的醫療技術，解放後發展為「針拔套出術」，是我國中西醫結合的成果之一。

他選取的用常山、蜀漆治療瘧疾；羊肝、牛肝治療夜盲症；海藻、昆布治療淋巴腺腫的藥方，自古至今都是有效的，反映了古代勞動人民的智慧。

又如他選的用竹片夾裹固定處理骨折的辦法，都是我國人民一千多年前的發現和創造，至今仍有實用價值。其對某些病的描述和方藥的應用，在今天臨床診斷和治療上都有重要的參考價值，同時也反應了中醫學發展的情況。如對肺結核，《肘後方》中就有記載，而王燾論述得更精詳，認為一般患者下午都可能出現潮熱、盜汗、面部潮紅以及身體日漸消瘦，如見有赤黑色大便或腹水等併發症出現，則是病情發展嚴重的徵象。

總之，《外臺秘要》不僅在學術上頗有貢獻，而且在歷史價值上也是相當重要的，正如清代明醫徐靈胎在其《醫學源流

論》中所說：「纂集自漢以來諸方，匯粹成書，而歷代之方，於焉大備……唐以前之方，賴此以存，其功不可泯。」不僅為後人保存了豐富的醫學參考資料，而且為中醫學的發展提供了條件；不僅為中醫藥學作出了有益貢獻，而對國外，如日本、朝鮮也有很大影響。日本的《醫心方》、朝鮮的《醫方類聚》等書，也多用《外臺秘要》的資料。

王燾在中醫文獻整理上的傑出貢獻是不可泯滅的，但他畢竟不是專業醫師，臨床實踐不足，所以主要是彙總綜合，沒有獨特的個人見解。又由於受《內經》「針能殺生人，不能起死人」觀點的影響，在《外臺秘要》內只收灸法，不論針法，是這部書的一大缺陷。

卷 七

心痛方八首

《病源》心痛者，由風冷邪氣乘於心也。其痛發有死者，有不死者，有久成疹者。心為諸臟主而藏神，其正經不可傷，傷之而痛，為真心痛，朝發夕死，夕發朝死，心有支別之絡脈，其為風冷所乘，不傷於正經者，亦令心痛，則乍間乍甚，故成疹不死。

又心為火，與諸陽會合，而手少陰心之經也。若諸陽氣虛，少陰之經氣逆，謂之陽虛陰厥，亦令心痛，其痛引喉是也。又諸臟虛受病，氣乘於心者，亦令心痛，則心下急痛，謂之脾心痛也。足太陰為脾之經，與胃合，足陽明為胃之經，氣虛逆乘心而痛，其狀腹脹歸於心而痛甚，謂之胃心痛也。腎之經，足少陰是也，與膀胱合；膀胱之經，足太陽是也。此二經俱虛而逆，逆氣乘心而痛者，其狀下重不自收持，苦泄寒中，為腎心痛也。

診其心脈急者，為心痛引背，食不下。寸口脈沉緊，苦心下有寒時痛。關上脈緊，心下苦痛。左手寸口脈沉則為陰，陰絕者，無心脈也，苦心下毒痛。出第十六卷中

《備急》療心痛方

桂心末溫酒服方寸匕，須臾六七服，乾薑依上法服之亦佳，忌生蔥。文仲《集驗》、《肘後》同，出第一卷中

《延年》療心痛，茱萸丸方

吳茱萸一兩半　乾薑一兩半　桂心一兩　白朮二兩　人參一兩　橘皮一兩　附子一兩半　炮　蜀椒一兩出汗　甘草一兩炙　黃芩一兩

當歸一兩

上十一味搗篩為散，蜜丸，一服五丸如梧子大，日三服，稍加至十五丸，忌豬肉、生蔥、海藻、菘菜、桃李、雀肉等，藥盡更合，酒飲無拘，食前後任意。《肘後》有桔梗一兩，出第十五卷中

《救急》療心痛方

取驢糞絞取汁五六合，及熱頓服立瘥。《肘後》同

又方

東引桃枝一握切，以酒一升，煎取半升，頓服大效。《肘後》同，出第八卷中

《必效》療心痛方

當歸末酒服方寸匕，頓服。《備急》、文仲同

又方

生油半合，溫服瘥。《肘後》、《備急》、張文仲同，並出第五卷中

《古今錄驗》療心痛，黃連湯方

黃連八兩

上一物呚咀，以水七升，煮取一升五合，絞去滓，適寒溫飲五合，日三，忌豬肉冷水。《肘後》、范汪同，出第八卷中

‖ 臨床新用 ‖

1. 心痛方治療胃脘痛 100 例

胃脘痛古稱「心痛」，是臨床常見病之一。

心痛方：丹參、百合各 15 克，麥冬、香附、烏藥、元胡、川楝子各 9 克，佛手 12 克，砂仁、檀香（後下）各 3 克，每日 1 劑，清水煎 2 次，兩煎混合早晚分服。胃脘冷痛，舌淡苔白，脈沉弦，胃寒重者，去麥冬、川楝子，加高良薑 9 克，蓽撥 6 克；胃脘灼痛，口臭，舌紅苔黃，脈滑數，胃熱重者，加梔子 12 克，黃連 9 克；腹痛隱隱，喜暖喜按，神疲面

黃，脾胃虛寒者，去麥冬、元胡、川楝子，加人參、乾薑各 6克，白朮 12 克，炙甘草 6 克；口乾咽燥，善飢易飽，舌紅少苔胃陰不足者，去檀香、砂仁，加沙參 12 克，石斛 9 克；濕濁中阻，脘腹痞滿，不思飲食，舌苔厚膩者，加蒼朮、陳皮各12 克，川厚朴、半夏各 9 克；泛酸者，加魚骨 30 克，薑半夏6 克；大便色黑或潛血陽性者，加三七 6 克。服藥 1 週為 1 療程，觀察二療程。70 例慢性胃炎痊癒 26 例，好轉 41 例，無效3 例，有效率 95.6%；30 例消化性潰瘍胃脘痛痊癒 27 例，好轉3 例，有效率 100%，總有效率 97%。（劉洪明·四川中醫，1997，15（7）：37）

2. 自擬心痛方治療冠心病心絞痛 30 例小結

治療組口服心痛方：白參 12 克，麥冬 12 克，首烏 10克，葛根 12 克，丹參 10 克，川芎 10 克，瓜蔞殼 10 克，枳實10 克。每日 1 劑，分 2 次；對照組給予複方丹參滴丸。

兩組均連續治療 20 天後統計療效。治療組顯效 9 例，有效 18 例，無效 3 例，總有效率為 90%；對照組顯效 8 例，有效 13 例，無效 8 例，總有效率為 72.4%。兩組比較，治療組療效優於對照組（P<0.05）。（歐少福等·湖南中醫藥導報，2004，10（5）：16）

3. 自擬心痛方治療心絞痛 86 例

方藥組成：黃耆、丹參各 30 克，延胡索、瓜蔞各 15 克，鬱金、薤白、川芎、紅花、赤芍、炙甘草各 10 克，桂枝、降香、香附各 12 克。瘀血明顯者加失笑散、桃仁，氣滯明顯者加川楝子、青皮、枳殼，痰濁甚者加半夏、茯苓等。內熱者去桂枝加黃連，脈結代者炙甘草加至 30 克並加苦參、生地。氣陰兩虛者加生脈飲。每日 1 劑，水煎 2 次分服，2 個月為一療程。結果：臨床治癒 4 例，顯效 47 例，有效 28 例，無效 7 例，有效率 91.86%。（徐鶴梅·吉林中醫藥 2004，24（5）：19）

九種心痛方三首

《廣濟》療九種心痛，蛔蟲冷氣，先從兩肋，胸背撮痛，欲變吐，**當歸鶴蝨散方**。

當歸八分　鶴蝨八分　橘皮六分　人參六分　檳榔十二分　枳實六分炙　芍藥六分　桂心五分

上八味搗篩為散，空腹煮薑棗飲服方寸匕，日二服，漸漸加至一匕半，不利，忌生蔥、生冷物、油膩黏食。出第四卷中

《千金》療九種心痛，一蟲心痛，二注心痛，三氣心痛，四悸心痛，五食心痛，六飲心痛，七冷心痛，八熱心痛，九去來心痛，悉主之，並療冷衝上氣，落馬墮車，**附子丸方**。

附子一兩炮　巴豆仁一兩去心皮熬　人參一兩　生狼毒一兩炙令極香　茱萸一兩　乾薑一兩

上六味搗末蜜和，空腹服如梧子三丸，一日一服，弱者二丸，卒中噁心痛，口不能言，連年積冷，流注心胸痛者，亦服之，好好將息神效，忌野豬肉、蘆筍。《必效》、《經心錄》同

又療九種心痛方

取當太歲上新生槐枝一握，去兩頭，水三升，煮一升頓服之。並出第十三卷中

諸蟲心痛方十八首

《廣濟》療諸蟲心痛，無問冷熱蛔蟲心痛，**檳榔鶴蝨散方**。

當歸　桔梗　芍藥　橘皮　鶴蝨各八分　人參六分　桂心六分　檳榔十分

上八味搗篩為散，空腹煮薑棗湯服方寸匕，漸漸加至二匕，不利，忌豬肉、生蔥、油膩、小豆黏食等。

又療蛔蟲心痛，積年久不瘥方。

取苦酒五合，燒青錢二文，令赤，安酒中，則取雞子白一顆，去卻錢，瀉著酒中，頓服之瘥，無所忌。

又主心腹攪結痛不止，仍似有蛔蟲者，當歸湯方。

當歸 橘皮 細辛 甘草炙 生薑各四分 大黃八分別漬 鶴蝨二分

上七味切，以水六升，煮取二升，分溫三服，如人行四五里，進一服，不利未瘥，三日更作服之，忌海藻、菘菜、生菜。《救急》同出第四卷中

《小品》溫中當歸湯，療暴冷心腹刺痛，面目青，肉冷汗出，欲霍亂吐下，脈沉細者，及傷寒毒冷下清水，變作青白滯下，及白滯後，還復下清水者，悉主之。此方可以調諸冷痛也。

當歸 人參 乾薑 茯苓 厚朴炙 青木香 桂心 桔梗 芍藥 甘草炙各二兩

上十味切，以水八升，煮取三升，分溫三服，日三服，不耐青木香者，以犀角一兩代之，忌海藻、菘菜、豬肉、醋物、生蔥等。

又凡厥心痛與背相引，喜瘛瘲，如物從後觸其心，身傴僂者，腎心痛也。

厥心痛，腹脹滿不欲食，食則不消，心痛尤甚者，胃心痛也。

厥心痛，痛如錐針刺其心，心痛甚者，脾心痛也。

厥心痛，色蒼如死灰狀，不得太息者，肝心痛也。《千金》同

厥心痛，臥若徒居，痛間動作，痛益甚，色不變，肺心痛也。

真心痛，手足清至節，心痛甚且發夕死，夕發旦死。

心腹中痛，發作腫聚，往來上下，痛有休止，腹中熱，喜涎出，是蛔蟲咬也。出《甲乙經》第一卷中

《千金》療心腹中痛，發作腫聚，往來上下，痛有休止，多熱喜涎出，是蛔蟲咬也，並宜溫中當歸湯，服兩三劑後，若

不效有異，宜改方增損湯。其溫中當歸湯，在前《小品》方中，此是**增損湯方**。

芍藥六兩　黃芩四兩　厚朴四兩　桔梗四兩　柴胡四兩　當歸三兩　升麻三兩

上七味切，以水八升，煮取二升半，分三服，忌豬肉。出第十三卷中

張文仲療蛔蟲心痛，鶴蝨散方。

鶴蝨二分末，溫醋一盞和服之，蟲當出。《備急》、《千金》同

又乾漆丸方

乾漆熬搗，蜜和丸，服十五丸，日再。《備急》同

又方

取槐上木耳燒灰末如棗大，正發和水服，若不止，飲熱水一升，蛔蟲立出。《必效方》云酒下。《備急》同

又方

發時取鹽一匙，納口中，水下立定，蟲即出。《備急》同，出第一卷中

《延年》療蛔蟲惡吐水心痛，鶴蝨丸方。

鶴蝨三兩搗篩，蜜和為丸，用蜜漿水平旦服二十丸，日只一服。《古今錄驗》，用十兩，雲韋云患心痛十年不瘥，令服此便癒。

又鶴蝨丸療蛔蟲心痛方

鶴蝨六兩　吳茱萸五兩　橘皮四兩　桂心三兩　檳榔四兩

上五味搗篩，蜜和為丸如梧子大，一服二十丸，蜜湯下，日二服，加至三十丸，以蟲出為度，忌生蔥。出第十五卷中

《救急》療心痛不可忍似蛔者，胡粉丸方。

生真胡麻一合　胡粉半合熬搗

上二味，先以豬肉脯一片，空腹啖咽汁，勿咽肉，後取胡粉和胡麻搜作丸，以少清酒使成，頓服盡。十歲以上，斟酌增減，忌生冷、豬肉、魚雞、蒜醋滑等七日，若是蛔吐水者是也。出第八卷中

《必效》療蝓心痛方。士弱氏曰：蛤井中小蟲，蓋痛一處若小蟲咬也

取鰻鱺魚淡炙令熟,與患人吃一二枚,永瘥飽食彌佳。

又方

熊膽如大豆和水服,大效。

又茱萸丸方

吳茱萸一升 桂心二兩 當歸二兩

上三味搗篩,蜜和丸如梧子,酒服三十丸,日再服,漸加至四十丸,以知為度,忌生蔥。

又丁香散方

丁香七枚 頭髮灰一棗許

上二味並末,和酒服之。

又鶴蝨檳榔湯方

鶴蝨二兩,小兒用一兩 檳榔二七枚

上二味,以豬肉汁六升煮檳榔,取三升去滓,納鶴蝨末,先夜不食,明旦空腹頓服之,須臾病下及吐水,永瘥神效,七日禁生冷醋。並出第五卷中

‖ 臨床新用 ‖

1. 厥心痛的中醫藥研究概況

厥心痛相當於現代醫學的冠心病心絞痛。目前對厥心痛病機的認識已基本趨於一致。認為厥心痛的發生是臟腑功能虛損,陰陽氣血失調,加之七情六淫等因素的影響導致氣滯血瘀,胸陽不振,痰濁內生,使心脈痺阻而發病。現將厥心痛的中醫藥治療研究概況,綜述如下。

(1) 辨證論治

胸痺的實證多為氣滯、痰阻、血瘀,痺阻心脈,而致心陽不振,心脈不通。袁氏以養心通脈片(紅花、三七、乳香、丹參、桂枝、生地、人參)治療 36 例,心絞痛緩解總有效率達91.7%,症狀總積分值減少 49.4%。各項指標的遠期有效率均顯

著優於複方丹參片治療對照組。

　　唐氏等以復降湯治療 46 例，以心可舒片治療 32 例為對照，結果治療組總有效率為 95.6%，對照組為 87.5%。田氏應用參烏冠心丸（三七、紅花、補骨脂、丹參、人參、何首烏等）治療 60 例，結果緩解心絞痛症狀和缺血性心電圖改善較佳。王氏用冠心保丹飲治療證屬氣虛血瘀型冠心病 53 例，以消心痛治療 27 例為對照，結果治療組療效明顯優於對照組。

　　冠心病心絞痛中醫辨證屬虛者，與心、肝、腎等臟腑及氣、血、津液相關，多因心氣心陽不足而致推動溫煦無力，以致瘀血、痰濁痺阻心脈，故治療以補虛為主。封氏以益參湯（益母草、生曬參、黃耆、白朮、桂枝、肉桂）化裁治療 20 例，以消心痛為對照，結果在緩解症狀，改善心電圖方面與西藥組無明顯差異，而在改善泵功能及左室舒張功能方面，益參湯明顯優於消心痛。陳氏以溫陽益氣湯治療 54 例。結果總有效率 92.5%。龔氏以溫陽活血法辨治心腎陽虛型 38 例，顯效 8 例，改善 15 例，無效 15 例，總有效率為 60.5%。

　　補虛祛實並用。胡氏將本病分為心脾氣虛、氣滯痰濁型，治以補氣養心、寬胸化痰；陽氣虛弱、寒凝痰濁型，治以益氣通陽、潛陽化痰；陰陽兩虛、氣滯血瘀型，治以陰陽雙補、化痰止痛；心腎衰竭、陽脫厥逆型，治以溫腎強心、回陽救逆。王氏認為本病無論虛實，皆以血脈痛滯不通為特點，故在治療中，每每不離化瘀之品，以丹參、紅花、桃仁、赤芍為主藥，再根據不同兼證，分別合以益氣、祛痰、潛陽、通陽、育陰之品。王氏將本病分為虛實兩類，以心氣虛為主者，治以益氣活血，以陽虛為主者，治以溫陽通脈，以心陰虛為主者，治以滋陰養血，以氣鬱為主者，治以疏肝行氣，以瘀血為主者，治以活血通絡，以痰濁為主者，治以寬胸滌痰，以寒凝為主者，治以溫陽散寒。

（2）單味藥治療

　　鄧氏採用中藥銀杏葉製劑治療 6 例，綜合評估銀杏葉提取

物的臨床療效，結果：其症狀總有效率為91.3%，心電圖總有效率為73.9%。

姚氏從黃楊中提取的有效單體黃楊寧治療100例，結果：心絞痛症狀緩解有效率達81%。

（3）外治法

舒氏對冠心病心絞痛屬寒凝證者用寒痛氣霧劑（川芎，肉桂等）治療，總有效率為97.9%。屬痰熱證者，用氣霧劑（川芎、牡丹皮等），總有效率為75%。

陳氏以心痛樂氣霧劑（丹皮、川芎、冰片等）治療30例，連續用藥1週，結果：症狀緩解總有效率為93.3%。心電圖療效總有效率為66.7%，動態心電圖觀察結果患者ST段壓低的程度減輕，ST段壓低的累積時間縮短。（高岩·長春中醫學院學報，2002，18（4）：18）

2. 厥心痛驗案1則

張某，男，43歲，工人。素有胃潰瘍腹痛史，嗜菸酒辛辣。因赴宴大醉而歸，當晚突發劇烈腹痛，大口嘔吐咖啡狀胃內容物，挾濃烈刺鼻之酸腐酒精味。臉色煞白、呻吟無力，半暈厥狀態而急診入院。西醫擬診為「胃潰瘍急性穿孔」，動員手術探查。家屬不從，遂行胃腸減壓、止血、止痛、消炎、擴容等。

筆者配以針刺：取穴中脘、足三里（雙）、內關（雙），行平補平瀉手法，接通電麻儀，留針10分鐘。如此處理2天，神志轉清醒，四末欠溫，胃劇痛轉為持續隱痛，日夜呻吟不止，冷汗不時而出，神情萎頓。停止針刺，改投中藥。

證見：顏面蒼灰，額汗涼，滿腹脹痛，手壓臍上有灼熱跳痛感，拒按，低熱煩躁，咽乾不欲飲，時而嘔逆食物殘渣與血塊，大便數日未行，尿短赤，舌紅乾有少許紫斑、舌苔老黃少津，脈弦數。此陽明腑實，熱毒裹結，灼傷血絡，迫血外溢，故現吐血、腹痛等。急則治標，降泄火熱，止血保津為急。從

增液承氣湯法。

方用：大黃 9 克，玄明粉 12 克（沖），生地 15 克，玄參 10 克，麥冬 10 克，白及 15 克，烏賊骨 10 克，炒黃等 6 克，山梔炭 6 克，蒲黃炭 6 克，炒白芍 15 克，甘草 6 克。6 劑。（王起槐·江西中醫藥，1994，25（1）：24）

3. 黃永生教授運用滋陰疏肝法治療厥心痛的經驗

方藥：熟地 30 克，山萸肉 15 克，枸杞子 30 克，山藥 30 克，醋香附 10 克，醋青皮 10 克，枳殼 10 克，醋柴胡 10 克。水煎服。失眠加炒棗仁、夜交藤；腹脹加厚朴；脅痛加橘葉；胸痛重加鬱金、毛冬青；眩暈加夏枯草、牛膝。（黃晶·長春中醫學院學報，2004，17（4）：24）

冷氣心痛方五首

《廣濟》主冷氣心痛肋下鳴轉，喉中妨食不消，常生食氣，每食心頭住不下，**桔梗散方**。

桔梗　當歸　芍藥　茯苓　橘皮　厚朴炙　白朮各八分　蓽撥四分　荳蔻子四分　檳榔六分　桂心六分　訶梨勒皮六分炙

上十二味搗篩為散，空腹煮薑棗飲服方寸匕，日二服，加至一匕半，不利，忌生蔥、豬肉、醋物、桃李、雀肉等。一方有枳實不用桔梗，出第四卷中

深師療胸滿短氣，心痛吐涎虛冷，**防風茯苓湯方**。

防風二兩　茯苓二兩　桂心六兩　甘草二兩炙　半夏四兩洗　乾薑四兩炮　人參三兩

上七味切，以水一斗，煮取三升，絞去滓，分三服良，忌醋物、生蔥、海藻、菘菜、羊肉、餳。出第十六卷中

崔氏療心痛與冷氣痛者，特相宜，**烏頭丸方**。

烏頭三兩炮　附子三兩炮　赤石脂三兩　蜀椒二兩出汗　桂心二兩　乾薑二兩

上六物搗篩，蜜和為丸，痛發時溫清酒服三丸如梧子，覺至痛處，痛則止。若不止加至五六丸，以知為度。若早朝服無所覺，至午時又服三丸。此方丹陽有隱士出山云：得華佗法。其療略同。若久心痛，每旦服三丸，稍加至十丸盡一劑，遂終身不發，忌生蔥、豬肉。張文仲、《備急》同，出第四卷中

《延年》療冷氣久刺心痛不能食方。

當歸　桂心　桔梗　吳茱萸　人參　白朮　高良薑以上各六分　橘皮三分

上八味搗篩為散，蜜和為丸如梧子大，一服十丸，酒下，日二服，加至十五、二十丸為度，忌生蔥、桃李、豬肉、雀肉等。

又療心痛冷痛，腹滿如錐針刺，及蟲蠚心痛，當歸湯方。

當歸三兩　桔梗二兩　吳茱萸三兩　桂心三兩　芍藥二兩　大黃二兩

上六味切，以水六升，煮取二升三合去滓，納鶴蝨一兩，攪溫一沸，分三服，空腹服之，微利為度，忌豬肉、生蔥。出第十五卷中

惡疰心痛方三首

《廣濟》療惡疰撮肋連心痛，當歸湯方

當歸八分　青木香六分　檳榔十顆碎　麝香一銖研

上四味切，以小便一大升半，煮取六大合，絞去滓，下麝香末，分溫三服，服別如人行四五里，進一眼，微微利，忌生菜、熱麵、豬犬肉、黏食、蒜、陳臭物。出第四卷中

崔氏療疰在心腹，痛不可忍方

取東引桃枝削去蒼皮，取白皮一握，以水二大升，煮取半升，一服令盡，則瘥。如不定，更依前服之，無忌。

又療心腹痛不可忍似疰病者，或暴得惡疰，攪刺欲死，桃仁大黃湯方。

鬼箭羽二兩　桃仁六十枚去皮尖　芍藥四兩　鬼臼二兩削去皮
橘皮一兩　當歸二兩　生薑五兩　桂心二兩　柴胡一兩　硃砂二兩研湯
成下　麝香一分研湯成下　朴硝二兩研湯成下　大黃三兩別浸

上十三味切，以水九升；急火煮取三升，溫分三服，如人
行相去六七里服，但得快利，三四行必瘥，忌生蔥、生血物。
並出第四卷中

心痛癥塊方二首

《廣濟》療心痛癥塊硬築，心氣欲絕，**當歸湯方**。
當歸　桔梗　芍藥各八分　厚朴十分炙　橘皮八分　人參六分
高良薑十分　桃仁五十枚去皮尖　生薑八分

上九味切，以水八升，煮取二升五合，去滓，分溫三服，
服別相去如人行六七里，進一服，不利，忌豬肉、生冷、油
膩、雞魚、黏食、小豆、大蒜。出第四卷中

張文仲療心下堅痛，大如碗，邊如旋柈，音盤，名為氣
分，**水飲所結方**。
枳實七枚炙　白朮三兩

上二味切，以水一斗，煮取三升，分三服，腹中軟，即當
散也，忌桃李、雀肉等。此張仲景《傷寒論》方，《備急》、《肘後》
同，出第一卷中

心背徹痛方四首

仲景《傷寒論》心痛徹背，背痛徹心，**烏頭赤石脂丸主之**
方。
烏頭二分炮去皮　附子一分炮去皮　赤石脂二分　乾薑二分　蜀
椒一分汗

上五味搗篩，蜜和丸，先食服如麻子大，一服三丸，少少
加之，忌豬肉、冷水。《千金》、《必效》、文仲、范汪、《經心錄》等

同，出第十五卷中。《千金》分兩小別。

張文仲蜀椒丸，療胸中氣滿，**心痛引背方**。

蜀椒一升出汗　半夏一升洗　附子一兩炮

上三味搗篩，蜜和為丸如梧子大，一服五丸，日三，忌豬羊肉、餳等。出第三卷中

范汪療心下切痛引背，胸下蓄氣，胃中有宿食，**茱萸煎方**。

吳茱萸一升　蜀椒五升　甘草二兩炙　乾地黃一斤

上四味以清酒三升漬三宿，絞取汁，銅器中煎令沸，麥門冬五升去心，乾漆一斤內煎，中色黃，絞去之，納石斛五兩，阿膠一斤，白蜜六升。凡九味以湯煎，令可丸，取如棗大含，稍稍嚥之，日三，甚者日五六服。膝脛重痛者加石斛，少氣加麥門冬，服藥五日癒，當下癥，忌海藻、菘菜、吳萸等。奉車都尉陳蓋試有驗。

又芫花湯，主卒心痛連背，背痛徹心，心腹並懊痛，如鬼所刺，絞急欲死者方。

芫花十分　大黃十分

上二味搗下篩，取四方寸匕，著二升半苦酒中合煎，得一升二合，頓服盡，須臾當吐，吐便癒，老小從少起，此療強實人良。若虛冷心痛，恐未必可服。並出第十八卷中

‖ 臨床新用 ‖

1. 真心痛的辨證論治

真心痛係中醫學病名，相當於現代醫學的急性心肌梗塞。為心臟病的急症，目前在我國發病率呈明顯上升趨勢，在發病的頭幾個小時內，死亡最多。

該病首見於《靈樞・厥病》篇「真心痛，手足青至節，心痛甚，旦發夕死，夕發旦死。」

在辨證方面，任應秋、郭士魁教授等提出了「氣血學說」，氣滯血瘀在本病的發病學上占有重要位置，心絞痛和心肌梗塞患者，大多有氣滯血瘀，由此導致心陽不振，心脈閉阻，冠脈狹窄或閉塞。進一步發展可致心腎虧損，心陽暴脫等危候。

其次為「臟腑相關學說」。雖然本病在心，但與肝、脾、腎的關係甚為密切。若諸臟腑功能失調，可使心主血脈的功能障礙，而致心絞痛和心肌梗塞的發生。有代表性的為任繼學教授。

再者為「本虛標實學說」在本虛方面主要指臟腑、陰陽、氣血的虧損；在標實方面主要是氣滯、血瘀、寒凝、痰阻。並提出了心絞痛以陽虛兼痰阻者多，心肌梗塞以心陽（陽）虛兼血瘀或兼痰瘀者多。有代表性的為陳可冀、鄧鐵濤教授。

在治療方面，如在治標方面，有活血化瘀法，芳香溫通法；在治本方面，有益氣活血及益氣補腎法、益氣養陰法、養陰法、溫陽法等。

在藥物應用上更是豐富多彩，有注射液、口服液、氣霧劑、膠囊、滴丸沖劑、丸劑等。

真心痛的治療原則為急則治標，緩則治本。標要分清陰寒、痰阻、血瘀、氣滯，本要分清氣、血、陰、陽虧虛。祛邪治標常以芳香溫通，宣痺豁痰，祛瘀生新，鎮痛止悸為法；扶正固本常以溫陽補氣，養血滋陰，調肝益腎為主。總的治則不外「補」、「通」二義。

急則治標，口服或鼻飼復律保心平口服液（當歸、柴胡、白芍、五靈脂、麥冬、金銀花等）40 毫升，每 4 小時 1 次，連續 6 次，同時口服速效救心丸、冠心蘇合丸等。伴有心動過緩或傳導阻滯者，加服保生丹（當歸、黃耆、茯苓、人參、淫羊藿、補骨脂等）每次 4 粒，日 3 次，口服，多能緩解。（黃永生·長春中醫學院學報，1995，11（49）：199）

2. 益氣化瘀法治療真心痛體會

武某，心前區疼痛月餘，絞痛，痛時面色蒼白，出冷汗，唇紫，每次發作疼痛在 1 分鐘之內即緩解；服硝酸甘油片有效。察其舌質紫暗，脈細澀。

擬益氣化瘀湯加減：炙黃耆 30 克，人參 10 克，山藥 15 克，蘇木 10 克，地鱉蟲 8 克，川牛膝 10 克，皂角刺 12 克，炒酸棗仁 10 克，炮山甲 10 克，王不留行 12 克，瓜蔞殼 15 克，炙甘草 12 克。

服藥 15 劑，諸症悉除，隨訪 1 年未復。（鄭傳運・中國中醫急症，2002，11（4）.317）

卒心痛方十四首

《肘後》療卒心痛方

先煮三沸湯一升，以鹽一升，合攪飲之，若無火以作湯，仍可用水鹽或半升服之。《古今錄驗》同

又方

吳茱萸二升　生薑四兩切　豉一升　酒六升

上四味，煮取二升半，分三服。

又方

白芍成熟者三升，以水三升，煮取一升，去滓，頓服之。若為客氣所中者，當吐蟲物出。范汪同。

又方

取灶下熱灰篩出炭，分以布囊盛，令灼灼爾更番以熨痛上，冷者更熬令熱。

又佳心散方

桂心　當歸各一兩　梔子仁十四枚

上三味搗為散，酒服方寸匕，日三五服。亦主久心痛，發作有時節者，忌生蔥。

又桂心丸方

桂心一兩　烏頭一兩炮

上二味搗篩，蜜和為丸如梧子，服三丸，稍增之，忌生蔥、豬肉。

又療暴得心痛如刺，**苦參湯方**。

苦參二兩　龍膽二兩　升麻二兩　梔子仁三兩

上四味切，苦酒五升，煮取一升，分二服，當大吐乃瘥。

並出第一卷中

《集驗》卒心痛，桂心湯方

桂心八兩

上一味，以水四升，煮取一升半，分二服，忌生蔥。《肘後》、范汪、《千金》同出第一卷中

張文仲療卒心痛方

取敗布裹鹽如彈子，燒令赤末，以酒一杯和服之。《肘後》、《備急》同，出第五卷中

又方

閉氣忍之數十過，並以手大指按心下宛宛中取瘥。《肘後》、《備急》同

又方

苦酒一升，破雞子一枚，著中合攪飲之，好酒亦佳。《肘後》、《備急》、范汪同

又方

蒸大豆若煮之，以囊盛，更番熨心上，冷復易之。《肘後》同，並出第十卷中

《救急》療卒心痛不能起止方

井華水一大升　蜜半合

上二味相和，婦人患令男子度與飲，男子患令婦人度與飲，必癒。出第八卷中

《必效》療卒心痛，人參湯方

人參　桂心　梔子　黃芩　甘草各一兩炙

上五味切以水六升，煮取二升，分三服，則癒，奇效，忌海藻、菘菜、生蔥。《肘後》同，出第五卷中

中惡心痛方五首

《廣濟》療卒中噁心，腹絞刺痛，氣急脹，奄奄欲絕，**瓜蒂散方**。

雄黃四兩研　赤小豆四分熬　瓜蒂三分

上三味搗篩為散，空肚溫漿水服一錢匕半。當吐止不吐，加至兩錢匕，忌生冷油膩、黏食、陳臭等。

又療卒中惡，心腹刺痛，去惡氣，**麝香散方**。

麝香一分研　生犀角二分屑　青木香二分

上三味搗篩為散，空肚以熟水服方寸匕，立癒。未止更服之，不利，忌五辛。並出第四卷中

《集驗》療卒暴心痛，或中惡氣毒痛不可忍方

大黃四兩　芍藥四兩　升麻三兩　黃芩三兩　鬼箭三兩　鬼臼二兩　桂心二兩　桔梗三兩　柴胡四兩　硃砂二兩別研　朴硝二兩

上十一味切，以水九升，煮取二升七合，分三服，先分硃砂作三分，一服納一分，攪硃砂調服之，此湯快利。若痛不止，宜服後方，忌豬肉、生蔥、生血物。《千金》云：寒氣卒客於五臟六腑中則發心痛方，《千金》同

又方

赤芍藥六兩　桔梗五兩　杏仁五兩去尖皮

上三味切，以水六升，煮取二升半，分三服，日三，忌豬肉。《千金》同，出第一卷中

《千金》療卒中噁心痛方

苦參三兩切　好醋一升半

上二味，以醋煮苦參取八合，強人頓服，老小二服。出第十三卷中

多唾停飲心痛方二首

《病源》心痛而多唾者，停飲乘心之絡故也。停飲者，水液之所為也。以氣通於口，心與小腸合，俱象火小腸，心之腑也。其水氣下行於小腸為溲便，則心絡無有停飲也。膀胱與腎俱象水，膀胱為腎之腑，主臟津液，腎之液上為唾，腎氣下通於陰。若腑臟和平，則水液下流宣利；若冷熱相乘，致腑臟不調，津液水飲停積，上迫於心，令心氣不宣暢，故痛而多唾也。出第十六卷中

范汪療胸中寒熱心痛，清唾滿口，數數欲吐，食不化，**乾薑丸方**。

乾薑一分　桂心一分　礬石一分熬令汁盡　半夏一分　蜀椒一分

上五味搗篩，蜜和丸如大豆許，服二丸，日三，不知稍加，以知為度，忌生蔥、羊肉、餳。出第十八卷中

《集驗》療心痛唾多似蟲者方

取六畜心隨得生切作四臠，刀縱橫各一割破之，納少真硃砂著中，平旦吞之，蟲死癒矣，無真硃砂可用雄黃、麝香也。

《肘後》云：切作十四臠，刀縱橫各割之，以真丹一兩粉內割中，且悉吞之人雄黃麝香佳，《肘後》、《經心錄》同，出第一卷中，通按：生食果安否？

心下懸急懊痛方四首

《病源》心與小腸合為表裏，俱象於火，而火為陽氣也。心為諸臟主，故正經不受邪，若為邪所傷而痛則死。若支別絡為風邪所乘而痛，則經久成疹。其痛懸急懊者，是邪迫於陽氣，不得宣暢擁瘀生熱，故心如懸而急煩懊痛也。出第十六卷中

仲景《傷寒論》，心下懸痛，諸逆大虛者，**桂心生薑枳實湯主之方**。

桂心三兩　生薑三兩　枳實五枚炙

上三味切，以水六升，煮取三升，去滓，溫分三服，忌生蔥。范汪同，出十五卷中

《肘後》薑附丸方

附子二兩炮　乾薑一兩

上二味搗篩，蜜和丸如梧子，服四丸，酒飲並得，日三服，忌豬肉、冷水。本方云：治心肺傷動冷痛。出第一卷中

《古今錄驗》療人心痛懊憹悁悶，築築引兩乳，又或如刺，困極，**桂心湯方**。通按：悁音絹，躁急也。

桂心半兩　茱萸二兩　芍藥三兩　當歸二兩　生薑半斤，無生薑以乾薑五兩代之

上五味切，以水一斗二升，煮取四升，服一升，晝三夜一，良有驗，忌生蔥。出第八卷中

《千金》心下痞，諸逆懸痛，桂心三物湯主之方。

桂心二兩　膠飴半斤　生薑二兩

上藥切，以水四升，煮二味，取三升，去滓，納飴，分三服，忌生蔥。出第十三卷中

心痛不能飲食方二首

《病源》心痛而不能飲食者，積冷在內，客於脾而乘心絡故也。心，陽氣也；冷，陰氣也。冷乘於心，陰陽相乘，冷熱相擊，故令痛也。脾主消水穀，冷氣客之則脾氣冷弱，不勝於水穀也。心為火，脾為土，是母子也。俱為邪所乘，故痛復不能飲食也。出第十九卷中

《廣濟》療久心刺肋，冷氣結痛不能食，**高良薑湯方**。

高良薑十分　當歸十分　橘皮八分　厚朴十分炙　桔梗八分　桃仁五十枚去尖皮　吳茱萸八分　生薑八分　訶梨勒五分

上九味切，以水八升，煮取二升八合，絞去滓，分溫三服，服別相去如人行六七里，再服，忌豬肉、生冷、油膩、黏食、小豆等。出第四卷中

《肘後》療常患心痛，不能飲食，頭中疼重，**烏頭丸方**。

烏頭六分炮　椒六分汗　乾薑四分　桂心四分

上四味搗末蜜丸，酒服如大豆四丸，稍增之，忌生蔥。出
第一卷中

久心痛方六首

《病源》心為諸臟主，其正經不可傷，傷之而痛者，則朝
發夕死，夕發朝死，不暇展療，其人心痛者，是心之支別絡為
風邪冷氣所乘痛也，故成疹不死，發作有時，經久不瘥也。出
第十六卷中

《廣濟》療心痛三十年不瘥，月上旬殺蟲，**雷丸鶴蝨散
方**。

雷丸八分　鶴蝨八分　貫眾八分　狼牙八分　桂心八分　當歸
八分　檳榔八分

上七味搗篩為散，空腹煮蜜水半雞子許，服方寸匕，日二
服，若重不過三服則瘥，不利，忌生蔥、生冷、油膩、豬魚、
小豆、大蒜等。出第四卷中

范汪療久心痛，烏頭赤石脂丸方

赤石脂　乾薑　桂心　椒汗　烏頭炮

上五味等份末之，蜜和丸如梧子，服三丸，日三，以知為
度。赤石脂當取斑斑赤中者，忌豬肉、冷水、生蔥。出第十八卷中

《必效》療三十年心痛方

桃仁七枚去皮尖

上一味研，湯水合頓服，酒服亦良。《肘後》、《經心錄》同，
出第五卷中

《古今錄驗》療久心痛腹痛積年，定不過一時間還發，發
甚則數日不能食，又便出乾血，窮天下方不瘥，甄立言為處**犀
角丸**服之，數日則瘥方。

犀角二分屑　麝香二分碎　硃砂四分光明者研　桔梗二分　莽草二

分炙　鬼臼二分　附子二分炮　桂心二分　貝齒五枚　甘草六分　芫花二分熬　巴豆二十枚去心皮　赤足蜈蚣二枚去足炙

上十三味搗篩，蜜和丸如梧子，飲服一丸，且漸加至三丸，以利為度，忌生蔥、豬肉、野豬肉、蘆筍、生血物。一方無附子，《千金》有雄黃二分。出第八卷中

療心痛如蟲齧痛，宛轉欲死不救方

又濃搗地黃汁，和麵作，冷淘不用鹽，服一頓，蟲即出，不出再服，必出便瘥。

正元十年，通事舍人崔抗女患心痛，垂氣欲絕，忽記此方，服便吐出一物，可方一寸以來，狀如蝦蟆，無目足，微似有口，蓋被此物所蝕。抗云：往年見親表患心痛，因偶食地黃，遂吐一蟲猶動。其時亦不謂地黃冷淘，能害此蟲，因盛於小竹筒，以數莖地黃冷淘，投於竹筒中，須臾視之，已化為水。然覺此冷淘殺蟲，心痛無不永絕，抗自得此方，救三四人皆如神效，出手抄方。

《經心錄》療四十年心痛不差方

黍米潘汁，溫服隨多少。出第一卷中

‖ 臨床新用 ‖

1. 烏頭赤石脂丸的應用體會

將此方改丸為湯劑，治療胸痹 32 例，心痛 29 例，收到較滿意的止痛效果，最短 1 天，最長 5 天，平均 3 天即可完全止痛。如鄒某某，男，43 歲，省農資公司駕駛員，患者因長期飲食不節，飢飽無常，嗜飲生冷，於一月前突感胃脘痛，時緩時劇，緩則隱隱作痛，劇則痛徹胸背，如錐如刺，得熱敷及滾湯可稍緩解，伴見嘔吐清涎，不思納穀，四肢冰冷，大便淡薄，偶見完穀不化，脈沉而弱，舌淡苔白膩。

此脾腎陽虛，陰寒內結，當溫陽散寒法，宜烏頭赤石脂

丸：製川烏 10 克，熟附片 18 克，川椒 6 克，乾薑 6 克，赤石脂 30 克，服二劑痛大減。後加陳皮 10 克，法夏 12 克，續用 20 劑後，諸症若失，至今未發。（李家珍・貴陽中醫學院學報，1996，18（1）：60）

2. 烏頭赤石脂丸治痛證臨床運用體會

烏頭赤石脂丸治心痛徹背，背痛徹心。筆者臨床運用此方化裁，治療頑固性痛證，如頑固性頭痛、肩關節周圍炎、冠心病，均收到滿意療效。

體會：烏頭赤石脂丸大辛大熱，燥烈走竄之品，臨床運用須辨證精當；治療寒濕疼痛，草烏、川烏療效獨厚，但其均含烏頭鹼，藥性劇烈有毒，生用宜先煎半小時可減少毒性而不影響療效。（陳慧・中國中醫基礎醫學雜誌 1998，4（8）：207）

3.《金匱》胸痹論治淺析

烏頭赤石脂丸主治胸痹，但須重視活血，臨床應用於「冠心病」、「心絞痛」和「心肌梗塞」等缺血性心臟疾病遵循胸痹論治，可取得顯著療效，明顯降低心肌梗塞病死率。胸痹證情緩解時應注意調節飲食、調暢情志以疏通氣血。（周嘉平・四川中醫，2001，19（10）：6）

雜療心痛方三首

《廣濟》療心痛，又心撮肋，心悶則吐血，手足煩疼，食飲不入，桃仁丸方。

　　桃仁八分去皮尖　　當歸六分　　芍藥八分　　訶梨勒六分　　甘草六分炙　　延胡索四分　　人參六分　　檳榔十四枚

上八味搗篩，蜜丸如梧子，以酒空腹下二十丸，漸加至三十丸，日再服，取快利，忌海藻、菘菜、生菜、熱麵蕎麥、豬

犬肉、黏食。出第四卷中

《古今錄驗》真心痛證，手足青至節，心痛甚者，旦發夕死，夕發旦死，療心痛，**痛及已死方**。

高其枕，柱其膝，欲令腹皮蹙柔，爪其臍上三寸胃管有頃。其人患痛短氣，欲令人舉手者，小舉手問痛瘥，緩者止。出第八卷中

《救急》療收痛冷熱方

取伏龍肝末，煮水服方寸匕。若冷，以酒和服瘥。范汪、《經心錄》同，出第八卷中

腹痛方四首

《病源》腹痛者，由腑臟虛，寒冷之氣，客於腸胃募原之間，結聚不散，正氣與邪氣交急相擊，故痛。其有冷氣搏於陰經者，則腹痛而腸鳴，謂之寒中，是陽氣不足陰氣有餘者也。診其寸口脈沉而緊則腹痛，尺脈緊臍下痛，脈沉遲腹痛，脈來觸觸者少腹痛，脈陰弦則腹痛。凡腹急痛，此裏之有病，其脈當沉，若細而反浮大，故當瘥矣。其人不即瘥者，必當死，以其病與脈相反故也。其湯熨針石別有正方補養宜導，今附於後。

《養生方》導引法云：股脛手臂痛，法屈一脛臂中所痛者，正偃臥，口鼻閉氣腹痛以意推之，想氣往至痛上俱熱即瘥。又云：偃臥展兩脛兩手，仰足指，以鼻內氣自極七息，除腹中弦急切痛。

又云：偃臥，口納氣，鼻出之，除裏急。飽咽氣數十，令溫中。寒乾吐嘔腹痛，口納氣七十所大振腹，咽氣數十，兩手相摩，令熱以摩腹，令氣下。出第十六卷中

張文仲當歸大黃，療冷氣牽引腰背肋下，腹內痛方

當歸三兩　芍藥八分　桂心三分　乾薑六分　茱萸五分　人參一兩　大黃一兩　甘草二兩炙

上八味切，以水六升，煮取三升，去滓，溫服一升，日三，忌海藻、菘菜、生蔥。出第三卷中

范汪四味當歸湯，主寒腹痛方

當歸　桂心　乾薑各三兩　甘草二兩炙

上切，以水八升，煮取三升，一服一升，日三服，虛冷激痛甚者，加黃耆、芍藥，各二兩，忌海藻、菘菜、生蔥。《千金》無甘草有附子一兩。出第十五卷中

《小品》療寒冷腹痛，茱萸湯方

吳茱萸二兩　甘草炙　人參　桂心各一兩　生薑五兩　半夏一升　小麥一升　當歸二兩

上八味切，以水一斗五升，煮取三升，分溫服一升，日三服，忌海藻、菘菜、羊肉、餳、生蔥。《千金》桂二兩，生薑切一升。出第一卷中

《古今錄驗》芎藭湯，療卒寒腹中拘急痛方

芎藭　當歸　桂心　芍藥　甘草炙各一兩　黃芩半兩　乾薑半兩　杏仁三十枚去皮尖

上八味切，以水五升，煮取二升，分再服，忌海藻、菘菜、生蔥。出第八卷中

卒腹痛方七首

《肘後》療卒腹痛方

粳米二升

上一味，以水六升，煮取六七沸，飲之。

又方

掘土作小坎，以滿坎中，熟攪取汁，飲之瘥。並出第一卷中

張文仲療卒腹痛方

令病人臥高枕一尺許，柱膝，使腹皮蹙氣入胸，令人爪其臍上三寸，便癒。能乾咽吞氣數十過者彌佳，亦療心痛。《肘後》、《備急》同

又方

灸兩足指頭各十四壯，使火俱下良。《備急》、《肘後》同，並出第一卷中

《千金》療胸腹中卒痛，生薑湯方

生薑一斤搗取汁　食蜜八兩　醍醐四兩

上三味，微火上熬令相得，適寒溫，服三合，日三。出第十六卷中

《集驗》療卒腹痛，葛氏方

桂末三匕，酒服，人參上好，乾薑亦佳，忌生蔥。《肘後》、文仲同

又方

食鹽一大把，多飲水送，取吐。《肘後》、張文仲同，並出第一卷中

心腹痛及脹滿痛方十首

《病源》心腹痛者，由腑臟虛弱，風寒客於其間故也。邪氣發作，與正氣相擊，上衝於心，則心痛；下攻於腹，則腹痛；上下相攻，故心腹絞痛，氣不得息。

診其脈，左手寸口人迎以前，脈手少陰經也。沉者為陰，陰虛者病。若心腹痛，難以言心，如寒狀心腹痛，痛不得息，脈細小者生，大堅疾者死。心腹痛脈沉細小者生，浮大而疾者死。其湯熨針石，別有正方補養宣導，今附於後。

《養生方》導引法云：行大道常度日月星辰，清靜以雞鳴，安身臥，漱口三咽之，調五臟，殺益蟲，令人長生，療心腹痛。出第十六卷中

《廣濟》療心腹中氣時時痛，食冷物則不安穩，及惡水，**桔梗散方。**

桔梗　茯苓各八分　枳實炙　人參　厚朴炙　芍藥　橘皮各六分　桂心五分　檳榔八分　麥門冬去心八分

上十味搗篩為散，空肚煮薑棗飲服方寸匕，日三服，漸加至一匕半，熱以茶飲下，不利，忌豬肉、醋物、生蔥、生冷、油膩、小豆黏食、熱麵、炙肉等物。

又療卒心腹痛，氣脹滿，不下食，欲得瀉三兩行佳，**當歸湯方**。

當歸　茯苓　桔梗　橘皮　高良薑　檳榔各八分　生薑八分

上七味細切，以水七升，煮取二升三合，絞去滓，分溫三服，服別相去如人行六七里，服訖，利三兩行，宜停後服，忌豬肉、醋物、生冷、油膩、魚蒜、黏食小豆。並出第十五卷中

《肘後》療心腹俱脹痛煩滿，短氣欲死，**或已絕方**。

梔子十四枚　豉七合

上二味，以水二升，先煮豉，取一升二膈，去滓，納梔子，更煎取八合，絞去滓，服半升，不瘥者盡服之。《備急》、文仲同

又方

烏梅二七枚，水五升，煮一沸，納青大錢二七文，煮取一升半，強人可頓服，贏人分再服，當下瘥。文仲同

又方

茱萸二兩　生薑四兩切　豉三合

上三味，酒四升，煮取二升，分三服，即瘥。

又療心腹相連常脹痛，狼毒丸方

狼毒二兩炙　附子半兩炮

上二味搗篩，蜜和丸，服如梧子，一日服一丸，二日二丸，三日三丸，自一至三，以為常服，即瘥，忌豬肉、冷水。

又療

吳茱萸一合　乾薑四分　附子二分炮　細辛二分　人參二分

上五味搗末，蜜和丸如梧子，服五丸，酒飲並得，日三，忌豬肉、生菜等。並出第一卷中

深師療久寒冷胸膈滿，心腹絞痛，不能食，忽氣吸吸不足，**前胡湯方**。

前胡一兩　羊脂二兩　大棗二十枚　當歸一兩　茯苓一兩　白朮一兩　芍藥六分　桂心一兩　半夏二兩　乾薑一兩　麥門冬六分去心　吳茱萸三百粒

上十二味切，以水八升，煮取三升，分三服，相去如人行十里，進一服，忌醋物、生蔥、羊肉、餳、桃李、雀肉等。出第十六卷中

《小品》當歸湯，療心腹絞痛，諸虛冷氣滿方。

當歸三兩　乾薑四兩　甘草三兩炙　芍藥二兩　厚朴三兩炙　黃耆二兩　蜀椒一兩汗　半夏三兩洗　肉桂三兩　人參三兩

上十味切，以水一斗，煮取三升二合，強人可一升，羸人服八合，大冷者加附子一枚炮，忌海藻、菘菜、羊肉、餳、生蔥。《古今錄驗》、《千金》同

《古今錄驗》通命丸，療心腹積聚，寒中絞痛，又心迫滿，脅下脹痛方。

大黃　遠志去心　黃芩　麻黃去節　甘草炙以上各四兩　芒硝三兩　杏仁六十枚去皮尖　豉二合　巴豆五十枚去心皮熬，別為脂

上九味搗合下篩，蜜和丸如梧子大，先食飲服三丸，日三，忌野豬肉、蘆筍、海藻、菘菜。出第八卷中

心腹脹滿及鼓脹方十四首

《病源》心腹脹者，臟虛而邪氣客之，乘於心脾故也。足太陰脾之經也，脾虛則脹。足少陰，腎之經也，其脈起於足小指之下，循行上絡膀胱，其直者從腎上入肺，其支者從肺出絡於心。臟虛邪氣客於二經，與正氣相搏，積聚在內，氣並於脾，脾虛則脹，故令心腹煩滿，氣急而脹也。診其脈，遲而滑者，脹滿也。其湯熨針石，別有正方補養宣導，今附於後。

《養生方》導引法云：伸右脛，屈左膝內壓之，五息引脾，去心腹寒熱。胸臆邪脹，依經為之，引脾中熱氣出，去心腹中寒熱。胸臆中邪氣脹滿，久行之，無有寒熱時節之所中

傷，名為真人之方。出第十六卷中

《廣濟》療心腹脹滿，臍下塊硬如石，疼痛不止，芍藥丸方。

芍藥　當歸　白朮　鱉甲炙各八分　訶梨勒十顆去核　乾薑　人參各六分　豆蔻　雄雀屎各四分　鬱李仁十分去皮

上十味搗篩，蜜和為丸，如梧子大，空肚以酒下二十丸，漸加至三十丸，日再服，不吐不利，忌生菜、熱麵、蔥蒤、桃李、雀肉、蒜、黏食等物。

又療鼓脹氣急，衝心硬痛，鱉甲丸方

鱉甲炙　芍藥　枳實炙　人參　檳榔各八分　訶梨勒　大黃各六分　桂心四分　橘皮四分

上九味搗篩為末，蜜和為丸，空肚以酒服，如梧子大二十丸，漸加至三十丸，日二服，微利為度，忌生蔥、蒤菜、炙肉、蒜麵等。

又療鼓脹氣急，通草湯方

通草　茯苓　玄參　桑白皮　白薇　澤瀉各三兩　人參二兩　鬱李仁五兩　澤漆葉切一升

上九味切，以水一斗，煮取三升，去滓，分溫四服，服別相去如人行六七里，進一服，不利，忌熱麵、油膩、醋、黏食等。

又療鼓脹上下腫，心腹堅強，喘息氣，急連陰腫，坐不得，仍下赤黑血汁，日夜不停者，茯苓湯方。

茯苓二兩　防己一兩半　橘皮一兩　玄參一兩　黃芩一兩半　澤瀉一兩半　杏仁二兩半去尖皮　白朮一兩半　大豆一升半　鬱李仁二兩半　桑白皮二兩半　澤漆切一升　豬苓一兩半

上十三味切，以水一斗，先煮桑白皮、大豆、澤漆葉，取五升，去滓，澄去下淀，納諸藥，煎取二升，絞去滓，分三服。

咳者加五味子二兩，停二日服一劑，忌醋物、桃李、雀肉、熱麵、蒜、炙肉、黏食、油膩等。茯苓一云茯神，防己一云防風

又療患久心痛，腹滿並痰飲不下食，**人參丸方**。

人參　白朮　枳實各六分　茯苓八分　厚朴六分炙　青木香六分　橘皮五分　大黃六分　檳榔六分

上九味搗篩，蜜和丸，空腹煮生薑棗湯下，如梧子二十丸，日二服，漸加至三十丸，不利，忌醋物、桃李、雀肉等。

又療心腹脹滿，**柴胡厚朴湯方**。

柴胡　厚朴炙各十分　茯苓　橘皮　紫蘇各八分　生薑十二分　檳榔五分末

上七味切，以水七升，煮取二升五合，絞去滓，分溫三服，服別相去如人行六七里，進一服，微利，忌醋物、生冷、油膩、黏食。

又療心腹脹滿，腹中有宿水，連兩肋滿悶，氣急衝心坐不得，**鬱李仁丸方**。

鬱李仁八分　牽牛子六分熬　甘遂熬四分　防葵三分　菴藺子　桑白皮　檳榔各四分　橘皮　澤瀉各二分　茯苓　澤漆葉炙　杏仁去皮尖各三分

上十二味搗篩，蜜和丸，空肚飲服如梧子五丸，日二服，服到十丸，微利為度，忌醋物、生冷、油膩、熱麵、炙肉、蒜等。

又療患氣發心腹脹滿，兩肋氣急，**紫蘇湯方**。

紫蘇一握　訶梨勒皮　當歸　生薑各八分　人參六分　檳榔十顆　生地黃汁半升

上七味切，以水六升，煮六味，取二升，絞去滓，下地黃汁，分溫三服，服別如人行四五里，溫進一服，利三兩行，忌蕪荑、生菜、熱麵、炙肉、魚蒜、黏食、陳臭等。並出第二卷中

深師療腹脹滿彭彭，逆害飲食，熱不得臥，流汗，厚朴湯方

厚朴炙　桂心　芍藥　半夏洗各三兩　枳實三枚炙　甘草二兩炙　麥門冬四兩去心　黃芩一兩　乾薑二兩

上九味切，以水一斗，煮取二升半，絞去滓，服八合，日

三。小便難，加尤三兩，人參四兩，忌生蔥、海藻、菘菜、羊肉、餳。出第十六卷中

《千金》厚朴七味湯，主腹滿氣脹方

厚朴半斤炙　甘草炙　大黃各三兩　大棗十枚　枳實五枚　桂心二兩　乾薑五兩

上切，以水一斗，煮取五升，去滓，納大黃，取四升，服八合，日三。嘔者加半夏五合，利者去大黃，寒加生薑至半斤，忌海藻、菘菜、生蔥、羊肉、餳。此本仲景《傷寒論》方。並第十六卷中

《集驗》療胸滿有氣，心腹脹中冷，半夏湯方

半夏一升　桂心四兩　生薑八兩切

上三味切，以水七升，煮取二升，絞去滓，適寒溫，飲七合，忌羊肉、餳、生蔥等。出第六卷中

《古今錄驗》消化丸療人腹脹心滿，腸胃結食不消化，嘔逆頭痛，手足煩疼，此方出太醫院，藥常用，**芫花丸方**。

芫花一兩熬　大黃　葶藶子熬　甘遂　黃芩各二兩　巴豆四十枚去心皮熬，別研　硝石一兩

上七味搗合，蜜和丸如梧子，先食服三丸，日再服。一方無硝石，忌野豬肉、蘆筍等。出第十卷中

《必效》青木香丸，主氣滿腹脹不調，不消食，兼冷方。

青木香六分　檳榔六分　大黃十二分　芍藥五分　訶梨勒五分　枳實五分炙　桂心四分

上七味搗篩，蜜和丸如梧子，飲服十五丸，漸漸常加，以利為度，不限丸多少不利者，乃至五十、六十丸亦得，忌生蔥。韓同議頻服大效，古今常用

又療腹脹滿堅如石，積年不損者方

取白楊東南枝，去蒼皮護風細判五升，熬令黃。酒五升，淋訖，則以絹袋盛滓，還納酒中，密封再宿，每服一合，日三。並出第二卷中

‖ 臨床新用 ‖

1. 鼓脹病診治研究概況

鼓脹病是中醫四大疑難證之一，現代醫學的肝硬化腹水、晚期血吸蟲病形成的腹水等，都屬該病範圍，中醫治療效果較好。辨證分型論治：盧方等將鼓脹分為四型，用軟肝消鼓湯（炙黃耆30克，鱉甲、穿山甲各10克，丹參、豬苓、茯苓各20克，桂枝15克）加減化裁。濕熱蘊結者，上方加茵陳、川梔子、生大黃（後下）、田基黃、金錢草各15克。肝鬱氣滯者，加柴胡、青皮、川楝子、大腹皮各10克。脾腎陽虛型，加肉桂、附子各10克，炒白朮15克。肝腎陰虛者，加生地、女貞子、麥冬各15克。

李昌德將晚期血吸蟲肝硬化腹水分為：陽虛型，治以溫陽健脾，用附子理中湯；或溫腎補陽，用濟生腎氣丸。陰虛型，治以養血柔肝，方用一貫煎；或滋陰補腎，方用六味地黃丸。鬱熱型，治以疏肝解鬱，清熱利濕，方用逍遙散、茵陳湯。精竭型，治以健脾養胃益腎，方用參苓白朮散合十全大補丸或河車大造丸。

郭朋等認為三焦病與肝硬化腹水關係密切，把三焦病辨治運用治療肝硬化腹水32例，收到良效。藥物組成：蛤殼10克，牽牛子、赤茯苓、防己、川芎、木通、防風、大黃（炒）、莪朮、大腹皮、黃耆、三棱、桑白皮、鱉甲（醋炙）、鬱李仁、赤芍各30克。上藥共研為末，煉蜜為丸，每丸2克，空腹時用米湯送服。

李文豔以運脾湯為主方，重用白朮每獲良效。運脾湯組成：黨參、白朮、茯苓、枳殼、佛手、麥芽、菖蒲。白朮一般用30克以上。

劉桂營用耆朮三甲湯隨證加減治療肝硬化腹水125例，總有效為91.1%。耆朮三甲湯組成：黃耆、炒白朮、炙鱉甲、牡

蠣、丹參、麥芽、茯苓、澤瀉、鬱金。

劉進書用新定逍遙散治療肝硬化腹水 100 例，總有效率為 93.3%。方藥組成：柴胡、白芍、白朮、茯苓、澤瀉、鬱金、鱉甲、牡蠣、穿山甲。

加減法：濕熱黃疸加茵陳、梔子、板藍根；便秘加大黃；氣滯者加延胡索、青皮、丹參；脾腎兩虛加黨參、黃耆、肉桂等；體質壯實、腹水多者，加大腹皮、冬瓜皮、伏苓皮、車前子等；陰虛火旺者加生地黃、石斛、地骨皮等。（方堅·河南中醫，1999，19（3）：64）

2. 升清降濁治鼓脹

顏某，男，32 歲，工人。超音波提示肝硬化腹水。症見：面色晦暗，形體消瘦，腹部脹滿，下肢浮腫，食慾不振，大便溏薄，小便短赤，舌偏暗紅，苔見黃膩，脈象虛弦。中醫辨證為土虛木鬱、濕熱交阻，清濁相混，鬱結成鼓。治擬健脾疏肝，苦辛通降，升清降濁。

投白朮、麥芽各 20 克，黃芩、厚朴各 6 克，黃連、乾薑各 3 克，積實 10 克，黨參、腹皮、赤芍、澤蘭、豬苓、澤瀉各 15 克。每日一劑，水煎兩遍分早晚服。

上方加減服三週後，腹脹腹水明顯減輕，再以上方為主隨症加減，配服人參調脾散調理一個月，腹水消失，無明顯症狀，鼓脹臨床治癒。（陳若萍·四川中醫，1994，3：22）

3. 自擬鼓脹方治療肝硬化腹水 50 例

藥物組成：黃耆 15 克，黨參 15 克，白朮 10 克，茯苓 10 克，當歸 15 克，砂仁 12 克，炙甘草 9 克，山藥 20 克，黃精 15 克，枸杞子 15 克，柴胡 12 克，赤白芍各 10 克，丹參 20 克，鱉甲 20 克，龜板 15 克。

加減：黃疸明顯者加茵陳 20 克，梔子 15 克；納差腹脹者加焦三仙各 15 克，大腹皮 15 克；低熱不退加地骨皮 15 克，

知母 10 克；有出血傾向加三七末 3 克，沖服，黑梔子 15 克，血餘炭 10 克；肝性腦病者加石首蒲 15 克，或安宮牛黄丸、蘇合香丸；B 肝標誌物陽性者加虎杖 30 克，肉桂 10 克。水煎，日一服。（張小兆·新鄉醫學院學報，2005，22（3）：274）

卒心腹脹滿方六首

《肘後》療卒心腹煩滿方

剉薏苡根濃煮取汁，服三升。

又方

黄芩一兩　杏仁二十枚去尖皮　牡蠣一兩熬

上三味切，以水三升，煮取一升，頓服之。

又方

灸兩手大拇指內邊爪後秕一文頭各一壯，又灸兩手中央長指爪下一壯癒。《肘後》此方本治卒吐逆

此本在雜療中，其病亦是痰飲霍亂之例，兼宜依霍亂條中法療之。

人平居有患者亦少，皆因他病兼為之耳。或從傷寒後未復，或從霍亂吐下後虛躁，或是勞損服諸補藥痞滿，或觸寒熱邪氣，或食飲邪毒，或服藥失度，並宜各循其本源為療，不得專用此法也。並出第一卷中

《備急》療卒心腹脹滿，又胸脅痛欲死方

熱煮湯，令灼灼爾以漬手足，冷則易，秘之。《肘後》、張文仲同

又桂心散方

枳實炙　桂心

上二味等份，下篩，以米汁服一匕，忌生蔥，《肘後》、張文仲同，並出第一卷中

《救急》療卒患心腹脹滿刺痛方

生薑大有功能，遠行宜將自隨。煮汁服良，患久痢虛損，

嘔逆不下食，見食則吐，取三兩細切，搗絞取汁，微暖點少多蜜，頓一服則下食，大效。出第七卷中

腹脹雷鳴方三首

范汪療腹中寒氣脹，雷鳴切痛，胸脅逆滿，**附子粳米湯方**。

附子一枚炮　半夏半斤洗　甘草一兩炙　大棗十枚　粳米半升

上五味切，以水八升煮米取熟，去米內藥，煮取三升，絞去滓，適寒溫，飲一升，日三，忌海藻、菘菜、豬羊肉、餳。仲景《傷寒論》同，《集驗》加乾薑二兩。出第十五卷中

《延年》療患腹內氣脹雷鳴，胸背痛方

丹參三兩　枳實炙各三兩　桔梗　白朮　芍藥各二兩　生薑四兩　檳榔七枚

上七味細切，以水九升，煮取二升七合，去滓，分溫三服，忌豬肉、桃李、雀肉、生冷、油膩、魚蒜等。出第十五卷中

又丹參湯，療腸鳴，發則覺作聲方

丹參　茯苓各三兩　桔梗二兩　生薑四兩　細辛　厚朴炙　茱萸各二兩

上七味切，以水八升，煮取二升五合，去滓，分溫三服，每眼如人行七八里，忌生菜、豬肉、醋物。出第四卷中

腹內諸氣及脹不下食方十一首

《廣濟》療腹內諸氣脹滿，昆布散方

昆布　海藻　人參　玄參　橘皮　升麻各三兩　芎藭　桂心　乾薑各二兩　小麥一升半、醋一升半漬之，一宿出，暴醋盡止

上十味搗篩為散，別搗小麥作散，合藥散一處，更搗千杵·酒服方寸匕，日三服，漸加至二七，不利，忌熱麵、炙肉、生蔥蒜、黏食等物。

又療冷氣，薏苡仁飯粥方

細剉薏苡仁，炊為飯，氣味欲勻。如麥飯煮粥亦好，豉漿粥並任意，無所忌。

又療氣蘇子粥方

蘇子不限多少，研如麻子作粥，依食法，著蔥豉薑並得，無所忌。

又療氣，膀胱急妨，宜下氣方

蕪荑搗和，食鹽末令調，以綿裹如棗大，納下部，久時或下惡汁，並下氣佳，無所忌。通按：膀胱急妨，謂小便急不得出而妨悶也。

又療氣昆布臛法

高麗昆布一斤，白米泔汁浸一宿，洗去鹹味，以水一斗煮。令向熟，擘長三寸，闊四五分，仍取蔥白一握，二寸切斷，臂之更合。

熟煮令昆布極爛，仍下鹽醋豉糝調和，一依臛法，不得令鹹酸，以生薑、橘皮、椒末等調和，宜食粳米飯、粳米粥、海藻，亦依此法，極下氣，大效，無所忌。

又心頭冷硬，結痛下氣，檳榔湯方

檳榔十顆　生薑　青木香各三兩　橘皮　枳實炙　甘草炙　大黃各二兩

上七味切，以水六升，煮取二升半，絞去滓，分溫三服，服別如人行四五里，進一服，取微利，忌生菜、熱麵、炙肉、海藻、菘菜等。

又療一切氣，妨悶不能食，檳榔丸方

檳榔七個　芍藥五分　枳實七枚炙　人參五分　大黃十六分　青木香六分　桂心四分

上七味搗篩，蜜和丸，空腹服如梧子二十丸，日再服，漸加至二十五丸，微泄為度，忌生菜、熱麵、炙肉、蒜、黏食、生蔥等物。

又療氣，小芥子酒方

小芥子一升搗碎，以絹袋盛，好酒二升浸之七日。空腹溫

服三合，日二服，漸漸加之，以知為度。酒盡旋旋添之，無所忌。

又療久患氣脹，烏牛尿方

取烏牛尿空心溫服一小升，日一服，氣散則止，無所忌。

並出第二卷中

《近效》燒鹽通一切氣，尤療風方

取鹽花以生麻油和之，以濕布一片急裹，以繩子繫如打牆錘許大，置瓦子上，以炭火四面燒，望之如火氣訖，更勿加炭，待火盡冷訖。

吹扇去灰，妝取鹽搗破。如患心腹脹滿，氣隔不通，取棋子大含咽之，立瘥。如煮訶梨勒、檳榔及茶湯，用此鹽療一切病。韋特進用之極效驗。

又訶梨勒丸，療氣脹不下食，尤除惡氣方

訶梨勒　青木香

上二味等份搗篩，融沙糖和，眾手一時捻為丸，隨意服之。氣甚者每服八十丸，日再。稍輕者每服四五十丸，則得。性熱者，以生牛乳下。性冷者，以酒下。不問食之前後。禮部蕭郎中處得，云自服大效。

灸諸脹滿及結氣法二十二首

《千金》療臚脹脅腹滿法

灸膈俞百壯三報，穴在第七椎下兩旁各一寸半。《翼》同

又療脹滿水腫法

灸脾俞隨年壯，穴在第十一椎下兩旁各一寸半。《翼》同

又療脹滿雷鳴酒沸法

灸大腸俞百壯三報，穴在第十六椎下兩旁各一寸半。《翼》同

又療脹滿氣聚寒冷法

灸胃管，穴在心鳩尾下三寸，灸百壯三服之。《翼》同

又療脹滿繞臍結痛，堅不能食法

灸中管百壯，穴在臍上一寸，一名水分。《翼》同

又療脹滿瘕聚，帶下疼痛法

灸氣海百壯三報，穴在臍下一寸半，忌不可針。《翼》同

又療脹滿結氣如水腫狀，小腹堅如石法

灸膀胱募百壯三報，穴在中極臍下四寸。《翼》同

又療脹滿腎冷，瘕聚泄痢法

灸天極百壯。通按：《銅人經》天樞二穴俠臍二寸。《翼》同

又療冷脹胸滿，心腹積聚，痞疼痛法

灸肝俞百壯，穴在第九椎下兩旁各一寸半。《翼》同

又療五臟六腑積聚脹滿，羸瘦不能飲食法

灸三焦俞隨年壯，穴在第十三椎下兩旁各一寸半。《翼》同，並出第十六卷中

又療結氣法。 扁鵲曰：第四椎下兩旁各一寸半，名闕俞，主胸中膈氣，灸隨年半。通按：闕，當作厥。四椎兩旁一寸，半乃厥陰俞也。

又主心腹諸病，堅滿煩痛，憂思結氣，寒冷霍亂，心痛吐下食不消，**腸鳴泄痢法。**

灸太倉穴，一名胃募，在心下四寸胃管下一寸，灸百壯。

又主結氣囊裏，針藥所不及法

灸肓募二穴，在從乳頭邪度至臍中，屈去半從乳下行度頭是，灸隨年壯。

通按：銅人腧穴依法量度，乃得日月膽募之穴。然主療別肝募、期門穴，在此穴上五分，然主療與此頗同。

又凡臍下絞痛，流入陰中，發作無時，此冷氣療之法。

灸臍下三寸，名關元，百壯。

又療短氣不語法

灸《肘後》兩筋間，名天井，百壯。

又方

灸大椎，隨年壯。

又方

灸肺俞穴，在第三椎兩旁各一寸半，百壯。

又方

灸肝俞第九椎，百壯。

又方

灸尺澤百壯。

又方

灸手十指頭各十壯。

又方

灸小指第四指間交脈上，七壯。

又少年房室多短氣者法

灸鳩尾頭五十壯。並出第十七卷中

胸脅痛及妨悶方四首

《病源》胸脅痛者，由膽與肝及腎之支脈，虛為寒氣所乘故也。足少陽，膽之經也。其支脈從目銳眥，貫目下行，至胸循脅裏。足厥陰，肝之經也。其支脈起足大指，聚毛上，循入腹，貫膈布脅肋。足少陰，腎之經也。其支脈起肺，出絡心，注胸中。

此三經之支脈，並循行胸脅。邪氣乘於胸脅，故傷其經脈，邪氣之與正氣交擊，故令胸脅相引而急痛也。診其寸口脈弦而滑，弦則為痛，滑則為實，痛則為急，實則為躍，弦滑相搏，則胸脅搶息痛也。

又卒苦煩滿，又胸脅痛欲死候，此由手少陽之絡脈，虛為風邪所乘故也。手少陽之脈，起小指次指之端上循入缺盆，布膻中，散絡心包。風邪在其經，邪氣迫於心絡，心氣不得宣暢，故煩滿。乍上攻於胸，或下引於脅，故煩滿而又胸脅痛也。若經久邪氣留連，搏於藏則成積，搏於腑則成聚也。並出第十六卷中

《廣濟》療氣結築心，胸脅悶痛，不能吃食，**訶梨勒散方**。

訶梨勒四顆炮去核　人參二分

上二味搗篩為散，以牛乳二升，煮三四沸，頓服之，分為二服亦得，如人行三二里，進一服，無所忌。

又療胸脅不利，腹中脹，氣急妨悶，半夏湯方

半夏一升洗　生薑一斤　桂心六兩　檳榔二兩末

上四味細切，以水八升，煮取二升四合，絞去滓，分溫五服，服別相去如人行六七里，進一服，快利為度，忌羊肉、餳、生蔥、油膩。

《小品》有吳茱萸三十顆，無檳榔，餘並同。

又療胸脅妨悶，胃中客氣，大便苦難，大黃丸方

大黃十二分　厚朴四分炙　枳實四分炙　芒硝八分　杏仁六分去皮尖　葶藶子四分熬

上六味搗篩，蜜和丸。空腹以飲服如梧子十丸，日二服，稍稍加，以大便微調為度，忌生冷、油膩、黏食。出第二卷中

《千金》療冷氣脅下往來，胸膈痛引脅背悶，當歸湯方

當歸　芍藥　吳茱萸　桂心　人參　大黃　甘草各二兩　茯苓　枳實各一兩　乾薑三兩

上十味細切，以水八升，煮取二升半，一服八合，日三服。治屍注亦佳，忌海藻、菘菜、生蔥、醋物等。出第十六卷中

脅肋痛方二首

《小品》療脅下偏痛發熱，其脈緊弦，此寒也，當以溫藥下之。**大黃附子湯方**。

大黃三兩　附子三枚炮　細辛二兩

上三味切，以水五升，煮取二升，分三服。若強盛人煮取三升半，分為三服。忌豬肉、冷水、生菜等。仲景同

又**半夏茯苓湯**，療胸膈心腹中痰水冷氣，心下嘈煩，或水

鳴多唾，口清水自出，脅肋急脹，痛不欲食，此皆胃氣弱，受冷故也。其脈喜沉弦細遲。悉主之方。

半夏五兩洗　生薑五兩　茯苓三兩　旋覆花一兩　陳橘皮　人參　桔梗　芍藥　甘草炙各二兩　桂心一兩

上十味切，以水九升，煮取三升，分三服。欲得利者加大黃，須微調者用乾地黃。病有先時喜水，下者加白朮三兩，除旋覆花。若大便不調，宜加大黃及乾地黃，並用三兩。忌羊肉、餳、醋物、生蔥、豬肉、海藻、菘菜。《集驗》同，出第一卷中

胸膈氣方三首

《廣濟》療胸膈氣脹滿，吃食心下妨，虛熱，腳手煩疼，漸羸瘦不能食，四肢無力，**枳實丸方**。

枳實六分　犀角四分　前胡四分　青木香八分　麥門冬去心八分　赤茯苓八分　苦參六分　芍藥六分

上八味搗篩為末，蜜和丸如梧子，以飲空腹下二十丸，漸加至三十丸，日二服，不利，忌生菜、熱麵、油膩、炙肉、醋蒜。

又療胸膈滿塞，心背撮痛，走注氣悶，宜服此**柴胡湯方**。

柴胡六分　當歸六分　青木香六分　犀角屑六分　檳榔十個　甘草二分炙

上六味切，以水七升，煮取二升半，絞去滓，納麝香末，分溫三服，如人行四五里，微利為度，忌海藻、菘菜、生菜、熱麵、蕎麥、豬魚、蒜。

又療胸膈間伏氣不下食。臍下滿，柴胡湯方

柴胡三兩　枳實三兩　生薑三兩　白朮三兩　甘草炙一兩　檳榔七個

上六味切，以水六升，煮取二升，絞去滓，分溫二服，服別如人行六七里，進一服。小弱人微利，禁生冷、蒜腥、海藻、菘菜、桃李、雀肉等。並出第一卷中

寒疝腹痛方十三首

《病源》疝者，痛也。此由陰氣積於內寒氣結搏而不散，腑臟虛弱，風冷邪氣相擊，則腹痛裏急，故云寒疝腹痛也。出第二十卷中

《廣濟》療丈夫虛勞，寒疝腹痛，並主產後方

生乾地黃三兩　甘草炙二兩　茯苓二兩　人參二兩　當歸二兩
大棗十四枚　白羊肉去脂三斤

上七味切，以水三斗，先煮羊肉取一斗。去羊肉，納諸藥。煮取五升。納蔥白一把，煮取四升，絞去滓，分溫五服，服別相去如人行十二三里後。藥消進少食，食消服藥，忌蕪荑、海藻、菘菜、醋物，餘無忌。出第四卷中

仲景《傷寒論》寒疝繞臍苦痛，若發則白汗出，手足厥寒，若脈沉弦者，二物**大烏頭煎主之方**。

大烏頭十五枚　白蜜二斤

上藥以水三升，煮烏頭，取二升。去烏頭，納蜜煎，令水氣盡得二升。強人服七合，弱人五合。一服不瘥，明日更服，日止一服，不可再也，忌豬肉、冷水。《千金》同

又寒疝腹滿逆冷，手足不仁，若一身盡痛，灸刺諸藥所不能治者，**抵當烏頭桂枝湯主方**。

秋烏頭實中大者十枚　白蜜二斤一方一斤　桂心四兩

上三味，先以蜜微火煎烏頭減半，去烏頭，別一處。以水二升半，煮桂，取一升，去滓，以桂汁和前蜜合煎之，得一升許。初服二合，不知更服，至三合又不復知，更加至五合。其知如醉狀得吐者，為中病也。忌豬肉、冷水、生蔥等。《范汪方》同

桂心三兩　芍藥三兩　甘草二兩炙　生薑三兩切　大棗十二枚

上五味切，以水七升，煮取三升，去滓，取五合，和前烏頭蜜，令得一升餘，並同前法服。仲景《傷寒論》、《千金》同。

又療寒疝饅中痛，引脅痛及腹裏急者，**當歸生薑羊肉湯主之方。**

當歸三兩　生薑五兩　肥羊肉一斤去脂

上三味切·以水一斗合煮取三升，去滓，溫服七合，日三，痛即當止。若寒多者加生薑，足前成一斤。若痛多而嘔者，加橘皮二兩，朮一兩，合前物煮取三升。加生薑者，亦加水五升煮，取三升二合，服之依前。《經心錄》、范汪同，無忌。

又療寒疝腹中痛者，柴胡桂枝湯方

柴胡四兩　大棗六枚　黃芩一兩半　人參一兩半　甘草一兩炙
半夏二合半　桂心　生薑各一兩半　芍藥一兩半

上九味，以水八升，煮取三升，去滓，溫服一升，日三服。又云：人參湯作如桂枝法，加半夏、柴胡、黃芩，復如柴胡湯法。今著人參作半劑，忌海藻、菘菜、羊肉、餳、生蔥。

並出第十五卷中

《小品》寒疝氣腹中虛痛，及諸脅痛，裏急，當歸生薑等**四味主之方。**

當歸　生薑　芍藥各三兩　羊肉三斤

上藥切，以水一斗二升，煮肉爛熟，出肉，納諸藥，煎取三升，分溫服七合，日三，數有效。《古今錄驗》、《經心錄》、范汪同，出第一卷中

《集驗》療寒疝氣來往衝心腹痛，桂心湯方

桂心四兩　生薑三兩　吳茱萸二兩

上三味切，以酒一大升，煎至三合，去滓，分溫三服，如人行六七里，一服，忌生蔥。

又療寒疝下牽少腹痛，附子丸方

附子二兩炮　桃仁三兩去皮尖　蒺藜子一升去角尖熬

上三味搗篩末，蜜和丸梧子大，空腹酒下十丸，漸加至十五丸，及二十丸，日再服，忌生菜、熱麵、炙肉、筍蒜、豬魚。出第六卷中

又療積年腹內宿結疝冷氣，及諸癖癥等，**香豉丸方。**

香美爛豉曝乾微熬，令香即止。

小芥子去土石微熬，令赤即止。各一升

上二味搗篩，蜜和丸梧子大，空腹酒服二十丸，漸加至三十丸，日二服。初服半劑以來，腹中微絞痛，勿怪之，是此藥攻病之候。

又療㿉㿗冷氣方

採鼠李予日乾，九蒸九暴，酒浸服三合，日兩服，漸加至三服，能下血及碎肉積滯物。

《古今錄驗》楚王瓜子丸，療心腹寒疝，胸脅支滿，食飲不化，寒中腹痛，及嘔痢風痓，頸項強急，不得僥仰方。

桂心五分　茱萸三兩　白薇一分　乾薑四分　烏頭二分炮　蜀椒五分汗　芎藭四分　防葵二分　白芷三分

上九味末之，合蜜和為丸如梧子，先食服一丸，日三。不知，稍稍增之，以腹中溫身為度，忌生蔥、豬肉、冷水。方中無瓜子，未詳方名，范汪等同。出第八卷中

‖ 臨床新用 ‖

1. 暖臍術治療腹滿寒病

患者女，53歲。52歲閉經，曾行左乳癌切除術。主訴腰痛、腹瀉。初診患者精神亢奮，全身色澤晦暗，大腿紫斑，舌質青，心音亢進，下腹稍脹滿，腹力稍弱，臍上輕度動悸，腰下部壓痛。

據症予桂枝茯苓丸、苓桂朮甘湯合加味逍遙散、六君子湯等方，症狀改善，但仍有腹滿、腹痛、腸鳴氣滯，加用枳實、厚朴、乾薑、芍藥等也未見效。後畏寒加重，受臍灸啟發，試用市售暖爐暖臍，病情好轉。同時用大建中湯合桂枝加芍藥湯，治療約一年，上述腹部症狀全部消失。（〔日〕穴吹浩・漢方臨床，國外醫學中醫中有分冊。1994，16（1）：2）

2. 寒疝腹痛治驗

　　某男，45 歲，幹部。患病臍周腹部疼痛半月餘，時緩時劇，大便溏薄，日行 2 次，無黏凍及裏急後重，畏寒，納減，喜熱飲。舌苔薄白，舌質淡、邊有齒痕，脈沉細弦。脈證合參，良由中陽衰憊，陰寒內聚，邪正相搏使然。病屬寒病。

　　處方：製川烏 8 克，川椒目 4 克，桂枝 12 克，炒白芍 15克，吳茱 3 克，乾薑 5 克，木香 8 克，炙甘草 3 克。5 劑。服藥後腹痛大減，再服 10 劑，腹痛消失，隨訪 3 年餘未再發作。（張筱文·江蘇中醫，1994，15（3）：18）

寒疝心痛三首

　　《病源》夫疝者痛也，陰氣積結所生也。陰氣不散則寒氣盛，寒氣盛則痛上下無常處，冷氣上衝於心，故令心痛也。出第二十卷中

　　范汪大茱萸丸療心腹寒疝，胸中有逆氣，時上搶心痛，煩滿不得臥，面目惡風，悸惕惕時驚，不欲飲食而嘔，變發寒熱方。

　　吳茱萸半升　細辛　芍藥　柴胡一方用前胡　旋覆花　黃芩　紫菀　人參　白朮　茯苓　乾薑　桂心　附子炮　甘草炙　半夏洗　當歸各半兩

　　上十六味搗篩，以蜜和為丸，如梧子，先食服三丸，日三，不知稍加，忌生蔥、羊肉、餳、醋物、桃李、雀肉、豬肉、生菜、海藻、菘菜，除此更無所忌。一方有蜀椒無桂心。又一方有乾地黃無黃芩。深師同，出第十四卷中

　　《小品》**解急蜀椒湯**，主寒疝氣，心痛如刺，繞臍腹中盡痛，汗出，欲絕方。

　　蜀椒二百枚汗　附子一枚炮　粳米半升　乾薑半兩　半夏十二枚洗　大棗二十枚　甘草一兩炙

上七味切，以水七升，煮取三升，澄清，熱服一升不瘥，更服一升。數用療心腹痛，困急欲死，解結逐寒，上下痛良，忌豬羊肉、餳、海藻、菘菜。《肘後》、《古今錄驗》、《范汪方》無甘草餘同。《經心錄》同。出第一卷中

《古今錄驗》療心痛寒疝，牡丹丸方

牡丹去心　桂心各二兩　烏頭炮二枚

上三味末之，合蜜和為丸如大豆，旦起未食服三丸，日二，不知稍增之。藥少急，寧少服，並治遁屍發動。無烏頭，附子亦可用，炮之。忌胡荽、豬肉、冷水、生蔥等。出第八卷中

卒疝方三首

《集驗》療卒疝暴痛方

灸大敦，男左女右，三壯立已，穴在灸經圖上。出第六卷中

文仲療卒得諸疝，少腹及陰中相引絞痛，白汗出，欲死方。

搗沙參下篩，酒服方寸匕，立瘥。《肘後》、《備急》同

又若不瘥，服諸利丸下之，走馬湯亦佳。此名寒疝，亦名陰疝。張仲景飛**屍走馬湯方**。

巴豆二枚去心皮熬　杏仁一枚去尖皮

上二味取綿纏，捶令極碎，投熱湯二合，捻取白汁服之，須臾差，未瘥更一服，老小量之。通療鬼擊有屍疰者，常蓄此藥，用驗，忌野豬肉、蘆筍。《備急》同。出第十卷中

七疝方三首

《病源》七疝候。七疝者，厥疝，癥疝，寒疝，氣疝，盤疝，胕疝，狼疝也。厥逆心痛足寒，諸飲食吐不下，名曰厥疝也。腹中氣乍滿，心下盡痛，氣積如臂，名曰癥疝也。寒飲食則脅下腹中盡痛，名曰寒疝也。腹中乍滿乍減而痛，名曰氣疝

也。腹中痛在臍旁，名曰盤疝也。腹中臍下有積聚，名曰胕疝也。少腹與陰相引而痛，大便難名曰狼疝也。凡七疝皆由血氣虛弱，飲食寒溫不調之所生也。出第二十卷中

文仲小器七疝丸，主暴心腹厥逆不得氣息，痛達背臂，名曰屍疝。心下堅痛不可手迫，名曰石疝。臍下堅痛，得寒冷食輒劇，名曰寒疝。脅下堅痛大如手，痛時出見，若不痛不見，名曰盤疝。臍下結痛，女人月事不時，名曰血疝。少腹脹滿引膀胱急痛，名曰脈疝。**悉主之方**。臣等看詳七疝已載前序

椒四分汗　桔梗　芍藥　乾薑　厚朴炙　細辛　附子炮各二分
烏頭一分炮

上八味末之，蜜和丸，服如大豆三丸，加至七八丸，日三服，忌豬肉、冷水、生菜。出第一卷中

《古今錄驗》七疝丸療疝諸寒，臍旁痛上支胸，中滿少氣，太醫丞樊之方。

蜀椒五分汗　乾薑　厚朴炙　黃芩　細辛　芍藥　桂心各四分
桔梗二分　烏喙一分炮　柴胡一分　茯苓一分　牡丹皮一分

上十二味搗篩，蜜和丸梧子大，先鋪以酒服七丸，日三，不知漸加，以知為度，忌豬肉、冷水、生蔥、生菜、醋物、胡荽。范汪同，出第十卷中

《集驗》疝氣，桃仁湯方

桃仁去皮尖　吳茱萸　橘皮　海藻各三兩　生薑　茯苓　羌活
蒺藜子去角各三兩

上八味切，以水三大升，煮取九合，分為三服，空心服，忌醋物。

寒疝不能食方四首

《深師》療虛冷心腹寒疝，胸脅支滿，飲食不消，腹中痛，久痢頸強，芎藭丸方。

芎藭七分　烏頭四分炮　防葵三分　蜀椒九分汗　白薇二分　桂

心十分　白芷五分　茱萸六分　乾薑八分

上九味搗篩，蜜和丸如梧子，飲服二丸，日三，稍加至五六丸，以知為度，忌豬肉、冷水、生蔥。范汪同

又主虛冷痰癖，疝食不消心腹痛，氣弱不欲食，虛憊羸瘦，**吳茱萸丸方。**

吳茱萸十分　紫菀三分　白薇三分　烏頭十分炮　桂心六分　前胡　芍藥　細辛　芎藭　黃芩各五分

上十味下篩，蜜和酒服如梧子，五丸日三，稍加之，忌豬肉、冷水、桃李、生蔥、生菜等。謹按：別本有此方，按忌法有桃李，即當用白朮，恐後《古今錄驗》治寒疝積聚是全方。出第十六卷中

范汪療手足熱，腹中寒疝，不能食飲，數心腹痛，**十一物七熬飯後丸方。**

茯苓五兩　乾薑六兩，今倍並十二兩　大黃二斤　柴胡十兩　芎藭七兩　蜀椒一兩汗　芒硝一升，重十兩今減五合　杏仁一升去皮尖　葶藶子一升　加桂心五兩　附子三兩炮

上藥乾薑、茯苓不熬，餘皆熬搗篩，以蜜和丸如梧子，飲服七丸，日三。龍朔元年三月十七日，詔書十一物七熬方，忌豬肉、冷水、醋物、生蔥等。出第十四卷中。通按：除乾薑、茯苓當九熬，今云七者，以桂心、附子蓋加之。

《集驗》療寒疝不能食方

取馬藺子一升，每日取胡桃許，以麵拌，熟煮吞之，然後依常飯日再服，服盡必癒，亦除腹內一切諸疾，消食肥肌，仍時燒磚熱，以殺羊毛作氈裹，卻氈上熨之，日一度尤佳。

寒疝積聚方四首

《病源》夫積聚者，由寒氣在內所生也。血氣虛弱，風邪搏於腑臟，寒多則氣澀，氣澀則生積聚也。積者陰氣，五臟所生，始發不離其部，故上下有所窮已。聚者陽氣，六腑所成也，故無根本，上下無所留止。但諸臟腑受邪，初未能為積

聚，邪氣留滯不去，乃成積聚，其為病也。或左右脅下如覆杯，或臍上下如臂，或胃管間覆大如盤，羸瘦少氣，或灑淅寒熱，四肢不收，飲食不為肌膚，或�纍纍如桃李，或腹滿嘔泄，寒則痛，故云寒疝積聚也。其脈訣所吏反而緊，積聚浮而牢，積聚牢強急者生，虛弱急者死。出第二十卷中。通按：脈數為駃，脈遲為駛。

深師破積丸，療寒疝久積聚，周走動搖，大者如鱉，小者如杯，乍來乍去，在於胃管，大腸脹滿不通，風寒則腸鳴，心下寒氣上搶，胸脅支滿，**芫花丸方**。

芫花一分　蜀椒一分汗　大黃六分　細辛六分　桔梗五分　烏頭四分炮　茱萸　芍藥　茯苓各三分　龍膽二分　半夏一分洗

上十一味搗篩，蜜和丸如梧子大，飲服五丸，日三，當下如泥，病癒。忌豬羊肉、餳、醋物、生菜等。

又當歸丸，療心腹勞強，寒疝邪氣往來，堅固結聚，苦寒煩恉於綠切，下同。不得臥，夜苦汗出，大便堅，小便不利，流飲在腹中，**食不生肌方**。

桔梗二分　葶藶子熬五分　藜蘆炙二分　厚朴炙五分　杏仁五十枚去尖皮　附子炮五分　桂心　人參各三分　沙參三分　生礜石一兩燒半日

上十味搗篩，蜜和如梧子，飲服三丸，日三，稍加之，忌豬肉、生蔥、冷水。出第二十二卷中

《古今錄驗》療久寒，三十歲心腹疝，癥瘕積聚，邪氣往來，厥逆搶心痛，久痺羸瘦少氣，婦人產乳餘疾，胸脅支滿不嗜食，手足恉煩，月水不通，時時便血，名曰破積聚，**烏頭續命丸方**。

吳茱萸十分　芍藥五分　細辛五分　前胡五分，一云柴胡　乾薑十分　烏頭十分炮　紫菀　黃芩　白朮　白薇各三分　芎藭　人參　乾地黃各五分　蜀椒十分汗　桂心十分

上十五味搗篩，蜜和為丸如梧子大，先食服三丸，日三，不知，稍加至七丸。忌生菜、生蔥、豬肉、冷水、桃李、雀

肉、蕪荑等。范汪同，出第十卷中

《集驗》療腎冷及疼疝氣滯後灌方

鹽花一大合　漿水半大升

上二味，和暖灌下部，少間即下膿，日一度。再灌之，即止。

心疝方四首

《病源》心疝者，由陰氣積於內，寒氣不散，上衝於心，故使心痛，謂之心疝也。其痛也，或如錐刀所刺，或四肢逆冷，或唇口變青，皆其候也。出第二十卷中

范汪療心疝復繞臍痛，上支脅，心下痛方

芍藥　桔梗　細辛　蜀椒汗　桂心　乾薑各三分　附子一分炮

上七味末之，合蜜和為丸如梧子，服七丸，以酒下，日二服，忌豬肉、冷水、生蔥、生菜等。

又療三十年心疝，神方

真射釀好者　新好茱萸一名殺子

上二味等份搗篩，蜜和丸服如麻子二丸，日三，藥熱盡，乃熱食良，已用得瘥。劉國英所秘

又主心疝方

灸兩足大指甲寅之際，甲寅各半炷，隨年壯良。通按：炳當作肉。

又心疝發時，心腹痛欲死方

灸足心，及足大指甲後橫理節上，及大指岐間白黑肉際百壯則止。足心者在足下，偏近大指本節際，不當足心中央也。

並出第十八卷中。通按：足心在足下近大指本節，即湧泉穴也。

卷 八

痰飲論二首

《病源》痰飲者，由氣脈閉塞，津液不通，水飲氣停在胸腑，結而成痰。又其人素盛今瘦，水走腸間，瀝瀝有聲，謂之痰飲。其為病也，胸脅脹滿，水穀不消，結在腹內兩肋，水入腸胃，動作有聲，身體重，多唾短氣好眠，胸背痛甚，則上氣咳逆，倚息短氣不得臥，其形如腫是也。脈偏弦為飲。浮而滑為飲。其湯熨針石，別有正方補養宣導，今附於後。

《養生方》導引法云：左右側臥，不息十二通，療痰飲不消。右有飲病右側臥，左有飲病左側臥。又有不消，氣排之，左右各十二息，療痰飲。出第二十卷中

《千金》痰飲論問曰：夫飲有四何謂？

師曰：有痰飲一云留飲，有懸飲，有溢飲，有支飲。

問曰：四飲之證，何以為異？

師曰：其人素盛今瘦，水走腸間，瀝瀝有聲，謂之痰飲。飲後水留在脅下，咳唾引痛，謂之懸飲。飲水過多，歸於四肢，當汗出而不汗出，身體疼重，謂之溢飲。其人咳逆，倚息短氣不得臥，其形如腫，謂之支飲。

凡心下有水者，築築而悸，短氣而恐，其人眩而癲，先寒即為虛，先熱即為實。故水在於心，其人心下堅，築築短氣，惡水而不欲飲。水在於肺，其人吐涎沫，欲飲水。水在於脾，其人少氣，身體盡重。水在於肝，脅下支滿，嚏而痛。水在於腎，心下悸。夫病人卒飲水多，必暴喘滿。

凡食少飲多，水停心下，甚者則悸，微者短氣。脈雙弦

者，寒也，皆大下後喜虛耳。脈偏弦者，飲也，肺飲不弦，但喜喘短氣。支飲亦喘而不能眠，加短氣，其脈平也。留飲形不發作，無熱脈微，煩滿不能飲食。脈沉滑者，留飲病。病有留飲者，脅下痛引缺盤，咳嗽轉甚一云輒已，其人咳而不得臥，引項上痛，咳者如小兒掣瘲狀。夫胸中有留飲，其人短氣而渴，四肢曆節痛，心下有留飲。

其人背寒冷大如手，病人胸息上引，此皆有溢飲。在胸中久者，缺盤滿，馬刀腫有劇時，此為氣飲所致也。膈上之病，滿喘咳吐，發則寒熱，背痛惡寒，目泣出。其人振振身瞤，劇必有伏飲，病人一臂不隨時，復轉移在一臂。其脈沉細，此非風也，必有飲在上焦。其脈虛者為微勞，榮衛氣不周故也。出第十八卷中。通按：形不發作謂表無病狀也。

痰飲食不消及嘔逆不下食方九首

《病源》夫痰水結聚，在於胸腑膀胱之間，久而不散，流行於脾胃，脾胃惡濕，得水則脹，脹則不能消食也。或令腹裏虛滿，或水穀不消化，或時嘔逆，皆其候也。出第二十卷中

《廣濟》療心頭痰積宿水，嘔逆不下食，前胡丸方

前胡　白朮　甘草炙各五分　旋覆花　荳蔻仁各三分　人參　麥門冬去心各六分　枳實炙　大黃各四分

上九味搗篩，蜜和為丸，如梧子大，空肚以酒下二十丸，漸加至三十丸，日再服，不利，忌桃李、雀肉、海藻、菘菜、熱麵、炙肉、魚蒜、黏食、生冷等物。

又療心胸中痰積，氣噎嘔逆，**食不下方。**

柴胡　橘皮各六分　茯苓十分　人參　麥門冬去心　雞蘇各八分　生薑二十分　檳榔仁四分末湯成下

上八味切，以水八升，煮取二升五合，絞去滓，分溫三服，服別相去如人行七八里，進一服，未瘥，三日更服一劑，以利為度，忌醋物、生冷、油膩、黏食。並出一卷中

《千金》療痰飲，飲食不消，乾嘔湯方

澤瀉　杏仁去尖皮　枳實炙　白朮各三兩　茯苓　柴胡　生薑　芍藥各四兩　旋覆花　人參　橘皮　細辛各二兩　半夏四兩洗

上十三味切，以水九升，煮取二升七合，分為三服，忌桃李、雀肉、大醋、生菜、羊肉、餳等物。

又療胸中痰飲，腹中水鳴食不消，嘔吐水，**湯方**。

大腹檳榔四十枚　生薑八兩　半夏半升洗　杏仁四兩去尖皮　橘皮三兩　茯苓五兩　白朮四兩切

上七味切，以水一斗，煮取三升，去滓，分三服，忌羊肉、餳、大醋、桃李、雀肉等。《古今錄驗》同，並出第十八卷中

范汪薑椒湯，主胸中積聚痰飲，飲食減少，胃氣不足，咳逆吐方。

半夏三兩洗　生薑汁七合　桂心　附子炮　甘草炙　茯苓　桔梗各一兩　蜀椒二合汗　橘皮二兩切

上九味切，以水七升，煮取二升半，去滓，內薑汁煎，取四升半，分三服，服三劑佳。

若欲服大散，並諸五石丸，必先服此方，及進黃耆丸輩必佳，忌海藻、菘菜、羊肉、餳、生蔥、豬肉、冷水、醋物。
《千金翼》、深師同

又**白朮茯苓湯**，主胸中結，痰飲游結臍下，弦滿嘔逆，不得食，亦主風水方。

白朮五兩　茯苓三兩　橘皮　當歸　附子炮各二兩　生薑　半夏各四兩切　桂四兩　細辛四兩一作人參

上九味切，以水一斗，煮取三升，分三服，服三劑良，忌羊肉、餳、桃李、雀肉、豬肉、冷水、生蔥、生菜、醋物等。
《千金翼》同

又**旋覆花湯**，主胸膈痰結唾如膠，不下食者方。

烏頭五枚去皮熬　旋覆花　細辛　前胡　甘草炙　茯苓各二兩　半夏一兩洗　生薑八兩　桂心四兩

上九味切，以水九升，煮取三升，分為三服，忌羊肉、

餳、海藻、菘菜、生蔥、醋物、豬肉、冷水等。並出第十六卷中

《延年》茯苓飲，主心胸中有停痰宿水，自吐水出後，心胸間虛氣滿，不能食，消痰氣，令能食方。

茯苓三兩　人參二兩　白朮三兩　生薑四兩　枳實二兩炙　橘皮一兩半切

上六味切，以水六升，煮取一升八合，去滓，分溫三服，如人行八九里進之，忌醋物、桃李、雀肉等。仲景《傷寒論》同，出第十七卷中

《古今錄驗》療胸膈痰飲，食啖經日，則並吐出，食皆不消。出如初，空腹一兩日，聚食還復吐之，極不便。此由痰飲聚下絕不通，服此丸，宣通下氣方。

吳茱萸　澤瀉　芍藥　白朮　漢防己　赤茯苓各二兩　蜀大黃二兩　上七味搗篩，蜜和為丸，如梧子大，飲服二十五丸，忌桃李、雀肉、醋物。出第十九卷中

‖ 臨床新用 ‖

旋覆代赭湯加減治療慢性咽炎之頑固性嘔逆 47 例

慢性咽炎臨床上屬常見病、多發病，嘔逆是慢性咽炎的併發症狀。多因咽喉部炎症，引起痰濁中阻，胃氣上逆所致。

採用旋覆代赫湯，藥用旋覆花 9 克，代赭石 15 克，浙貝母 12 克，薑半夏 9 克，薑竹茹 9 克，陳皮 9 克，茯苓 12 克，昆布 9 克，鬱金 9 克，甘草 3 克，加減治療本病 51 例，取得明顯療效。

懸飲方二首

《病源》懸飲，謂飲水過多，留在脅下，令脅間懸痛，咳唾引脅痛，故云懸飲。出第二十二卷中

范汪大甘遂丸，療久澼留水澼飲方

芫花熬　甘遂　葶藶子熬　大黃　苦參　大戟　芒硝　貝母

桂心各一兩　杏仁三十枚　巴豆三十枚去心皮熬　烏喙三分炮令折

上十二味搗篩，其巴豆杏仁搗如膏，合以蜜和丸，如大豆許，服二丸，日三服，不知稍加，以意將息之。大佳，療大水飲病，忌食蘆筍、豬肉、生蔥等。

《千金》療懸飲十棗湯方

芫花　甘遂　大戟

上三味等份搗篩，以水一升五合，煮大棗十枚，取八合，絞去滓，納藥末，強人取一錢匕，羸人半錢匕，頓服之。平旦不下者，益藥半錢，下後以糜粥自養。此本仲景《傷寒論》方，出第十八卷中

‖ 臨床新用 ‖

1. 運用「十棗湯」治療「懸飲」8 例

組成：芫花 3 克，大戟 4 克，甘遂 4 克，大棗 7 枚。將以上前 3 藥醋妙後研末，與大棗肉共搗，分成 2 丸，每丸 9 克。

每次 1～2 丸，用量按年齡大小，體質強弱而加減，溫開水送服。

每服完上藥一次，次日服「苓桂朮甘湯」加減之藥湯，以助胸陽邁邪，達根治之功。治療結果：8 例患者，隨訪 1 年，治癒 7 例，好轉 1 例。

2. 瀉肺通絡利水法治懸飲所致的胸腔積液

組方：葶藶子 15 克，柴胡 12 克，枳殼 12 克，桔梗 12克，全瓜蔞 15 克，夏枯草 15 克，黃芩 15 克，青皮 12 克，杏仁 10 克，冬瓜仁 30 克，大棗 5 枚。水煎服，日一付。一般服 10 餘劑即癒。（蔡潯遠·江西中醫藥，1997，28（3）：55）

3. 懸飲寧治療癌性積液的臨床研究

藥用生白朮、茯苓、桂枝、葶藶子、川椒目、貓人參等 7 味中藥組成，共計生藥 244 克陰虛加北沙參、天門冬、麥門冬；氣虛加生黃耆；淋巴結轉移加自製軟化湯（夏枯草、生牡蠣，山慈菇等組成），每日 3 次，每次 20 毫升。

結果：完全緩解（CR）4 例，部分緩解（PR）24 例，無效（NR）4 例，總有效率 87.57%。（徐振曄‧上海中醫藥雜誌，2001，8：13）

溢飲方三首

《病源》溢飲，謂因大渴而暴飲水，水氣溢於腸胃之外，在於皮膚之間，故言溢飲，令人身體疼重而多汗，是其候也。出第二十卷中

范汪溢飲者當發其汗，大青龍湯主之方

麻黃六兩去節　桂心二兩　甘草炙二兩　生薑三兩　石膏如雞子一枚　杏仁四十枚去尖皮　大棗十枚

上七味㕮咀，以水九升，先煮麻黃減二升，乃內諸藥，煮取三升，絞去滓，適寒溫，服一升。溫覆令汗，汗出多者，溫粉粉之。一服汗出者，勿復服。汗出多亡陽，逆虛惡風，煩躁不得眠，脈微弱，汗出惡風不可服。服之則厥逆，此為逆也。忌海藻、菘菜、生蔥。此本仲景《傷寒論》方，出第十六卷中

《千金》溢飲者當發其汗，宜青龍湯方

麻黃去節　芍藥　細辛　桂心　乾薑　甘草炙各三兩　五味子半升　半夏半升

上八味切，以水一斗，先煮麻黃減二升，乃納餘藥煮三升，去滓，溫服一升，忌海藻、菘菜、羊肉、餳、生菜、生蔥。此仲景《傷寒論》小青龍湯也，出第十八卷中

《千金翼》大五飲丸，主五種飲，一曰留飲，停水在心

下。二曰游飲，水澼在兩脅下。三曰痰飲，水在胃中。四曰溢飲，水溢在膈上五臟間。五曰流飲，水在腸間，動搖有聲。夫五飲者，由飲後傷寒，飲冷水過多所致方。

遠志去心　苦參　烏賊魚骨　藜蘆　白朮　甘遂　五味子　大黃　石膏　桔梗　半夏洗　紫菀　前胡　芒硝　栝樓　桂心　蓯蓉　貝母　芫花　當歸　人參　茯苓　芍藥　大戟　葶藶　黃芩各一兩　常山　甘草炙　山藥　厚朴　細辛各三分　附子三分炮　巴豆三十枚去皮心

上三十三味搗篩，蜜和為丸，如梧子大，酒服三丸，日三，稍加之，忌狸肉、桃李、雀肉、豬肉、羊肉、餳、生蔥、醋物、生菜、野豬肉、蘆筍等。胡洽同，出第十九卷中

‖ 臨床新用 ‖

1. 宣發溢飲重用麻黃一例治驗

馬某，男，16歲。身體虛腫，四肢無力，兩腿尤甚。小便不多，脈象弦細。診為溢飲，治當發汗。

仿小青龍湯：麻黃25克，桂枝、赤芍、雲苓各15克，細辛、半夏、防風、生薑、杏仁、五味子、炙甘草各10克，乾薑5克，大棗5枚。兩劑煎服，一天一劑，囑其購人參歸脾丸以備汗出過多時緩急之用，十餘劑而癒。（李若萍·新疆中醫藥，1995，1：59）

2. 小青龍湯治溢飲2則

溢飲咳喘患者男性，9歲，證見微熱惡寒無汗，口渴不欲飲，不思飲食，肢倦胸脹滿咳喘，夜間尤甚，小便短少，舌淡潤、苔薄白脈弦。證屬風寒外束，心下有水氣之咳喘。治宜解表散寒平喘。

方用**小青龍湯**：麻黃9克，白芍9克，細辛3克，乾薑9

克，炙甘草6克，桂枝9克，五味子9克，半夏9克。服2
劑。諸症好轉，唯咳喘不減。按上方加茯苓2克，陳皮9克，
百部12克，百合9克。再服2劑，諸症消失。

溢飲浮腫患者，女，12歲。面目腫脹，胸滿悶而脹，發熱
惡寒無汗，時有乾嘔，飲食不下，四肢均有浮腫，小便短澀，
苔白微膩，脈弦而滑。證屬水飲溢於膚表之浮腫。治宜發汗解
表，溫陽利水消腫。

方用**小青龍湯加味**：麻黃9克，桂枝9克，白芍9克，乾
薑9克，細辛3克，炙甘草6克，五味子6克，製半夏9克，
大腹皮9克，薏苡仁20克。服2劑後，諸症好轉，擬小青龍
湯合五皮飲再服2劑，面目浮腫消失。（鐘文華·江西中醫
藥，1999，29（6）：24）

支飲方九首

《病源》支飲，謂水飲停於胸膈之間，支乘於心，故云支
飲。其病令人咳逆喘息，身體如腫之狀，謂之支飲。出第二十卷
中

深師療心下有支飲，其人喜眩一作苦冒，澤瀉湯方

白朮二兩　澤瀉五兩

上二味切，以水二升煮取一升，又以水一升煮取五合，合
此二汁，分為再服，忌桃李、雀肉等。此本仲景《傷寒論》方

《千金》療支飲不得息，葶藶大棗瀉肺湯方

葶藶子熬令紫色，擣為丸如彈丸大　大棗十二枚

上二味，先以水三升煮大棗，得汁二升，納葶藶，煎取一
升，頓服，三日一劑，可服三四劑。此本仲景《傷寒論》方

又嘔家不渴者為欲解，本渴今反不渴，心下有支飲故也。
小半夏湯主之，加茯苓者是也。先渴卻嘔，此為水停心下，小
半夏加茯苓湯主之。卒嘔吐，心下痞，膈間有水，目眩悸，小
半夏加茯苓湯方。

半夏二斗　生薑半斤　茯苓四兩

上三味切，以水七升，煮取一升五合，分再服，忌羊肉、餳、大醋。仲景《傷寒論》茯苓三兩，餘並同。

又假令瘦人臍下有悸者，吐涎沫而癲眩，水也，**五苓散主之方**。

豬苓去皮　白朮　茯苓各三分　桂心去皮二分　澤瀉五分

上五味下篩，水服方寸匕，日三，多飲水，汗出癒，忌桃李、雀肉、生蔥、醋物等。此本仲景《傷寒論》方。

又心下有痰飲，胸脅支滿，目眩，**甘草湯主之方**。

甘草二兩炙　桂心　白朮各二兩　茯苓四兩

上四味細切，以水六升，煮取三升，去滓，服一升，日三，小便當利，忌海藻、菘菜、生蔥、桃李、醋物等。此本仲景《傷寒論》方。

又夫酒客咳者，必致吐血，此坐以極飲過多所致也。其脈虛者必冒，其人本有支飲在胸中也。支飲胸滿，**厚朴大黃湯主之方**。

厚朴一兩炙　大黃六兩　枳實四兩炙

上三味細切，以水五升，煮取二升，去滓，分溫再服之。此本仲景《傷寒論》方

又夫上氣汗出而咳者，此為飲也，乾棗湯主之。若下後不可與也，乾棗湯主腫，**及支滿澼飲方**。

大黃　大戟各一兩　芫花炒　蕘花各半兩　甘草炙　甘遂　黃芩各一兩　乾薑十枚

上八味切，以水五升，煮取一升六合，分四服，空心服，以快下為佳，忌海藻、菘菜。

又膈悶支飲，其人喘滿，心下痞堅，面黧黑，其脈沉緊，得之數十日，醫吐下之不癒，**木防己湯主之方**。

木防己三兩　石膏雞子大三枚　桂心二兩　人參四兩切

上四味，以水四升，煮取二升，去滓，分再服。虛者即癒，實者三日復發，則復與。不癒者，宜去石膏，加茯苓芒硝

湯方。

　　木防己三兩　桂心二兩　　人參　茯苓各四兩　芒硝三合

　　上五味，以水六升煮四味，取二升去滓，納芒硝，分溫再
服，取微下利則癒，忌生蔥。此本仲景《傷寒論》方，深師同，並出第
十八卷中

‖ 臨床新用 ‖

1. 支飲治驗 2 則

　　張某，男，32 歲，患感冒，咳嗽約三、四天後感胸憋、呼
吸困難，漸見胸脅痛不能轉側，側臥位稍有話動則胸憋、呼吸
困難加重，舌尖紅苔白厚，脈弦緩。

　　證屬支飲方用**葶藶大棗瀉肺湯加味**：葶藶子 20 克，鬱金
12 克，桔梗 12 克，杏仁 12 克，紫苑 10 克，瓜蔞 15 克，大棗
10 枚，炙草 10 克，水煎服，每日一劑。

　　服藥 2 劑後自覺胸憋、胸疼減輕，又上方加柴胡 10 克，
佛手 15 克，連服 6 劑，胸憋疼減。效不更方，上方又服 5
劑，諸症癒。（李秀琴・內蒙古中醫藥，1998，2：21）

2. 溫陽逐飲法治療支飲 1 例

　　孔某，女，55 歲。以反覆心悸、氣促 1 月餘為主訴。患者
無明顯誘因出現心悸、氣促，尤以活動後明顯，伴胸悶，腹脹
不適。曾到某醫院查超聲心動圖，提示：心包積液（大量），
輕度二尖瓣返流，心功能正常。症見：心悸、氣促，活動後明
顯，休息後可減輕，夜間尚可平臥，腹脹，納呆，口乾口苦，
神疲乏力，眠可，大便硬，小便調，四肢欠溫，發病以來無寒
熱，無咳嗽，無浮腫等。舌質淡暗，苔白濁，脈弦細。中醫診
斷：支飲心腎陽虛，水飲凌心。治宜謹守病機，溫補心腎，逐
飲利水。方選苓桂朮甘湯合真武湯、葶藶大棗瀉肺湯加味。

方藥組成：茯苓 30 克，桂枝 15 克，白朮 10 克，炙甘草 6 克，熟附子 15 克，白芍 15 克，乾薑 6 克，葶藶子 30 克，大棗 6 枚，巴戟天 12 克，淫羊藿 15 克，黃耆 30 克，水煎服，服三十餘劑而癒。（吳偉·廣西中醫學院學報，2002，5（1）：25）

3. 葶藶大棗瀉肺湯治療小兒肺炎 68 例療效觀察

笑兒肺炎是嬰幼兒期的常見病，本組病例共 68 例，臨床表現多以咳嗽，氣喘，喉中痰鳴，咳聲重濁，鼻翼煽動為主。體查肺部可聞及乾濕性囉音，X 光拍片檢查見肺部肺紋理增粗散在密度不均勻邊界模糊的小片狀緻密影或片絮狀陰影。

方藥：葶藶子 10 克，大棗 3 枚為基本方，無論風寒束肺、風熱犯肺、痰熱陰肺、痰飲射肺均用上方加味。風寒束肺者合三拗湯；風熱犯肺輕證者合銀翹散或桑菊飲；風熱犯肺重證者合麻杏石甘湯或貝母瓜蔞散；痰熱陰肺者合滌痰湯；痰飲射肺者合等桂朮甘湯加減。每日 1 劑，用溫水先泡 10 分鐘，煎服。有效率為 93.27%（劉鋒·甘肅中醫，1999，9（1）：29）

留飲方二首

《病源》留飲者，由飲酒後飲水多，水氣停留於胸膈之間，而不宣散，乃令人脅下痛，短氣而渴，皆其候也。出第二十卷中

范汪海藻丸，療腹中留飲方

海藻　木防己　甘遂　蓯蓉　蜀椒_{去汗}　蕪花_熬　葶藶子_熬各一兩

上七味搗篩，蜜和為丸，如梧子，服十丸，不瘥，當增之。出第十六卷中

《千金》療病者脈伏，其人欲自痢，痢者反快，雖利心下

續堅滿，此為留飲欲去故也。**甘遂半夏湯主之方**。

甘遂大者三枚　半夏十二枚　芍藥一兩　甘草如指大一枚炙

上四味，以蜜半升，納藥汁，及蜜合一升煎，取八大合，頓服之，忌海藻、菘菜、羊肉、餳。此本仲景《傷寒論》方，出第十八卷中

‖ 臨床新用 ‖

甘遂半夏湯治癒留飲 1 例

范某，女，51 歲。因心下滿悶伴頭暈、目眩反覆發作十二年，因外受風寒服用安乃近後，發汗太過，繼發心下滿悶，頭暈目眩，但頭汗出，疲軟乏力，口乾不欲飲水，飲食不香，舌淡紅苔白厚略膩，兩脈弦滑有力。中醫診斷：痰飲（留飲）。法當峻下逐飲。

處方：甘遂 10 克，甘草 10 克，一煎頓服，半小時後開始腹泄，共二十餘次，初為黏液，後皆水樣便，半日後腹泄自止，諸症若失。囑啜熱稀粥調養。隨防患者至今，未再復發。
（王桂枝·邯鄲醫專學報，1997，10（2）：183）

酒癖飲方三首

《病源》夫酒癖者，因大飲酒後，渴而引飲無度，酒與飲俱不散，停滯在於脅肋下，結聚成癖，時時而痛，因卻呼為酒癖，其狀脅下弦急而痛。出第二十七卷中

深師消飲丸，療酒癖，飲酒停痰水不消，滿逆嘔吐，耳聾，腹中水聲方。

乾薑　茯苓各三兩　白朮八兩　枳實四枚炙

上四味搗篩，蜜和丸服如梧子五丸，日三，稍加之，若下去枳實，加乾薑二兩，名為五飲丸，忌桃李、雀肉、大醋、生冷之類，神驗。

又倍尤丸，療五飲酒澼方

白尤一斤　桂心　乾薑各半斤

上三味搗篩，蜜和丸如梧子，飲服十丸，稍加之，取下先食服之，日再，忌桃李、雀肉、生蔥。

又溫脾丸，療久寒宿食酒澼方

乾薑三兩炒　芍藥三兩　蜀椒二兩汗　小草一兩熬乾　芎藭　茯苓　桃仁去皮尖　柴胡熬乾各三兩　大黃八兩切，熬令黃黑

上九味搗篩，蜜和更搗萬杵，服如大豆許十丸，日三，忌大醋。並出第二十三卷中

‖ 臨床新用 ‖

疏肝消癖飲配合針刺治療乳腺增生病 170 例

乳腺增生病，目前已是中青年女性的常見病。近期研究表明有很高的癌變率，現代醫學尚無理想的藥物治療。筆者治療本病 170 例，療效滿意。中藥治以疏肝消癖飲。藥用醋柴胡、鬱金、香附、白芍各 12 克，瓜蔞、紫丹參、當歸尾、川芎、夏枯草、三棱、莪尤各 15 克，生麥芽 20 克。脾虛加黨參、山藥；肝腎虧虛加玄參、生地、麥冬；腫塊加穿山甲、皂角刺；痛甚加延胡索、川楝子。水煎內服，每日 1 劑，1 月為 1 療程。針刺穴取肩井、合谷。肝火盛去合谷加太衝；肝腎陰虛加肝俞；血虛加足三里；月經不調加三陰交；乳痛甚加乳根。每日 1 次，10 次為 1 療程，1 個療程結束後體息 5 天再繼續下 1 個療程，經期停針。治療總有效率為 97.6%。（劉桂芝·遼寧中醫雜誌，1998，25（8）：362）

留飲宿食方七首

《病源》留飲宿食者，由飲酒宿食後飲水多，水氣停留於

脾胃之間，脾得濕氣，則不能消食，令人噫氣酸臭，腹脹滿，亦壯熱，或吞酸，所以謂之留飲宿食也。出第二十卷中

深師通草丸，療積聚留飲宿食，寒熱煩結，長肌膚，補不足方。

椒目　附子炮　半夏洗　厚朴炙各一兩　芒硝五兩　大黃九兩　葶藶三兩熬　杏仁三兩去皮尖

上八味搗篩為末，別搗葶藶、杏仁，令如膏，合諸末，以蜜和丸，搗五千杵，服如梧子二丸，忌豬肉、羊肉、餳等，大效。方中無通草，未詳其名。出第二十三卷中

范汪《千金》丸，療心腹留飲宿食方

沙參　丹參　苦參　桂心各二分　石膏五分研　人參一分　大黃一分　半夏五分洗　乾薑五分　戎鹽一分　巴豆六十枚去皮心　附子一分炮

上十二味皆搗，合以白蜜和如小豆，吞一丸，日再。令人先食服一丸，不知稍益，以知為度，忌豬肉、冷水、羊肉、餳、蘆筍、生蔥。

又療留飲宿食，桑耳丸方

桑耳二兩　巴豆一兩去皮

上二味搗，和以棗膏，丸如麻子，先食服一丸，不下服二丸，病下即止，忌野豬肉、蘆筍。

又主留飲宿食，芫花丸方

芫花一兩熬　大黃　甘遂　黃連　麻黃去節　杏仁去尖皮　甘草炙　附子炮令各一兩　巴豆五十枚去皮心

上九味搗篩，杏仁、巴豆別搗如膏，合和以蜜丸如小豆，先食服一丸，日再。不知稍增，以知為度，忌海藻、菘菜、豬肉、冷水、蘆筍等。

又順流紫丸，療百病留飲宿食，心下伏痛，四肢煩疼，男子五勞七傷，婦人產有餘疾等方。

當歸　代赭石各一分　茯苓　烏賊魚骨　桂心各三分　肉蓯蓉二分　藜蘆五分小熬　巴豆六十枚去心皮

上八味搗篩，白蜜和丸，先食服如小豆一丸，日再。不知增之，欲下倍服之。別搗巴豆令如膏。忌生蔥、狸肉、醋物、野豬肉、蘆筍。<small>並出第十六卷中</small>

《千金》療留飲，宿食不消，腹中積聚轉下，**當歸湯方**。

當歸　人參　桂心　甘蠟<small>炙</small>　芒硝　芍藥<small>各二兩</small>　大黃<small>四兩</small>　生薑　黃芩　澤瀉<small>各三兩</small>

上十味切，以水一斗，煮取三升，分三服，空心食後服，忌生蔥、海藻、菘菜。<small>出第十八卷中</small>

《集驗》痰飲積聚嘔逆，兼風虛勞陰疝方

霜後蒺藜苗子，搗汁一石，先以武火煎減半，即以文火煎，攪勿停手，候可丸止。空腹酒下梧子大三十丸，煎服亦得。<small>出第五卷中</small>

痰飲方二首

《病源》痰澼者，由飲水未散，在於胸府之間，因遇寒熱之氣相搏，沉滯而成痰也。痰之焦聚，流移於脅肋之間，有時而痛，則謂之痰澼。<small>出第二十卷中</small>

延年療左肋下停痰澼飲結在兩脅，脹滿羸瘦不能食，食不消化，喜唾乾嘔，大便或澀或利，或赤或黃，腹中有時水聲，腹內熱，口乾好飲水漿，卒起頭眩欲倒，脅下痛，**旋覆花丸方**。

旋覆花<small>五分</small>　大黃<small>七分蒸</small>　茯苓<small>三分</small>　澤瀉<small>四分</small>　人參　桂心　皂莢<small>去皮子炙</small>　附子<small>炮去皮各二分</small>　芍藥<small>四兩</small>　蜀椒<small>三分去目汗</small>　乾地黃<small>四兩</small>　防葵<small>取水中浮者</small>　乾薑　枳實<small>炙</small>　杏仁<small>去皮尖</small>　葶藶子<small>四分熬</small>

上十六味搗篩為末，納杏仁葶藶脂中碎研調篩，度蜜和為丸，每食後少時，白飲服三丸如梧子，日二服，稍增以微利為度，禁食豬肉、魚、麵、蒜、生蔥、醋。今既在肋下，有澼氣水飲結聚不散，數發則悶刺心痛，又未曾服如此破澼飲藥，雖服補藥癖氣不除，終是不損，恐久積聚更急，飲食減少，此方

正與癖氣相當，更有三兩種毒藥，今商量除訖。其方內有附子，及別本續命丸有烏頭，此並破癖疾，不得不用，復聽臨時不如服烏頭丸，癖氣得減，亦未必須服旋覆花，忌醋物、生蔥、豬肉、蕪荑。出第十六卷中

《集驗》療痰澼心腹痛兼冷方

鱉甲炙　柴胡　赤芍藥各八分　甘草炙　枳實炙　生薑　白朮各六分　檳榔七個

上八味切，以水六升煮七味，取二升半，去滓，納檳榔末，分服八合，當利，忌海藻、菘菜、莧菜、桃李、雀肉等。出第五卷中

飲澼方二首

《病源》飲癖者，由飲水過多，在於脅下不散，又遇冷氣相觸而痛，呼為飲癖也。其狀脅下弦急，時有水聲。出第二十卷中

深師附子湯，療氣分心下堅，如盤邊如旋杯，水飲所作，此湯主之方。

桂心三兩　生薑三兩　麻黃去節三兩　甘草炙二兩　細辛三兩大附子一枚炮　大棗十二枚

上七味切，以水七升，先煮麻黃再沸，掠去沫，乃下諸藥，煮取二升，去滓，分服七合，當汁出如蟲行皮中，即癒，神驗。忌海藻、菘菜、生蔥、豬肉、冷水、生菜等。仲景《傷寒論》名桂枝去芍藥加麻黃細辛附子湯。並出第二十二卷中

《備急》療心下堅，大如盤邊如旋盤，水飲所作，枳實白朮湯方

枳實七枚炙　白朮三兩

上二味切，以水一斗，煮取三升，分三服，腹中軟即散。此出姚大夫方，忌桃李、雀肉等物。此本仲景《傷寒論》方。出第三卷中

癖飲方七首

《病源》此由飲水多，水氣停聚兩脅之間，遇寒氣相搏，則結聚而成塊，謂之癖飲。在於兩脅下弦，且起按之作水聲也。出第二十卷中

深師朱雀湯，療久病癖飲，停痰不消，在胸膈上，液液時頭眩痛，苦攣，眼睛身體、手足十指甲盡黃。亦療脅下支滿飲，輒引脅下痛方。

甘遂　芫花各一分　大戟三分

上三味為散，以大棗十二枚擘破，以水六升，先煎棗，取二升，內藥三方寸匕，更煎取一升一合，分再服，以吐下為知，未知重服，甚良無比。出第二十三卷中。通按：此即前十棗湯。

《千金》中候黑丸，療癖飲停結，悶滿目暗方

巴豆八分去皮心熬　芫花三兩熬　桂心四分　桔梗四分　杏仁五分去皮尖

上五味搗篩，蜜和丸，飲服如胡豆三丸，日一稍增，得快下為度，忌豬肉、蘆筍、生蔥等。《肘後》同

《千金》半夏湯，療痰冷癖飲，胸膈中不理方

白朮三兩　半夏一升洗　生薑八兩　茯苓二兩　人參　桂心　甘草　附子炮各二兩

上八味切，以水八升，煮取三升，絞去滓，分溫三服，忌羊肉、餳、桃李、雀肉、大醋、生蔥、海藻、菘菜、豬肉、冷水。

又**旋覆花丸**，療停痰癖飲，結在兩脅，腹脹滿，羸瘦不能食，食不消化，喜唾乾嘔，大小便或澀或痢，水在腸胃動搖作水聲方。

旋覆花　桂心　枳實炙　人參各五分　乾薑　芍藥　白朮各六分　茯苓　狼毒炙　烏頭炮　礬石燒各八分　細辛　大黃　黃芩　葶藶子熬　厚朴炙　芫花熬　吳茱萸　橘皮各四分　甘草二分

上二十味搗篩，蜜和丸，酒服如梧子五丸，日再服，加之，以知為度。忌桃李、雀肉、大醋、豬肉、生菜、生薑等，大驗。並出第十八卷中

《千金翼》前胡湯，主胸中久寒，癖實宿痰，膈塞胸痛，不通利二焦，冷熱不調，飲食損少無味，或寒熱體重，臥不欲起方。

前胡三兩　生薑四兩　黃芩一兩　人參二兩　吳茱萸一兩　大黃二兩　防風一兩　杏仁三十枚去皮尖　當歸　甘草各二兩炙　半夏三兩洗　麥門冬一兩去心

上十二味切，以水一斗，煮取三升，去滓，分溫三服，日三服，三劑良。深師云：若脅下滿，加大棗二枚，利水亦佳，忌海藻、菘菜、羊肉、餳等。

又半夏湯，主痰飲癖氣吞酸方

半夏三兩洗　生薑六兩切　附子一枚燒　吳茱萸三百粒炒

上四味切，以水五升，煮取二升半，去滓，分溫三服，老小服半合，日三，忌豬羊肉、餳。

又薑附湯主痰癖氣方

生薑八兩切　附子四枚

上二味，水五升，煮取二升，分再服，亦主卒風大良，忌豬肉冷水。深師同，出第十九卷中

冷痰方四首

《病源》冷痰者，言胃氣虛弱，不能宣行水穀，故使痰水結聚，停於胸膈之間，遂令人吞酸氣逆，四肢變青，不能食飲。出第二十卷中

范汪病痰飲者，當以溫藥和之，療心腹虛冷，游痰氣上胸脅滿，不下食，嘔逆，胸中冷，**半夏湯方**。

半夏一升洗　生薑一斤　橘皮四兩

上三味切，以水一斗，煮取三升，分三服。若心中急及心

痛，內桂枝四兩。若腹痛納當歸四兩。羸瘦老小者服之佳，忌羊肉、餳。

又方

半夏一升湯洗　生薑一斤　桂心三兩　甘草三兩炙

上四味切，以水七升，煮取二升半，分三服。忌海藻、菘菜、羊肉、餳、生蔥。並出第十六卷中

《千金》茯苓湯，主胸膈痰滿方

茯苓四兩　半夏一升洗　生薑一斤　桂心八兩

上四味切，以水八升，煮取二升半，分四服。冷極者加大附子四兩，氣滿者加檳榔三七枚，忌醋物、羊肉、生蔥、餳。出第十八卷中

《千金翼》論曰：凡痰飲盛，吐水無時節，其源為冷飲過度，遂令痼冷，脾胃氣羸，不能消於食飲。食飲入胃，皆變成冷水反吐不停者，**赤石脂散主之方**。

赤石脂三斤

上一味搗下篩，服方寸匕，日三。酒飲並可，稍稍加至三匕。服盡三斤，則終身不吐水，又不下利，補五臟，令肥健，有人久患痰飲，諸藥不瘥，惟服此一斤則癒。出第十九卷中

‖ 臨床新用 ‖

1. 寒痰瘀並治治療心絞痛 26 例

筆者銀據心絞痛寒痰瘀相互為患的病機特點，運用寒痰瘀並治治療心絞痛，自擬溫陽祛痰逐瘀湯為基礎方，臨床隨證化裁，靈活變通，治療心絞痛26例，療效滿意。

藥物組成：瓜蔞、薤白、半夏、桂枝各 12 克，丹參 30 克，桃仁、川芎、炙甘草各 10 克，桔梗 6 克。心氣虛加黃耆 15 克；心陰虛加生地 20 克，心血瘀阻痛甚加失笑散，心陽虛加附子 10 克；脈結代加甘松 25 克，黃連 10 克。結果有效率

為 92.31%。（鄒新英·四川中醫 1996，14（11）：32）

2. 從寒痰瘀毒論治惡性腫瘤驗案舉隅

治療惡性腫瘤多以熱痰瘀等論治，雖能取得一定療效，但部分患者病情不能得到控制。筆者經長期臨床觀察，認為約 80%的惡性腫瘤屬寒痰瘀毒搏結，採用溫陽散寒、化痰逐瘀、攻下驅毒治則，可穩定病情，甚至臨床治癒。

朱某，女，58 歲，農民。3 個月前發現左乳房有一腫塊，病理診斷為乳腺癌（病理號 921134）。表皮呈橘皮樣變，活動度差，同側腋下有兩個腫大的淋巴結，大者如杏，小者如花生米，無壓痛，活動度尚可。腫塊時有刺痛，牽引同側上肢。舌質淡，舌體有齒印，苔白膩，脈沉澀。病乃寒痰毒瘀，治宜溫陽散寒，化痰破瘀。

方藥：薏仁 30 克，白芥子 15 克，生牡蠣 60 克，三棱 15 克，莪朮 15 克，乾薑 20 克，肉桂 20 克，製附子 25 克，炒枳殼 12 克，生大黃 25 克，天冬 30 克，山慈菇 10 克，草河車 25 克，熟地 25 克，甘草 10 克。上藥水煎 2 次，合併煎液，分早晚兩次服。至今身體仍健康。（崔應民·河南中醫藥學刊，1998，13（2）：35）

3. 溫化寒痰法治療乳房硬化性腺病 482 例體會

硬化性腺病是乳腺小葉間導管末梢導管、腺泡內皮上皮及乳腺周圍間質纖維組織明顯增生，甚至纖維化，臨床以腫塊堅硬，不痛或輕、重度疼痛，腫塊能活動，病程長為特點。屬中醫學乳癖範疇。治療用天龍膠囊，主要藥物有蜈蚣 3 克，全蠍 3 克，白芥子 15 克，僵蠶 3 克，穿山甲 3 克，製南星 2 克。本院製劑室製成膠囊，每次 1.2 克（3 粒），每日 2 次，餐後半小時溫水服入。30 天為一個療程，超過 90 天為無效。結果：總有效率為 87.34%。（閔美林·江西中醫藥，2002，33（2）：33）

痰結實及宿食方三首

《病源》此由痰水積聚，在於胸腑，遇冷熱之氣相搏，結實不消，故令人心腹痞滿，氣息不安，頭炫目暗。常欲嘔逆，故言痰結實。出第二十卷中

《集驗》療宿食結實，及痰游癖實，瓜蒂散方

瓜蒂一兩　赤小豆四兩

上二味搗篩，溫湯三合，以散一錢匕，投湯中，和服之，須臾當吐，不吐更服半錢，湯三合，令吐，知吐不止，飲冷水。《備急》、《救急》同，出第四卷中

《千金》松蘿湯，主胸中痰積熱皆除之方

松蘿二兩　烏梅　梔子各二七枚　常山三兩　甘草一兩炙

上五味切，以酒三升漬一宿，平旦合水三升，煮取二升半，去滓，頓服之。亦可再服，得快吐止，忌海藻、菘菜、生蔥菜。

又撩膈散，療心上結痰實，寒冷心悶方

瓜丁二十八枚　赤小豆二十枚　人參　甘草炙各一分

上四味搗為散，酒服方寸匕，日二。亦療諸黃，忌海藻、菘菜。並出第十八卷中

‖ 臨床新用 ‖

瓜蒂散噴鼻治療慢性 B 型肝炎 60 例

筆者選用《普濟本事方》瓜蒂散噴鼻給藥，共治療慢性 B 型肝炎 60 例，療效滿意。瓜蒂散組成：瓜蒂 100 克，赤小豆 50 克，秫米 50 克，研極細末，裝瓶備用。治法：治療組給藥量每次為 1 克，分 4 等份，交替吹入兩鼻孔內，噴 1 側鼻孔後，停 20 分鐘，再噴另 1 側。4 天噴藥 1 次，噴藥 8 次後改為

6 天噴藥 1 次。療程為 2 個月。結果有效率為 56.7%。（鄭傳運・中國民間療法，2001，9（12）：5）

胸中痰澼方三首

《肘後》療胸中多痰，頭痛不欲食，及飲酒則瘀阻痰方

礬石一兩

上一味，以水二升，煮取一升，內蜜半合，頓服之，須臾未吐，飲少熱湯。

又方

杜蘅三兩　瓜蒂三七枚　松蘿三兩

上三味切，以水酒一升二合漬之再宿，去滓，溫分再服，一服不吐，晚更一服。《千金》同，並出第三卷中

《千金》治膈湯，主胸中痰澼方

常山三兩　甘草一兩　松蘿一兩　瓜蒂二七枚

上四味，酒水各二升半，煮取一升半，初服七合取吐，吐不盡，餘更分二服。得快吐瘥後，須服半夏湯，在前冷痰部中，忌海藻、菘菜、生蔥、生菜。《備急》、《肘後》同，出第十八卷中

痰厥頭痛方八首

《病源》謂痰水在於胸膈之上，又犯大寒，使陽氣不行，令痰水結聚不散，而陰氣逆上，上與風痰相結，上衝於頭，即令頭痛。或數歲不已，久連腦痛，故云膈痰風厥頭痛。若手足寒冷至節則死。出第二十卷中

《千金》療卒頭痛如破，非中冷又非中風，其病是胸膈中痰，厥氣上衝所致，名為厥頭痛。**吐之則瘥方。**

但單煮茗作飲二三升許，適冷暖飲三升，須臾適吐，適吐畢又飲，能如此數過。劇者須吐膽汁乃止，不損人，渴而則瘥。《集驗》同，出第十八卷中

《千金翼》蔥白湯，主冷熱膈痰，發時頭痛悶亂，欲吐不得方

蔥白二七莖　烏頭二分炮　甘草二分炙　真珠一分研　常山二分　桃葉一把

上六味切，以酒四升、水四升合煮取三升，去滓，納真珠，服一升得吐止。忌海藻、菘菜、豬肉、冷水、生蔥、生菜、生血等物。《千金》、深師同。

又療痰飲頭痛，往來寒熱方

常山一兩　雲母粉二兩

上二味為散，熟湯服方寸匕，吐之止。若吐不盡，更服，忌生蔥、生菜。深師云：用云母半兩煉之。餘同。並出第十九卷中

《備急》葛氏主卒頭痛如破，非中冷又非中風，是胸膈中痰，厥氣上衝所致，名厥頭痛。**吐即瘥療方。**

釜下墨四分　附子三分炮

上二味搗散，以冷水服方寸匕，當吐癒。一方有桂心一分，忌豬肉、冷水。文仲《肘後》同

又方

以鹽湯吐，不吐撩出。張文仲同

又方

苦參　桂心　半夏洗

上三味等份為末，苦酒和，以塗痛上則瘥，忌生蔥、羊肉、餳。《肘後》同

又方

常山四分　甘草半兩

上二味切，以水七升，煮取三升，服一升不吐，更服亦可，納蜜半升，忌生蔥、生菜、海藻、菘菜。《千金》、《肘後》延年同

又方

烏梅三十枚　鹽三指撮

上二味，以酒三升，煮限一升，一服當吐癒。《肘後》同

‖ 臨床新用 ‖

1. 半夏白朮天麻湯運用舉隅

以補脾胃著稱的李東垣先生制定之**半夏白朮天麻湯**，半夏、白朮、天麻、人參、黃耆、蒼朮、陳皮、茯苓、澤瀉、乾薑、黃柏、神麴、麥芽等 13 味藥組成。原為太陰痰厥頭痛而設，主治脾胃內傷、眼黑頭眩、頭痛如裂、身重如山、噁心煩悶等症。筆者應用此方，用治脾胃不足、痰濕內阻而引起的諸多病證，療效滿意。

華某，女，30 歲。患者眩暈 3 年餘，現見頭暈不欲睜眼，噁心欲嘔，不思飲食，耳有蟬鳴，舌質黯紫，苔白薄膩，脈虛細。乃脾陽失運，痰濕中阻，上蒙清竅，虛風內生。投以半夏白朮天麻湯加減。

處方：半夏 14 克，蒼白朮各 10 克，澤瀉 15 克，天麻 10 克，茯苓 15 克，黨參 12 克，陳皮 12 克，乾薑 4 克，黃柏 9 克，葛根 15 克，鉤藤 15 克，麥芽 10 克，神麴 10 克，甘草 10 克。4 劑，日服 1 劑。患者服上藥後症狀好轉，原方續服 4 劑，諸症悉平，又加減上方調理 2 劑以茲鞏固。（苑麗·河北中醫，1997，19（2）：41）

2. 頭痛治驗

李某，男，57 歲，農民。患者年近六旬，體胖嗜酒，素有吐清涎史，逢氣候變遷，頭痛驟發，以巔頂為甚。近年因家事煩勞過度，頭痛日益加劇，並經常咳嗽，吐痰，畏寒惡風，經中西藥治療未效。證見胃納欠佳，精神睏倦，脈滑細，舌苔滑潤，辨證為陽氣不振，濁陰之邪引動肝氣上逆所致。根據張仲景《傷寒論》「乾嘔，吐涎沫頭痛者，吳茱萸湯主之。」

治以溫中補虛，降逆行痰，用**吳茱萸湯**：黨參 30 克、吳萸 10 克、生薑 25 克、紅棗 8 枚，連服 4 劑，頭痛漸減，吐涎

亦少，但小便仍略清長。此乃寒降陽升，脾胃得以運化。乃再守原方，繼進 5 劑，諸證痊癒。遂用香砂六君丸以善其後。（王曉娟‧西南國防醫藥，2002，12（6）：544）

風痰方五首

《延年》白朮丸，主除風痰積聚，胃中冷氣，每發動令人嘔，吐食或吐清水，食飲減少，不作肌膚方。

白朮五分　白芷三分　乾薑　石斛各六分　五味子　細辛　橘皮　厚朴炙　桂心　防風　茯苓　甘草各四分

上十二味搗篩，蜜和丸如梧桐子，服十丸飲下，日二，加至二十丸，忌桃李、雀肉、生蔥、海藻、菘菜、生菜、醋物。一方有人參五分，十三味，蔣孝璋處。

又茯苓湯，主風痰氣發，即嘔吐欠法，煩悶不安，或吐痰水者方。

茯苓三兩　人參　生薑　橘皮　白朮各二兩

上五味切，以水五升，煮取一升五合，去滓，溫分三服，中間任食，忌大醋、桃李、雀肉等。出第十七卷中

又木蘭湯，主熱痰飲氣，兩肋滿痛，不能食者方。

木蘭　枳實炙　黃芩　白朮各三兩　漏蘆根　白薇　升麻　芍藥　桔梗各二兩　生薑　大黃各四兩

上十一味，以水八升煮取二升六合，分為三服，如人行三四里，進一服，忌桃李、豬肉、雀肉。一方有玄參三兩。

又茯苓飲，主風痰氣吐嘔水者方。

枳實炙一兩　茯苓　白朮　人參各二兩　生薑四兩　橘皮一兩半

上六味切，以水五升煮取一升半，分三服，中間任食，忌桃李、雀肉、大醋。張文仲處，並出第六卷中

又療風痰飲氣逆滿，噁心不能食方。

人參二兩　枳實炙　白朮各三兩　生薑四兩　桂心一兩半

上五味切，以水五升煮取一升五合，分溫三服，忌桃李、

雀肉、生蔥。張文仲處，出第十七卷中

‖ 臨床新用 ‖

1. 夏星磁顆粒劑治療原發性癲癇大發作（風痰型）的臨床觀察

夏星磁顆粒劑由薑半夏、膽南星、竹茹、地龍、磁石、雲苓等十三味中藥組成。由本院製劑室配製。服用夏星磁顆粒每次 4 克，每日 3 次，4 週為 1 療程，2 個療程之間休息 1 週，所有病例均觀察 3 個療程，效果滿意。（劉松青・湖南中醫學院學報，1994，14（4）：34）

2. 加味牽正散治療風痰阻絡型面神經麻痹兩例

牽正散載於《楊氏家藏方》，由白附子、僵蠶、全蠍組成，本方為風痰阻止頭面經絡而設，具有祛風化痰之功效。筆者近幾年來用牽正散加味治療風痰阻絡而致的功能性的面神經麻痹、偏頭痛，效果較好。

吳某，女，37 歲。右眼閉合不全 3 天。3 天前，外出迎風後，右眼閉合不全，流淚，口角喎斜，平素頭暈，面色萎黃，腰膝痠軟，舌質稍紅、苔薄白少津，脈細弦。辨證為陰血不足，風痰阻絡，治宜祛風化痰通絡，佐以養血滋陰，藥用製白附子 10 克，炙僵蠶 10 克，全蠍 6 克，桂枝 12 克，炒白芥子 9 克，當歸 10 克，杭白芍 15 克，枸杞子 10 克，石斛 10 克，女貞子 10 克，川芎 10 克，炙甘草 10 克。每日 1 劑，水煎服。服上方 20 劑後，神經功能、面部肌肉運動恢復。（周慧生）

3. 老年頑固性眩暈從風痰論治

老年頑固性眩暈是臨床常見病，病機複雜，病情多變，輕者閉目能止，重者視物旋轉，不能站立或伴有噁心嘔吐，甚則

暈厥，嚴重影響患者的生活工作。

本證可見多種現代臨床疾病，如高血壓病、內耳眩暈病、腦外傷後綜合徵、頸椎病、腦動脈硬化、腦血管疾病等。多因年老氣血虧虛，臟腑陰陽失調，引起氣血鬱滯，痰濁內蘊。加之憂思惱怒，飢飽失宜，房室勞累等誘因觸動，致使機體病理狀態下的相對平衡破壞，肝腎陰虛加重，陽化風動。治療應同時注意重熄風平肝、調理運化。

患者，男，67歲。眩暈十餘年，近一年發作加重，伴腰膝痠痛乏力，飲食減少。有「腦動脈硬化」病史3年，腦CT提示「輕度腦萎縮」。舌淡紅，舌體胖大，邊可見齒痕，舌根苔白膩，脈沉細。辨證為年老體衰，陰寒內盛，痰濕不化，痰瘀互結，阻塞脈絡，腦脈清竅失養，故致眩暈綿綿不止。治擬溫腎祛痰化濁，活血通絡熄風。

方用右歸丸合溫膽湯加減：熟地黃、吳茱萸、杜仲各15克，炒當歸、半夏、陳皮、黃耆、枳實、竹茹、天麻、鉤藤各10克，益母草30克，升麻、紅花、炙甘草各6克。水煎服，日1劑。7劑後，諸症狀均有不同程度好轉，續服4個療程後，症狀基本改善。（孫煒·浙江中醫學院學報，2004，28（4）：14）

療諸痰飲方四首

《廣濟》療飲氣痰膈，食則嘔吐方

茯苓八分　橘皮六分　甘草四分炙　生薑八分　雞蘇六分　人參四分

上六味切，水五升煮取一升五合，去滓，分溫二服，服別相去如人行六七里，進一服，不利，忌海藻、菘菜、醋物。出第一卷中

《千金》順流紫丸，療心腹積聚，兩脅脹滿，留飲痰澼，大小便不利，小腹切痛，膈上寒方。

代赭石三分　烏賊魚骨炙三分　半夏三分　巴豆七分去心皮熬
桂心四分　石膏五分研

上六味搗篩，蜜和丸，平旦服一丸，如胡豆，至二丸，忌
羊肉、餳、豬肉、蘆筍、生蔥。出第十八卷中，通按：此方比前紫丸少
當歸、茯苓、蓯蓉、藜蘆，多半夏、石膏。

《延年》前胡湯，主胸背氣滿，膈上熱，口乾，痰飲氣，
頭風旋方。

前胡三兩　枳實炙　細辛　杏仁去尖皮碎　芎藭　防風　澤瀉
麻黃去節　乾薑　芍藥以上各三兩　茯苓一作茯神　生薑各四兩
桂心　甘草炙各二兩

上十四味切，以水九升煮取二升六合，分三服微汗，忌生
冷、油滑、豬牛肉、麵、海藻、菘菜、生蔥、生菜、醋物。出
第十七卷中

《古今錄驗》薑附湯，療冷胸滿短氣，嘔沫頭痛，飲食不
消化方。

附子六分　生薑十二分

上二味切，以水八升煎取三升二合，分為三服，忌豬肉、
冷水等。出第九卷中

胃反方十首

《病源》夫榮衛俱虛，血氣不足，停水積飲，在於胃管則
臟冷，臟冷而脾不磨，脾不磨則宿穀不化，其氣逆而成胃反
也。則朝食暮吐，暮食朝吐，心下牢大如杯，往來寒熱，甚者
食已則吐。其脈緊而弦，緊則為寒，弦則為虛，虛寒相搏，故
食已則吐，名為反胃也。出第二十一卷中

《集驗》療胃反不受食，食已嘔吐，大半夏湯方

人參一兩　茯苓四兩　青竹茹五兩　大黃六兩　橘皮　乾薑各
三兩　澤瀉　甘草炙　桂心各二兩

上九味切，以水八升煮取三升，服七合，日三夜一。已利

去大黃，用泉水、東流水尤佳，忌海藻、菘菜、生蔥、大醋。

《千金》、《備急》、張文仲同。方中無半夏，未詳其名。

又療胃反吐而渴者，茯苓小澤瀉湯方

茯苓　澤瀉　半夏各四兩　桂心　甘草炙各二兩

上五味，以水一斗煮取二升半，去滓服八合，日三，忌海藻、菘菜、羊肉、餳、生蔥、醋物等。《千金》加生薑四兩。

又療胃反，朝食暮吐，食訖腹中刺痛，**此由久冷者方**。

橘皮一兩　白朮　人參各二兩　蜀椒一百二十粒汗　桂心一兩
薤白一握去青

上六味切，以水二升漬一宿，納豬肚中縫合，三升水煮，水盡出之，決破去滓，分三服，忌桃李、雀肉、生蔥。《千金》用羊肚。

又療胃反大驗方

前胡　生薑各四兩　阿膠一兩　大麻子仁熬　吳茱萸各五合
佳心三寸　甘草五寸炙　大棗十枚

上八味切，以酒二升、水三升煮取一升七合，分再服，忌生蔥、海藻、菘菜等物。一方有橘皮三兩。

又療胃反吐食者方，搗粟米作粉，水和作丸，如楮子大七枚，爛煮納醋中，細細吞之，得下便已，麵亦得用之。

又方

好麵十斤，粗地黃二斤，二味搗，日乾，酒服。若飲三方寸匕，日三服。《千金》云：治醋咽。通按：生地黃同麵食之殺蟲，蟲去則胃安也。

又主胃反食則吐出，**上氣者方**。

灸兩乳下名一寸，以瘥為度。

又方

灸臍上一寸二十壯。

又方

灸內踝下三指稍邪向前有穴三壯，即瘥。

又方

蘆根、茅根各二兩

上二味，以水四升煮取二升，頓服得下食。以上並與《千金》
同。並出第十六卷中

崔氏療食則吐，或朝食夜吐，名曰胃反。或氣噎不飲食，
數年羸削，唯飲水，亦同此方。朱靈感錄送。

製半夏六兩　人參三兩　生薑一兩　橘皮二兩　舂杵頭糠一升綿
裹　牛涎一升　厚朴二兩炙　羚羊角三兩削

上八味切，以水八升煮取三升，分溫三服，相去十里久。
欲頻服者，可至三劑。氣噎病者，胃閉不受食，唯飲水，水入
吐出，積年不瘥，乃至於死。人間多有此病，此方救療有效，
忌羊肉、餳、黏食。

又華佗療胃反，胃反為病，朝食夜吐，心下堅如杯，往來
寒熱，吐逆不下食，此為寒癖所作，**療之神效方**。

珍珠　雄黃　丹砂以上研各一兩　朴硝二兩　乾薑十兩

上五味搗篩蜜丸，先食服如梧子二丸，小煩者飲水則解
之，忌生血物。一方有桂心一兩，《必效》云：治心下堅痛胃反，寒病所
作，久變成肺痿。方《備急》、《集驗》、《千金》、張文仲同。並出第四卷中

《救急》胃反方

昔在幼年經患此疾，每服食餅及羹粥等物，須臾吐出。正
觀中許奉御兄弟及柴、蔣等家，時稱名醫，奉敕令療，罄竭口
馬所患，終不能瘥，漸羸憊，候絕朝夕。忽有一衛士而云：服
驢小便極驗。此日服食二合然後食，唯吐一半。晡時又服二
合，人定時食粥，吐便即定。迄至今日午時奏知之，大內中有
五六人患胃反同服用，一時俱瘥。此藥稍有毒，服時不可過
多，承取尿及熱服二合。病若深，七日雙來服之良，後來療人
並瘥。《必效》同，出第六卷中，通按：驢尿治蟲隔。

《必效》人參湯，主胃逆不消，食吐不止方

人參　澤瀉　桂心各二兩　橘皮　甘草炙　黃耆各三兩　茯
苓四兩　生薑八兩　麥門冬二升去心　半夏一升製　大黃一兩半

上十一味切，以水一斗二升煮取三升二合，服八合，日三

夜一服。若羸人服六合已下，去大黃。忌海藻、菘菜、醋物、生蔥、羊肉、餳。《千金》同。

又療胃反，朝食夜吐，夜食朝吐，諸藥不差方

羊肉去脂膜作脯，以好蒜虀空腹任意多少食之，立見效驗。

又療胃反，吐水及吐食方

大黃四兩　甘草二兩炙

上二味切，以水三升煮取一升，去滓，分溫再服。如得可則隔兩日更服一劑，神驗，千金不傳，忌海藻、菘菜。此本仲景《傷寒論》方，並出第二卷中

萬全方療脾飲食吐逆，水穀不化，此為胃反，**半夏飲子方**。

製半夏八分　厚朴炙　人參　白朮　生薑切　棗各六分　粳米兩合　橘皮四分

上八味細切，以水二大升煎取一升，去滓，分溫四服，空肚服二服，忌羊肉、餳。並出第一卷中

‖ 臨床新用 ‖

大半夏湯治療嘔吐

大半夏湯具有和胃止之嘔效。臨床上常用治療虛寒胃反證。筆者在原方的基礎上略作加減，臨床上均能收到滿意的效果。例如：

頑固性神經性嘔吐

工某，女，25歲。患者2年來經常嘔吐，食入即吐，吐出物為胃內容物，無明顯噁心，胃脘脹痛。患者形體消瘦，面色萎黃，神倦乏力，大便秘結，舌淡苔白，脈弦滑。證屬脾虛不運、鬱生涎飲、聚結不散。治以補脾養胃、化飲散結、降逆止嘔。

方用**大半夏湯加味**：法半夏 12 克，上黨參 10 克，生薑 10 克，炒白朮 20 克，砂仁 10 克（後下），前胡 10 克，香附 10 克，枳殼 6 克，蜂蜜 30 克，炙甘草 10 克。水煎服，日 1 劑。服藥 3 劑後嘔吐停止，上方略為加減連服 12 劑。1 年後隨訪病情無復發。

胃癌嘔吐

吳某，女，61 歲。患者有慢性胃及十一指腸球部潰瘍病史 10 年。經常發作陣發性胃腕部疼痛。

近 3 個月來胃腕部疼痛明顯加重，用過止痛藥物，但疼痛無明顯減輕，出現反覆性嘔吐，開始吐出食物，以後吐出大量的黏液。近來做鋇餐造影提示：胃及十二指腸潰瘍、胃竇部潰瘍惡變。

證見：形體消瘦，惡病質面容，舌苔薄白，脈弦滑。證屬痰飲阻滯、脾虛失運、久吐傷陰。治以化飲降逆、補脾養陰。

方用**大半夏湯加味**：法半夏 15 克，花旗參 12 克，生薑 12 克，白朮 15 克，陳皮 10 克，麥門冬 9 克，厚朴 6 克，蜂蜜 20 克，炙甘草 10 克。服藥 2 劑後疼痛有所緩解，繼服 6 劑，嘔吐未再出現。

賁門痙攣嘔吐

李某，男，15 歲。患者訴嘔吐月餘，飯後或飲水即吐，嘔吐物為飲食或黏液，不嘔吐時如常人，曾在多家醫院治療，效果不佳。就診時證見飲食難下，嘔吐較頻繁，咳嗽多痰，舌淡苔白，脈滑。證屬痰飲阻滯、脾失健運。治以化飲散結、健脾和胃、降逆止嘔。

方用**大半夏湯加味**：黨參 20 克，法半夏 10 克，蜂蜜 20 克，厚朴 10 克，白朮 12 克，陳皮 10 克，白豆蔻 10 克，生薑 9 克，砂仁 10 克，甘草 6 克。服藥 4 劑後，嘔吐明顯好轉，原方略為加減，繼續服藥 20 劑，嘔吐消失，恢復正常。

幽門不完全性梗阻所致嘔吐

張某，男，49 歲。患者胃腕部悶痛，近半年來出現嘔吐，

逐漸加重，食後尤甚，吐出不消化食物及清水痰涎。納差，消瘦，大便燥結。常感胃脘部灼熱隱痛，曾在地區人民醫院做胃鏡及鋇餐檢查，診斷為胃及十二指腸潰瘍、幽門不完全性梗阻。經多方治療，嘔吐未見緩解。診時見患者舌苔白膩，脈虛略大。證屬脾虛挾飲、久吐傷陰。治以補脾養陰、化飲散結降逆。

方用大半夏湯加味：法半夏 15 克，人參 10 克，蜂蜜 60克，炒白朮 15 克，枳殼 10 克，甘草 10 克。服藥 2 劑後嘔吐明顯改善。其他症狀亦得到緩解，連服 20 劑而癒。隨訪 1 年未復發。

胃扭轉所致嘔吐

黃某，女，35 歲。患者自訴近 1 個多月來，胃脘部疼痛，嘔吐，嘔吐物為胃內容物，納差，形體消瘦。在市中心人民醫院診斷為胃扭轉。用過中西藥物治療效果不顯。

就診時，患者表現痛苦面容，精神疲倦，舌質淡，苔薄白，脈弦滑，重按無力。

證屬痰飲阻滯、脾虛不運。治以健脾祛濕、化飲降逆、理氣止痛。

方用：法半夏 9 克，黨參 15 克，生薑 9 克，蜂蜜 30 克，砂仁 10 克，穀芽 12 克，麥芽 15 克，炒白朮 12 克，前胡 15克，白芍 15 克，炙甘草 8 克。服藥 4 劑後疼痛消失。繼續服12 劑後全部症狀消失，食慾正常。（李亞萍·中國民間療法，2005，13（5）：36）

脾胃弱不能食方三首

《病源》脾者，臟也。胃者，腑也。脾胃二氣，相為表裏。胃為水穀之海，主受盛飲食者也，脾氣磨而消之則能食，今脾胃二氣俱虛弱，故不能食也。尺脈浮滑速疾者，食不消脾不磨也。出第二十一卷中

《廣濟》療脾胃氣微，不能下食，五內中冷，**時微下痢方**。

白朮八兩　神麴末五兩　甘草二兩炙　乾薑二兩　枳實二兩炙

上五味，搗篩蜜和丸，空腹溫酒服如梧子二十丸，日二服，漸加至三十丸。腹中有痛，加當歸二兩。忌熱麵、海藻、菘菜、桃李、雀肉等。出第一卷中

《延年》人參飲，主虛客熱，不能食，噁心方

人參　麥門冬去心　橘皮　白朮　厚朴各二兩炙　茯苓四兩
生薑三兩切　甘草一兩炙

上八味切，以水八升煮取三升，分為三服，日三，忌海藻、菘菜、桃李、雀肉等。蔣孝瑜處大效。

又厚朴湯，療不能食，腹內冷氣方

厚朴三兩炙　白朮　人參各一兩　茯苓三兩　生薑五兩　橘皮二兩

上六味切，以水四升煮取一升二合，分為三服，忌桃李、雀肉、醋物。蔣孝瑜處，出第六中

‖ 臨床新用 ‖

1. 四君子湯治療慢性淺表性胃炎脾胃虛弱型 105 例

四君子湯方：人參 30 克，白朮 10 克，茯苓 10 克，甘草 6 克。細末過 20 目篩，服用前加水 300ml，微火煎煮 15 分鐘，去滓，藥汁分為二等份，為 1 日量，每日 3 次，飯前半小時口服。四週為 1 療程。結果：總有效率 86.11%。（付遠忠·現代中酉醫結合雜誌，2001，10（15）：1453）

2. 健脾澀腸湯治療脾胃虛弱型潰瘍性結腸炎 52 例

潰瘍性結腸炎又稱「非特異性潰瘍性結腸炎」，是一種病因不明的直腸和結腸炎性疾病，病變主要限於黏膜與黏膜下

層。臨床表現為腹瀉、黏液膿血便、腹痛。病情輕重不等。筆者透過多年的臨床經驗自擬健脾澀腸湯治療臨床辨證為脾胃虛弱型潰瘍性結腸炎 52 例療效滿意。

方藥組成：黃耆、茯苓各 30 克，白芍、甘草、焦朮、炒蓮肉、炒山藥、白及、石榴皮各 15 克，木香 5 克，炒白扁豆、炒薏苡仁各 2 克。水煎 150ml，每日 1 劑，飯後服。（劉炳銳・中醫藥學報，2003，31（6）：41）

由脾胃病日漸瘦因不食方三首

《廣濟》主脾胃中熱，消渴，小便數，骨肉日漸消瘦方

黃連　麥門冬各十二分去心　苦參　栝樓　知母　茯神　土瓜根各八分　人參　甘草炙各六分

上九味搗篩，蜜和丸，每食後少時，煮蘆根大麥飲，服如梧子二十丸，日二服，漸加至四十丸，不利，忌海藻、菘菜、豬肉、冷水、醋等物。

又主胃氣冷弱，食則吐逆，從朝至夜不得食，食入腹則脹氣滿急，大便出，飯粒如故，帶酸氣而羸，**計日漸困者方**。

吳茱萸二兩　白朮三兩　人參　乾薑　甘草炙　五味子各二兩麵末　麥芽末各五合　厚朴一兩半　桂心一兩

上十味搗篩為散，空腹煮生薑湯服方寸匕，一日三服，漸加至二七，忌生蔥、桃李、雀肉、海藻、菘菜。出第一卷中

《延年》白朮丸，療噁心，數吐水不多，能食少心力者方。

白朮　乾薑　人參　厚朴炙　桂心各六分　細辛　茯苓　當歸　茯神　枳實炙　五味子　附子各六分炮　吳茱萸六分　遠志五分去心　旋覆花四分　澤瀉五分

上十六味搗篩，蜜和為丸如梧子，酒服二十丸，日再服，加至三十五丸，忌桃李、雀肉、大醋、生菜、生蔥、豬肉、冷水。出第十七卷中

胃實熱方二首

《千金》凡右手關上脈陽實者，足陽明經也，病苦頭痛，《脈經》云：陽中堅痛而熱。汗不出，如溫瘧，唇口乾，善噦，乳癰缺盆腋下腫，名曰胃實熱也。

療胃實瀉胃熱湯方

梔子仁二兩　芍藥四兩　白朮五兩　茯苓三兩　生地黃汁一升　射干三兩　赤蜜一兩　升麻三兩

上八味切，以水七升煮六味，取一升五合去滓，下地黃汁兩沸，次下蜜，煎取二升，分三服，老小以意服之，忌桃李、雀肉、醋物、蕪荑等。

又方

灸膝下三寸兩腳三里穴各三十壯，主胃中熱病。

‖ 臨床新用 ‖

1. 白虎止衄湯治肺胃實熱鼻衄 150 例療效觀察

多年來，筆者自擬白虎止衄湯加減，治療肺胃熱盛引起的鼻衄，收到了較為滿意的療效。

主方：生石膏、知母、粳米、炒荊芥、地骨皮、桑白皮、白茅根、藕節、生地、桑白皮、白及、炒黃芩、炒扼子、生甘草。

加減：便秘加大黃；腹脹加枳實或炒萊菔子；失血過多，氣津兩虛加太子參；出血甚加側柏葉。每日服 1 劑，用冷水（或溫開水）浸泡半小時後煎，3 煎共取汁約 600 毫升，混合後分 3 次飯後 1 小時溫服。

結果：本組 150 例中，服藥 1 劑痊癒者 37 例，2 劑痊癒者 88 例，4 劑痊癒者 23 例，好轉 2 例。服藥最多者 4 劑，最少

者 1 劑，平均服藥 2 劑。

病程最長 5 天，最短 1 天，平均 2.5 天。（梁兵・雲南中醫雜誌，1994，年第 15（1）：15）

2. 藍芩口服液治療小兒肺胃實熱型咽炎、扁桃體炎 30 例

藍芩口服液的成分為板藍根、黃芩、梔子、黃柏和胖大海，具有清熱瀉火、解毒消腫、利咽止痛之功。每日 3 次。每次 10 毫升。如有輕度腹瀉可減少用藥次數，每日 2 次，3 日為 1 個療程。

結果 30 例患兒中，顯效 10 例，有效 17 例，總有效率為 90%。無效 3 例患兒加用抗生素後治癒。（張振華・上海中醫藥雜，2003，37（10）12）

胃虛寒方七首

《千金》右手關上脈陽虛者，足陽明經也。病苦脛寒不得臥，惡風寒，灑灑自急，腹中痛，耳虛鳴，時寒時熱，唇口乾，面浮腫，名曰胃虛冷也。又療胃虛冷，少氣口苦，身體無澤，**補胃湯方**。

防風　柏子仁　細辛　桂心　橘皮各二兩　芎藭　吳茱萸人參各三兩　甘草一兩炙

上九味切，以水一斗煮取三升，分溫三服，忌海藻、菘菜、生蔥、生菜等物。

又補胃虛寒，身枯絕骨，諸節皆痛，**人參散方**。

人參　細辛　甘草炙各六分　桂心　當歸各七分　麥門冬七分去心　乾薑八分　遠志肉四分　蜀椒三分汗　吳茱萸二分

上十味為散，食後服方寸匕，溫清酒進之，忌海藻、菘菜、生蔥、生菜。並出第十六卷中

范汪療胃氣虛，不欲食，四肢重短氣，調和五臟，並療諸病**調中湯方**。

薤白切一升　枳實六枚炙　橘皮三枚　大棗十二枚　粳米三合
香豉六合

上六味切，枳實、橘皮、棗，以水六升先煮薤，得四升，納諸藥，煮取一升半，適寒溫服，中分服之，良。一方生薑四分。出第二十一卷中

《刪繁》療胃虛，苦飢寒痛，人參補虛湯方

人參　當歸　茯苓　桔梗　芎藭　橘皮　厚朴炙各三兩　桂心　甘草炙各二兩　白朮五兩　吳茱萸二兩　大麥蘗二升炒

上十二味切，以水一斗二升煮取三升，去滓，分三服，忌海藻、菘菜、桃李、雀肉、生蔥、豬肉、醋等物。出第十一卷中

又白朮八味等散方。與前療同

白朮　厚朴炙　人參　吳茱萸　麥芽炒　茯苓　芎藭　橘皮各三兩

上藥搗篩為散，食前服方寸匕，暖酒進之，隨性服，忌桃李、雀肉、大醋。出第四卷中

《延年》補胃飲，主胃氣虛熱不能食，兼渴引飲方

茯苓四兩　人參三兩　橘皮二兩　生薑三兩　薤白切一升　豉五合綿裹　糯米二合

上七味切，以水七升煮取三升，去滓，分溫六服，中間任食，一日令盡，忌醋物。張文仲處，出第一卷中

‖ 臨床新用 ‖

1. 六君子湯治療脾胃虛寒型慢性胃炎 98 例

方藥：黨參 25 克，白朮 15 克，茯苓 15 克，陳皮 15 克，半夏 15 克，炙甘草 10 克。

根據不同臨床表現隨證加減，兼肝鬱者，加柴胡 12 克，白芍 15 克；寒甚者加炮薑 10 克；夾熱者加黃連 6 克；夾濕者加蒼朮 12 克，砂仁 10 克；痛甚者加生蒲黃 10 克，五靈脂 10

克；反酸者加烏賊骨 15 克，鍛瓦愣子 15 克；飲食停滯納差者加焦三仙各 15 克；腹滿者加川厚朴 12 克。煎湯，每日 1 劑，早晚分服，連服 12 劑為 1 療程，停藥 5 日，可再服第 2 療程，待諸症好轉後，將上藥研為散劑，每次 10 克，每日 3 次，共服 3 月。結果：總有效率 97%。（靳光榮·陝西中醫，2005，4：15）

2. 治療慢性萎縮性胃炎脾胃虛寒型 55 例

慢性萎縮性胃炎是臨床常見的較頑固難治之病。臨床主要有上腹疼痛、痞滿、食慾減退以及疲倦、消瘦、噯氣、貧血等全身虛弱的表現。胃鏡檢查見黏膜色灰或灰白、暗紅或紅白相間以白為主，黏膜變薄，黏膜下血管顯露清晰。因其癌變率較高，日趨引起臨床重視。筆者在診療過程中，自擬溫胃湯治療該病脾胃虛寒型取得了較好的療效。治以溫中健脾、活血通絡為主，自擬溫胃湯。

組方：黃耆、山藥各 30 克，山梔、白芍各 12 克，桂枝、烏梅、良薑、元胡各 15 克，三七粉 3 克，五味子 12 克。水煎服，每日 1 劑，早晚 2 次服。

若氣虛明顯，加黨參 12 克，太子參 15 克；氣滯者，加佛手、香櫞各 10 克；虛者，加肉桂 10 克，乾薑 10 克；食滯者，加木香、神麴。

結果：痊癒 27 例，顯效 17 例，好轉 18 例，無效 3 例，有效率為 94.5%（張黎·新疆中醫藥，2002，20（3）：18）

五膈方八首

《病源》五膈氣者，謂憂膈、恚膈、氣膈、寒膈、熱膈也。憂膈之為病，胸中氣結煩悶，津液不通，飲食不下，羸瘦不為氣力。恚膈之為病，心下苦實滿，噫輒醋心，食不消，心下積結，牢在胃中，大小便不利。氣膈之為病，胸脅逆滿噎

塞，胸膈不通，噫聞食臭。

寒膈之為病，心腹脹滿，咳逆，腹上苦冷，雷鳴繞臍痛，食不消，不能食肥。熱膈之為病，臟有熱氣，五心中熱，口中爛生瘡，骨煩四肢重，唇口乾燥，身體、頭面、手足或熱，腰背疼痛，胸痹引背，食不消，不能多食，羸瘦少氣及癖也，此是方家所說五膈形證也。

《經》云：陽脈結謂之膈。言憂恚寒熱，動氣傷神。而氣之與神並為陽也，傷動陽氣，致陰陽不和，而腑臟生病，結於胸膈之間，故稱為膈氣。眾方說五膈互有不同，但傷動之由有五，故云五膈氣。出第十三卷中

《備急》膈中之患，名曰膏肓，湯丸徑過，針灸不及，所以作丸含之，令氣熱得相薰染，**有五膈要丸方**。

麥門冬十分去心　椒六分汗　遠志　附子炮　乾薑　人參　桂心　細辛各六分　甘草十分炙

上九味搗篩，以蜜和丸如彈子，以一枚著牙齒間含，稍稍咽汁，日三，主短氣胸滿，心下堅，冷氣。此病有十許方，率皆相類，此丸最效。五膈者，謂憂膈、氣膈、恚膈、熱膈、寒膈也。忌豬肉、生菜、海藻、菘菜、生蔥。《千金》、《肘後》、文仲同，出第三卷中

張文仲五膈丸方

吳茱萸　麴　杏仁去皮尖　乾薑　蜀椒汗　好豉熬

上六味等份搗篩，蜜和丸如梧子，飲服七丸，日三，忌生冷。此方出隱居《效驗》、《備急》、《肘後》同。出第三卷中

《延年秘錄》凡憂膈、氣膈、食膈、寒膈、飲膈，五病同藥，常以憂愁思慮食飲而得之，若寒食食生菜，便發其病。苦心滿不得氣息，引脊痛如刺之狀，食則心下堅，大如粉絮，大痛欲吐，吐則瘥，飲食不得下，甚者乃手足冷，上氣咳逆，喘息氣短，療以**九物五膈丸方**。

麥門冬去心　蜀椒汗各三兩　遠志三兩去心　甘草五兩炙　附子一兩炮　乾薑三兩　人參四兩　桂心三兩　細辛三兩　通按：此即前五

膈要丸，一味不差。

上藥搗篩蜜和，微使淖，置有蓋器中，先食服大如彈子丸一丸，置喉中稍咽之，喉中胸中當熱。藥力稍盡，復含一丸日三四、夜一二服，服藥七日癒，二十日平復。若不能含者，可一大丸作二小丸，盡服之。唯夏月合乃益麥門冬、甘草、人參耳，其餘不異，神良。椒當以銅器熬於火上，使極熱，下置地，納椒器中熟攪之，須臾汗出，便搗合同處。椒力有熱，亦去其毒，非令有熱也。忌海藻、菘菜、豬肉、冷水、生蔥、生菜。《千金》、《集驗》同不能其於此方錄用之耳。

《古今錄驗》大五膈丸，療膈中游氣，上下無常處。臟有虛冷，氣迫咽喉，胸滿氣逆，脅有邪氣，食已氣滿，羸瘦著床骨立，往來寒熱，腹中不調。或下痢嘔逆咳嗽，骨肉銷盡服之。令人能食，長肌肉，強筋骨，利五臟，好顏色，補不足，**益氣力方。**

細辛　桂心　黃芩　吳茱萸　厚朴炙各三分　杏仁三十枚去尖　乾薑　川椒汗　遠志各三分去心　小草　芍藥　附子炮　當歸各二分　黃連二分

上十四味搗篩，蜜和服如梧子二丸，日三，不知加之，以知為度，忌豬肉、冷水、生蔥菜等。

又**五膈丸**，療憂膈、氣膈、食膈、寒膈、飲膈，異病同藥，**神方。**

人參　附子炮　遠志去心　桂心　細辛各四分　乾薑　蜀椒各五分汗

上七味搗篩，以蜜和服如彈丸，著牙下咬咀嚥之。若病劇者，日三夜再，並療諸毒風注氣腹中，百病皆應，當得真新好藥，即可中病耳，神祕妙方不傳，忌生蔥、生菜、豬肉、冷水等物。通按：此方比前五膈丸同，但少麥冬、甘草二味。

又療邪氣嘔逆吸氣，五膈為病，五臟俱虛，則受風冷，五臟有邪，呼吸不足，陰注於內，陽結於外，陰陽錯亂，語言無常，膈中左右，狀如結氣，喉咽不利，氣出不入，此血氣衰

微，臟凝冷氣成之。服此丸，安穀通氣溫臟，**五膈丸出僧深方。**

蜀椒一升汗　乾薑二兩　桂心二兩　芍藥一兩半　半夏洗　細辛茯苓各一兩　前胡一兩半

上八物搗篩，蜜和服如彈丸一枚，喉中稍稍吞之，可增至三丸。或冷則加遠志一兩佳，日再，忌羊肉、餳、生蔥、生菜、醋物。

又療胸痛遠背，膈中煩滿，結氣憂愁，飲食不下，藥悉主之，**宜丸方。**

製半夏一分　甘草炙　遠志去心各四分　乾薑　桂心　細辛椒去目汗　附子炮各二分

上八味搗篩，以蜜和為丸，先飯酒，若粳米飲服如梧子五丸，日三，稍增至十丸，忌海藻、菘菜、羊肉、餳、豬肉、冷水、生蔥、生菜。並出第十八卷中

《經心錄》五膈丸，療寒冷則心痛，咽中如有物，吐之不出，咽之不入，食飲少方。

乾薑三兩　麥門冬二兩去心　附子一兩炮　細辛二兩　蜀椒一兩汗遠志一兩去心　甘草一兩炙　人參二兩　吳茱萸二兩　桂心三兩
通按：此方即前五膈丸，多吳茱萸一味。

上十味蜜和為丸如梧子，服五丸，日二，忌豬肉、冷水、海藻、菘菜、生蔥、生菜。《千金》同。出第二卷中

七氣方三首

《病源》七氣者，寒氣、熱氣、怒氣、恚氣、喜氣、憂氣、愁氣，凡七種。氣積聚堅，大如杯若柈一作盤，蒲官切，在心下腹中，疾痛欲死，飲食不能，時來時去，每發欲死，如有禍祟，此皆七氣所生。

寒氣則嘔吐噁心。熱氣則說物不竟言而迫一云恍惚不章。怒氣則上氣不可忍，熱痛上搶心，短氣欲死，不得氣息。恚氣則

積聚在心下，心滿不得飲食。喜氣則不可疾行，不能久立。憂氣則不可劇作，暮臥不安席。愁氣則喜忘，不識人語，置物四方，還取不得去處。若聞急則四肢手足筋攣不能舉，狀如得病，此是七氣所生。男子卒得飲食不時所致，婦人則產中風餘疾。《千金》同，出第十三卷中

《千金》七氣丸方

烏頭七分炮　紫菀　前胡　半夏洗　細辛　丹參　茯苓　芎藭　桃仁去尖皮　吳茱萸　桂心　桔梗　石膏各三分研　人參　甘草　防葵各四分《千金》作防風　大黃七分　乾薑二分　蜀椒二分汗　菖蒲三分

上二十味搗篩為末，蜜和丸，酒服如梧子三丸，日三，加至十丸。一方去半夏加甘遂三分。忌海藻、菘菜、羊肉、餳、豬肉、冷水、生蔥、大醋、生菜。一方有芍藥無菖蒲。

又七氣丸，主七氣。七氣者，寒氣、熱氣、怒氣、恚氣、喜氣、憂氣、愁氣，此七氣為病，皆生積聚，堅牢如杯，心腹絞痛，不能飲食，時去時來，發則欲死。

凡寒氣狀，吐逆心滿。熱氣狀，恍惚眩冒失精。怒氣狀，上氣不可當，熱痛上蕩心，短氣欲絕，不得喘息。恚氣狀，積聚心滿，不得食飲。喜氣狀，不可疾行久立。憂氣狀，不可苦作，臥不安席。愁氣狀，平故怒氣善忘，四肢跗腫，不得舉止。亦療**產後中風餘疾方**。

大黃十分　椒二分　人參　半夏洗　芎藭　柴胡　甘草炙　桔梗　石膏　菖蒲　桃仁去皮尖　吳茱萸　茯苓各三分　乾薑四分　細辛三分

上十五味搗篩，蜜和丸如梧子，酒服三丸，日三，加至十丸，忌羊肉、餳、生蔥、海藻、菘菜、豬肉、生菜、醋物。

又七氣湯，療虛冷上氣勞氣方

半夏一升洗　生薑十兩　人參　桂心　甘草炙各一兩

上五味切，以水一斗煮取三升，分為三服，日三，忌羊肉、餳、生蔥、海藻、菘菜。並出第十七卷中

氣噎方六首

《病源》此由陰陽不和，臟氣不理，寒氣填於胸膈，故氣噎塞不通，而謂之氣噎。令人喘悸，胸背痛也。出第二十卷中

《廣濟》療噎，胸脅氣滿，每食氣噎，通氣湯方

半夏洗　生薑各六兩　橘皮　桂心各三兩切

上四味切，以水八升煮取二升五合，絞去滓，分溫三服，服別相去如人行六七里服，忌羊肉、生蔥、餳等。出第一卷中

深師療胸滿氣噎，通氣湯方

半夏八兩洗　生薑六兩　桂心三兩　大棗三十枚

上四味切，以水八升煮取三升，分服五合，日三夜一，忌羊肉、餳、生蔥。《千金》同，出第二十二卷中

《集驗》療氣噎煎方

蜜酥薑汁各一升

上三味合和，微火煎五六大沸，取如大棗二枚，納酒中飲之，直接服之亦好。《千金》、《古今錄驗》同。

又通氣噎湯方

半夏三兩洗　桂心三兩　生薑八兩　羚羊角三兩

上四味切，以水八升，煮取三升，分服半升，日再服，忌羊肉、生蔥、餳。《古今錄驗》同，並出第四卷中

《救急》療喉中氣噎方

半夏洗　柴胡　生薑各三兩　羚羊角屑一法三兩　犀角屑　桔梗　昆布　通草　甘草炙各二兩

上九味切，以水八升煮取三升，分三服，忌羊肉、餳、豬肉、海藻、菘菜等。

《古今錄驗》羚羊角湯，療噎氣不通，不得下食方

羚羊角屑二兩　厚朴炙　吳茱萸　乾薑各三兩　通草　橘皮各二兩　烏頭十五枚炮

上七味切，以水九升煮取三升，分三服，日三，忌豬肉、

冷水。深師、《千金》同，出第二十七卷中

諸噎方十二首

《病源》夫陰陽不和則三焦隔絕，三焦隔絕則津液不利，故令氣塞不調理也，是以成噎。此由憂恚所致，憂恚則氣結，氣結則不宣流使噎。噎者，噎塞不通也。出第二十卷中

深師療噎方

羚羊角屑　前胡　甘草各一兩　人參　橘皮各二兩

上五味切，以水六升煮取二升，分四服，忌海藻、菘菜。

又方

鸕鶿喙

上一物，當噎時以銜之則下。《肘後》同

又方

羚羊角

上一物，多少自在末之，飲服亦可，以角摩噎上良。並出第二十二卷中

《廣利》方療因食即噎塞，如炙肉臠在咽中不下方

吳射干六分　升麻四分　桔梗四分　木通十二分　赤茯苓八分

百合八分　紫菀頭二十一枚

上七物切，以水二大升煎取九合，去滓，分溫三服，食後良久服，忌豬肉、醋物。出第四卷中

《千金》理諸噎方

常食乾粳米飯，即不噎。

又方

炭末細羅，蜜丸如彈子大，含少細細咽津即下。《集驗》同，並出第十六卷中

《集驗》療噎方

取頭垢如棗大，以粥若漿水和服之。《肘後》、深師同，出第十卷中

《必效》主噎方

按捺大椎盡力則下，仍令坐之。

又方

以醋煮麵糊啖之則瘥。此只可一兩日瘥，欲長久絕者，取溲為丸如彈子，醋中煮熟，於水中澤，卻及熱則食二十丸，神驗，不過三兩度則瘥，大效。

又半夏湯主噎方

生薑四兩　半夏一升洗　石膏四兩碎　小麥一升完用　吳茱萸一升　赤小豆二十顆　大棗二十一顆　人參　甘草炙　桔梗　桂心各二兩

上十一味切，以酒二升水八升煮取三升，分三服，忌豬羊肉、海藻、菘菜、餳、生蔥等。《古今錄驗》有栝樓無桔梗，名乾薑湯，不用生薑。

又方

杏仁二兩去尖皮　桂心二兩

上二味末之，蜜和丸，含之如棗核許，稍稍咽之，臨食先含極效，忌生蔥。《千金》同，並出第二卷中

《古今錄驗》療噎方

蘆根三斤

上一味切，以水一斗煮取四升，分四服。出第二十七卷中

卒食噎方九首

《病源》此由臟氣冷而不理，津液澀少而不能傳行飲食，故食入則噎塞不通，故謂之食噎。胸內痛，不得喘息，食不下，是故噎也。出第二十卷中

《肘後》療卒食噎方

橘皮三兩

上一味切，以水三升煮取一升，頓服之。

又方

舂杵頭糠置手巾角以拭齒，立下。《集驗》、深師、《千金》同，並出第五卷中

深師療卒噎法

傍人可緩解衣帶，勿令噎者知，則癒。

又療卒噎方

與共食人當以手捉噎人筋，問曰：此等何物？噎人當答言筋，共食人云噎下去，則立癒。

又療卒噎不下方

水一杯　刀一口

上二物，先以刀橫畫水，以後盡飲之，則下。出第二十二卷中

《集驗》療醋噎方

羌活五兩

搗用水一升浸三宿，每日溫服五合瘥。

又療氣噎不下，食兼嘔吐方

半夏四兩洗　生薑三兩各切

上二味，以東流水二大升煎取一升，去滓，溫服三合，日三服，忌羊肉、餳。並出第五卷中

《備急》療卒食噎不下方

取蜜含之則下。《千金》、《集驗》、《肘後》同

又方

取老牛涎沫，如棗核大，置水中飲之，終身不有噎。《必效》、《肘後》、深師、《千金》同，並出第三卷中

五噎方三首

《病源》夫五噎，謂一曰氣噎，二曰憂噎，三曰食噎，四曰勞噎，五曰思噎。雖有五名，皆由陰陽不和，三焦隔絕，津液不行，憂恚嗔怒所生。謂之五噎，噎者，噎塞不通也。出第二十卷中

《古今錄驗》五噎丸，療胸中久寒嘔逆，逆氣膈飲食不下，結氣不消。氣噎、憂噎、勞噎、食噎、思噎，氣噎者，心悸，上下不通，噫噦不徹，胸脅苦痛。憂噎者，天陰苦厥逆，心下悸動，手足逆冷。勞噎者，苦氣隔，脅下支滿，胸中填塞，令手足逆冷，不能自溫。食噎者，食無多少，唯胸中苦塞常痛，不得喘息。思噎者，心悸動喜忘，目視朦朦。此皆憂恚嗔怒，寒氣上逆胸脅所致，療之方。

乾薑　蜀椒汗　吳茱萸　人參　桂心各五分　細辛　白朮　茯苓　附子炮各四分　橘皮六分

上十味搗篩，以蜜和為丸如梧子，酒服三丸，日再，不知漸增，忌桃李、雀肉、大醋、豬肉、冷水、生蔥、生菜、醋物。出第二十七卷中

《經心錄》五噎丸，主五種之氣，皆令人噎方

人參　半夏　桂心　防葵一方用防風小草各二兩　附子炮　細辛　甘草炙各二兩　吳茱萸三合　紫菀　乾薑　芍藥　枳實炙　烏頭各六分炮

上十三味搗篩，以蜜和為丸如梧子大，服五丸，日三。不知，加至十五丸，忌羊肉、餳、海藻、菘菜、豬肉、生蔥、生菜。《千金》同，出第二卷中

《集驗》噎塞不通方

營實根十二分

上一味搗為散，酒下方寸匕，日三服。出第五卷中

諸骨哽方三十五首

《肘後》療食諸魚骨哽，百日哽者方

用綿二兩，以火煎蜜，納一段綿，使熱灼灼爾從外縛哽所在處，灼瓠以熨綿上。若故未出，復煮一段綿以代前，並以皂莢屑少少吹鼻中，使得嚏出矣，秘方不敷。《禮》云：魚去乙。謂其頭間有骨如乙字形者，哽入不肯出故也。

又方

取捕魚竹笱須燒末飲之，魚網亦佳。

又療食諸肉骨哽方

白雄雞左右翮大毛各一枚燒末，水服一刀圭也。仍取所食餘者骨，左右手反覆擲背後則下也。文仲、《備急》同

又方

燒雞足末服方寸匕，酒下立出。深師同

又方

生艾蒿數升，水酒共一斗，煮取三四升，稍稍飲之。深師同

凡療病皆各以其類，豈宜以鷂鷟療肉骨、狸虎療魚哽耶？至於竹篾、薤白、嚼筋、綿蜜事，乃可通為諸哽用耳！又有咒術小小皆須師解，故不備載。出第五卷中

深師療食魚骨哽方

捕魚網燒，飲服刀圭匕良，是魚哽燒魚網服之良。

又療哽及刺不出方

服薔薇灰末方寸匕，日三，亦療折箭刺人，膿囊不出，堅燥及鼠撲，服之十日，哽刺皆穿皮出效。

又療鐵棘竹木諸刺在肉中，折不出，及**哽不下方**。

半夏二兩洗　白蘞二兩

上二物搗篩，酒服半錢匕，日三。

寧從少少起者，半夏戟人喉中故也，忌羊肉、餳等，加乾薑一兩尤佳。

又方

鼠腦厚塗瘡上則出，亦可用填鼠，大效。

又療哽方

螻蛄腦

上一物吞即下，亦療刺不出，塗刺瘡上。

又療咽哽方

取魚尾著衣領，令下推，立下。

又方

白薇、白芷等份搗散，飲服刀圭。

又療食哽方

鷹糞燒灰存性。

上一物下篩，服方寸匕，虎、狼、雕屎，皆可服之，佳。

又療骨哽咽不得下飲食方

白雞翼翮大毛各一枚，著銅器中燒之，焦作灰，飲服一刀圭，立下。

又療哽方

半夏五兩洗　　白芷五兩

上二物搗篩服方寸匕，則嘔出，忌羊肉、餳。

又方

以東流水一杯，東向坐，以手指畫水中作龍字訖，飲水。不自曉書，令他人持手書良。

又方

凡書、文曰：天有門，地有根，諸家入口者，皆當得吞。

《集驗》同，並出第二十二卷中

《千金》療哽方

取鹿筋漬之濡，索之大如彈丸，持筋端吞之，候至哽處，徐徐引之，哽著筋出。《集驗》同

又方

極吹之，食骨鯁，燒虎、狼屎服。

又方

末虎骨若狸骨，服方寸匕。《集驗》同

又方

服瞿麥末方寸匕。《集驗》同，《古今錄驗》兼主折刺不出。

又方

吞豬膏如雞子大，不瘥更吞，瘥止。《古今錄驗》同

又療諸哽方

作竹篾刮令滑，綿纏內咽中，令至哽處，可進退引之，哽

即出。《小品》、《古今錄驗》、深師同

又療諸哽方

鸕鷀屎末服方寸匕。《集驗》、《古今錄驗》同

又療魚骨哽方

口稱鸕鷀、鸕鷀則下。並出第二十六卷中

張文仲療食諸魚骨哽方

以魚骨插頭上，則立下。陶云：因刻則出。《肘後》、《備急》同

又方

小嚼薤白令柔。以繩繫中央，持繩一端，吞薤到哽處引，更當隨出。《集驗》、《古今錄驗》、深師、《備急》、《千金》同

又療魚骨哽在喉中，眾法不能去者方

取飴糖丸如雞子黃大吞之，不去又吞，此用得效也。《肘後》、《備急》、《千金》、《集驗》、《小品》同

又療食中吞髮哽不去繞喉者方

取梳頭髮燒灰，飲服一錢匕。《肘後》、《備急》、《集驗》、《千金》同，並出第三卷中

《救急》療哽方

好蜜以一匙抄，稍稍咽之，令下良。文仲同

又療魚骨哽在喉中方

以少許硇砂口中咀嚼，咽之立下。出第七卷中

《必效》療魚骨哽方

含水獺骨立出。《小品》同

又方

魚網覆頭立下，《千金》云：燒灰服半匕。《小品》同，出第二卷中

《古今錄驗》療魚哽骨橫喉中，六七日不出方

取鯉魚鱗皮合燒作屑，以水服之，則出也。未出更服之，取出為度。出第二十九卷中

雜誤吞物方十七首

《肘後》療誤吞鉤方

若繩猶在手中者莫引之，但益以珠璫若薏子輩就貫之，著繩稍稍令推至鉤處，小小引之則出。

又方

以小羊喉以杳繩推至鉤處，當退脫，小引則出。

又方

但大戾頭四向顧，小引之則出。

又方

常思草頭一把，二升水淘灌之，十餘過而飲之。

又療誤吞諸木竹釵輩方

取布刀故鋸燒漬酒中，以女人大指甲二枚燒末，納酒中飲之。

又方

若是桃枝竹釵，但數數多食白糖，自消去。

又療以銀釵簪筋摘吐，因氣吸誤吞不出方

多食白糖，漸漸至十斤，當裹物自出，此說與葛氏小異。

並出第五卷中

深師療誤吞鉤方。

琥珀珠

上一物，貫著鉤繩，推令前入，至鉤所又復推，以牽引出矣。若水精珠卒無，珠堅物摩令滑，用之也。出第二十二卷中

《千金》療誤吞環若指嘔方

燒雁毛二七枚末服之，鵝羽亦佳。《備急》、文仲同

又誤吞珠銅鐵而哽者方

燒弩銅牙令赤，納酒中飲之，立瘥。出第二十六卷中

張文仲療吞諸珠璫鐵而哽方

燒弩銅牙令赤，納水中，飲其汁立瘥。《肘後》、《備急》同

又療誤吞錢方

搗火炭末，服方寸匕，則出。《肘後》、《小品》、《集驗》、《千金》、《備急》、深師同

《備急》葛氏誤吞釵方

取薤暴令萎，煮令熟，勿切，食一大束，釵則便隨出。生麥葉若藋縷皆可用，良效。《千金》、《肘後》同

又誤吞釘及箭金針鐵等物方

多食肥羊肉脂及諸肥肉，自裹出。《肘後》、《千金》、文仲同，並出第五卷中

《古今錄驗》療誤吞銀鐶及釵者方

取飴糖一斤，一頓漸漸食盡，多食之，鐶及釵便出。《小品》、《集驗》、《千金》同，《千金》作白糖。

又方

取水銀一兩分服之，釵便下去也。亦可以胡粉一兩持久調之，分再服，食銀令如泥也。若吞金銀物在腹中皆服之，令消烊出也。

又療誤咽針方

取真吸針磁石末，酒白飲服一方寸匕。解曰：磁石特能吸取針。難云：今吞針哽在喉中，而磁石末入腹耶！若含磁石口中者，或吸針出耳。二理詳取其義焉！《小品》、《集驗》、《千金》同，出第二十九卷中

卷　九

咳嗽方三首

《病源》咳嗽者，由肺感於寒，微者成咳嗽也。肺主氣，合於皮毛，邪之初傷，先客皮毛，故肺先受之。五臟與六腑為表裏，皆稟氣於肺，以四時更旺，五臟六腑皆有咳嗽，各以其時感於寒而受病，故以咳嗽形證不同。

五臟之咳者，乘秋則肺先受之，肺咳之狀，咳而喘息有音聲，甚則唾血。乘夏則心先受之，心咳之狀，咳則心痛，喉中介介如哽，甚則咽腫喉痹。乘春則肝先受之，肝咳之狀，咳則兩一作左脅下痛，甚則不可轉側，兩胠下滿。乘季夏則脾先受之，脾咳之狀，咳則右脅下痛，陰引於肩背，甚則不可以動，動則咳劇。乘冬則腎先受之，腎咳之狀，咳則腰背相引而痛，甚則咳逆，此五臟之咳也。

五臟咳久不已，傳與六腑。脾咳不已，則胃受之，胃咳之狀，咳而嘔，嘔甚則長蟲出。肝咳不已，則膽受之，膽咳之狀，咳而嘔膽汁。肺咳不已，則大腸受之，大腸咳之狀，咳而遺糞。心咳不已，則小腸受之，小腸咳之狀，咳而失氣，氣與咳俱出。腎咳不已，則膀胱受之，膀胱咳之狀，咳而遺溺。

久咳不已，則三焦受之，三焦咳之狀，咳而腹滿不欲食飲，此皆聚於胃。關於肺，使人多涕唾而面浮腫，氣逆也。

又有十種咳，一曰風咳，欲語因咳，言不得終是也。二曰寒咳，飲冷食寒，注入於胃，從肺脈上氣，內外合，因之而咳是也。三曰支咳，心下硬滿，咳則引四肢痛，其脈反遲是也。四曰肝咳，咳而引脅下痛是也。五曰心咳，咳而唾血，引手少

陰是也。六曰脾咳，咳而涎出，續續不止，下引少腹是也。七曰肺咳，咳引頸項而唾涎沫是也。八曰腎咳，咳則耳聾無所聞，引腰並臍中是也。九曰膽咳，咳而引頭痛口苦是也。十曰厥陰咳，咳而引舌本是也。

診其右手寸口氣口以前，脈手陽明經也。其脈浮則為陽實，陽實者，病苦腹滿，善喘咳。脈微大為肝痺，咳引少腹。咳嗽脈浮大者生，沉小伏匿者死。又云：脈浮直者生，沉硬者死。咳且嘔，腹脹且泄，其脈弦弦欲絕者死。咳脫形發熱，脈小硬急者死。咳且羸瘦，絡脈大硬者死。咳而尿血，羸瘦脈大者死。出第十四卷中

《小品》療咳嗽，紫菀七味湯方

紫菀半兩　五味子一兩　桂心二兩　麻黃四兩去節　杏仁七十枚去皮尖兩仁碎　乾薑四兩　甘草二兩炙

上藥切，以水九升煎取二升半，去滓，溫服七合，日三服，忌海藻、菘菜、生蔥、蒜麵、腥膩。《經心錄》、《古今錄驗》同，出第二卷中

《延年》紫菀飲，主咳嗽方

紫菀　貝母　茯苓　杏仁去皮尖兩仁者　生薑各三兩　人參二兩　橘皮一兩去脈

上七味切，以水五升煮取一升五合，去滓，分溫三服，如人行七里，更進一服，忌蔥蒜、麵醋。張文仲處《古今錄驗》同，出第五卷中

《古今錄驗》天門冬煎，療咳嗽方

天門冬六兩去心　杏仁三升去雙仁皮尖碎　椒三升熬令汗出　桂心　厚朴炙　杜仲　苦參各三兩　附子六兩炮　乾薑六兩　烏頭二枚炮　人參六兩　蜈蚣一枚去頭足炙

上十二味，別搗杏仁，其餘者合搗下篩，以五斤膠飴和搗千杵，服如大棗一枚，日三，忌冷水、豬肉、生蔥、鯉魚。出第九卷中

‖ 臨床新用 ‖

1. 麻杏石甘湯加減治療小兒風熱咳喘 103 例

　　方藥組成：麻黃、杏仁、生石膏、炙甘草、薄荷、桔梗、淡豆豉、牛蒡子。若痰熱塞肺，症見咳黃黏痰、痰多、胸腹滿悶，納差者，加全瓜蔞、貝母、膽南星、黃芩、橘紅、天竺黃；肺胃熱盛，症見汗出不止，口渴欲飲，氣促，煩躁，眠差，便乾，尿黃或口舌生瘡者，加板藍根、魚腥草、知母、大黃；便秘者，加芒硝；高熱驚風者，加鉤藤、僵蠶、蟬衣；伴哮喘發作，喘重者，加地龍、葶藶子、僵蠶；哮重者，加蘇子；咳重者，加桃仁、前胡、白前；伴發熱、無汗者，加蘇梗、柴胡或重用石膏；咽喉腫痛者，加牛蒡子、射干；兼有腹脹者，加紫蘇子。每日 1 劑，分 3 次服，12 天為 1 個療程。

　　結果：痊癒 79 例，好轉 14 例，無效 10 例。有效率為90.3%（陳豔‧河南中醫藥學刊，2001，17（4）：50）

2. 熱咳合劑治療小兒肺熱咳嗽 200 例

　　「熱咳合劑」基本方：天竺 3 克，麻黃 6 克，杏仁、葶藶、蘇子、白芥子、瓜蔞、青黛（布包煎）各 8 克，馬兜鈴 9克，廣百部 10 克，生石膏 12 克。發熱、便乾加青蒿、白薇、淡竹葉、大青葉。

　　久咳無痰加北沙參、二冬、玉竹。咽赤腫痛，加蘆根、射干、藏青果、海浮石。痰多喘急，咳嗽氣緊加半夏、銀杏肉、地龍、浙貝、冬花。以上為 3 歲小兒藥量，小於或大於 3 歲者適當減量或加量。每日 1 劑，水煎 2 次，取汁 400ml，兌勻，少量頻服。效果：本組 200 例患兒全部有效，其中 187 例顯效，13 例有效。治療標準：體徵正常，咳嗽消失，喉中無痰鳴音，為顯效。體溫正常，咳嗽稀少，為有效。（肖把‧四川中醫，1997，15（4）：41）

五嗽方四首

深師療五嗽，一曰上氣嗽，二曰飲嗽，三曰燥嗽，四曰冷嗽，五曰邪嗽，**四滿丸方**。

乾薑　桂心　躑躅花　芎藭　紫菀　芫花根皮各二分　人參　細辛　甘草炙　半夏洗　鬼督郵各三分　蜈蚣一枚去頭足炙

上十二味搗篩，蜜和服如大豆五丸，米飲下，日三，不知加之至七八丸，服此丸無不瘥，方秘不傳，忌羊肉、餳、生蔥、生菜、海藻、菘菜。

又方

特生礜石一兩泥包燒半日　款冬花一兩　豉三百枚搗千杵　巴豆十六枚去皮心熬，別搗如脂

上四味搗篩，蜜和服如大豆，米飲下二丸，不知稍增至四五丸，忌野豬肉、蘆筍。《古今錄驗》療三十年咳。並出第十八卷中

《備急》華佗五嗽丸方

皂莢炙　乾薑　桂心

上三味等份搗篩，蜜和丸如梧子，服三丸，酒飲俱得，日三，忌蔥。出第三卷中

《古今錄驗》四滿丸，療五嗽，一為氣嗽，二為痹嗽，三為燥嗽，四為邪嗽，五為冷嗽，悉療之方。

蜈蚣二枚炙　芫花根五分熬　躑躅花四分　乾薑　芎藭　桂心各四分　人參　細辛各二分

上八味搗篩，蜜和為丸一服，米飲下五丸，如大豆許，日三，稍加至十丸，忌生蔥、生菜。出第十九卷中

新久咳方三首

深師療新久咳嗽唾膿血，連年不瘥，晝夜肩息，**麻黃湯方**。

麻黃去節四兩，一方二兩　桂心二兩　甘草二兩　大棗十四枚擘

上四味切，以水九升煮取三升，去滓，分溫三服，日三，數用有效，忌海藻、菘菜、生蔥等物。

又療新久咳嗽，前胡丸方

前胡六分　烏頭炮二枚　桔梗　乾薑各二分　桂心八分　蜀椒八分汗

上六味搗篩，蜜和如櫻桃大，一丸含化，稍稍咽之，日三。又療久嗽，晝夜不得臥，咽中水雞聲欲死者療之良，忌豬肉、冷水、生蔥。並出第十八卷中

《千金》療新久咳嗽，款冬花煎方

款冬花　乾薑為末　芫花根熟熬為末，各二兩　五味子　紫菀各三兩

上五味，先以水一斗煮三味，取三升半，去滓，納芫花、乾薑末，加白蜜三升，合投湯中，令調於銅器中，微火煎，令如飴，可一升半，服棗核大含之，日三服，曾數用甚良，忌蒜麵、腥膩。深師同，出第十八卷中

‖ 臨床新用 ‖

1. 九仙人參飲治久咳

「九仙人參飲」為家傳處方，筆者臨床用治年久咳嗽，效果頗佳。方由人參、阿膠、桑白皮、五味子、嬰粟殼、川貝母、款冬花、桔梗、烏梅9味藥組成。方中人參益脾肺之氣，阿膠滋陰潤肺，桑白皮瀉肺止咳，五味子、嬰粟殼滋陰斂肺止咳，再增加養陰斂肺之烏梅，化痰止咳、潤肺下氣之款冬花、川貝母，祛痰宣肺之桔梗，共奏益氣養陰、斂肺下氣、止咳化痰功效，故能主治經久不癒之咳嗽。

馮某，女，59 歲。患者於 18 年前分娩胎後咳嗽至今，冬春兩季尤甚。今年「冬至」後，咳而氣急，甚則溺隨咳遺，陣

咳後必伴淚涕俱出，曾用多種抗生素及中藥，均不能緩解。視其形體肥胖，面目浮腫，痰涎稠白，聲音低微，口淡不渴，夜尿多，大便軟，舌質淡苔白，脈沉滑。證屬陽虛飲邪上凌於肺，治宜溫陽益氣，散寒逐飲。

處方：黨參30克，桑白皮10克，五味子10克，粟殼10克，貝母6克（研沖），款冬花10克，桔梗10克，附子15克（先煎），乾薑10克，吳茱萸6克，細辛6克，3劑，並囑其忌食生冷發物之品。

1劑後諸症大減，3劑症平，續以本方稍事增減，共服15劑，次年春天未再復發。（黃克希·福建中醫藥，1995，26（6）：42）

2. 宣肺止嗽湯治療急性支氣管炎久咳31例

組成：鉤藤10克，薄荷10克，桑葉10克，菊花10克，桔梗15克，杏仁10克，前胡10克，白前10克，桑白皮10克，紫苑15克，蘇子10克，甘草10克。

胸悶痰多加陳皮、遠志；咽喉腫痛加金銀花、連翹；痰黃加黃芩、魚腥草；發熱加蘆根、葛根、茅根；惡寒加荊芥、防風。水煎服，每日1劑，分2次服，治療期間忌生冷、辛辣、海鮮之品。（孫立濱·吉林中醫藥，2004，24（12）：21）

卒咳嗽方八首

《肘後》療卒咳嗽方

釜月下土一分 豉七分熬

上二味熬搗，蜜丸如梧子大，米飲服十四丸，曾用有驗。

又方

飴糖六分 乾薑六分末 豉一兩

上三味，先以水二升煮豉三兩沸，去滓，納飴糖消後，納乾薑末，分為三服。

又方

生薑汁　百部根汁

上二味合煎，服二合。<small>並出第一卷中</small>

張文仲卒咳方

百部根<small>四兩</small>

上一味，酒一斗煮之，再宿火溫服一升，日再服之效。

《肘後》同

又方

溫清酒<small>一升</small>　驢膏<small>一升</small>

上服之，亦療上氣。<small>並出第三卷中</small>

《備急》卒咳嗽方

芫花<small>二兩熬</small>

上一味，水二升煮四沸，去滓，納白糖一斤，服如棗大，勿食鹹酸物，亦療久嗽。<small>《肘後》同</small>

又方

爐中取鉛屑<small>一分</small>　桂心<small>二兩</small>　皂莢<small>二兩去皮子炙</small>

上三味搗篩，蜜和丸如梧子，大人米飲下服十五丸，小兒五丸，日二服，忌生蔥。<small>《肘後》同，出第三卷中</small>

深師療卒咳逆上氣肩息，晝夜不止欲絕，**麻黃黃湯方**。

麻黃<small>去節</small>　細辛<small>各二兩</small>　甘草<small>半兩炙</small>　桃仁<small>二十枚去皮尖及兩仁者研，一本作杏仁</small>

上四味切，以水七升煮取三升，去滓，分三服，秘方，忌海藻、菘菜、生菜。<small>出第十八卷中</small>

暴熱咳方二首

《千金》療暴熱咳，杏仁飲方

杏仁<small>四十枚去皮尖，炒研</small>　柴胡<small>四兩</small>　紫蘇子<small>一升</small>　橘皮<small>一兩</small>

上四味切，水一斗煮取三升，分三服，常服飲之不妨。本方無紫蘇子有乾棗，出第十八卷中

《延年》貝母煎，主暴熱咳方

貝母_{三兩}　紫菀　五味子　百部根　杏仁_{去皮尖兩仁者研}　甘草_{炙各二兩}

上六味切，以水五升煮取二升，去滓。和地黃汁三升、生麥門冬汁一升、白蜜五合、好酥二合、生薑汁一合，又先取地黃、麥門冬及湯汁，和煎減半，納酥、薑汁，攪不得停手，又減半，納蜜煎如稠糖。煎成，取如棗大含咽之，日三夜再服，忌海藻、菘菜、鹹物。_{蔣孝璋處，出第五卷中}

冷咳方三首

深師療冷咳逆氣，乾薑湯方

乾薑_{四兩}　紫菀_{一兩}　杏仁_{七十枚去皮尖切}　麻黃_{去節四兩}　桂心　甘草_{炙各二兩}　五味子_{一兩}

上七味切，水八升煮取二升七合，分三服。平體人加射干一兩，代乾薑，忌海藻、菘菜、生蔥等。

又療冷飲咳，芫花煎方

芫花_{二兩}　乾薑_{二兩}　白蜜_{二升}

上三味，搗篩二味，納蜜中攪令相和，微火煎，令如糜，服如棗核一枚，日三夜一，欲痢者多服，《千金》主新久嗽。並出第十八卷中

《千金》療冷嗽方

乾薑_{三兩末}　膠飴_{一斤}

上二味攪令和調，蒸五升米下令熟，以棗大含化，稍稍咽之，日五夜三。_{出第十八卷中}

咳失聲方四首

《廣濟》療咽喉乾燥咳嗽，語無聲音，桂心散方

桂心_{三兩}　杏仁_{三兩去皮尖熬搗}

上二味搗篩為散，以蜜和綿裹如棗大，含之咽汁，日三夜二，忌生蔥、油膩。出第二卷中

《古今錄驗》暴中冷傷寒，鼻塞喘咳，喉中瘜塞，失音聲者方

取芫花根一虎口切暴

上一味，令病人以薦自縈，就裹舂芫花根，令飛揚入其七孔中，當眼淚出，口鼻皆羅刺郎達切，畢畢耳勿住，令蕪花根盡則止，病必於此瘥。

又療忽暴咳，失聲語不出，杏仁煎方

杏仁一升去皮尖熬　通草四兩　紫菀　五味子各三兩　貝母四兩
桑白皮五兩　蜜一升　沙糖一升　生薑汁一升

上九味切，以水九升煮五味，取三升去滓，納杏仁脂、薑汁、蜜糖和攪，微火上煎取四升，初服三合，日再夜一，稍稍加之，忌蒜麵、炙肉等。《千金》同

又通聲膏耳

五味子　款冬花　通草各三兩　人參二兩　杏仁一升去尖皮熬
桂心　細辛　青竹皮　菖蒲　酪酥各二兩　棗膏三升　白蜜一升
薑汁一升

上十三味細切，以水五升微火煎，三上三下，去滓，納薑汁、棗膏，煎令調和，酒服如棗二枚，忌生菜、生蔥、羊肉、錫。《千金》用蘇五升，棗膏、蜜各二升，餘同。並出第十九卷中

氣嗽方八首

《病源》夫肺主氣，候皮毛，人有運動勞役，其氣外泄，腠理則開，因乘風取涼，冷氣卒傷於肺，即發成嗽，故為暴氣嗽，其狀嗽甚而少涎沫。出第十四卷中

《古今錄驗》療患氣嗽，並下焦冷結方。 後四方同療，姚大夫別錄要方。

紫菀　貝母　百部根　款冬花　五味子　半夏洗各五分　射

干十分 芫花根皮四分切 熬令焦 乾薑 橘皮各四分 杏仁八分去皮尖熬 蘇子四分 白石英八分研 鐘乳十分研

上十四味搗篩，以蜜和為丸如梧桐子，酒服十丸，日再，稍加至三十丸，忌羊肉、餳、諸生冷等物。

又方

乾地黃 桂心 山茱萸 五味子各三兩 茯苓四兩 蓯蓉 丹參 澤瀉 甘草炙 鐘乳研各二兩

上十味搗篩蜜和，酒服十五丸如梧子大，日增至三十丸，忌海藻、生蔥、醋物、菘菜、蕪荑。

又酒方

丹參 乾地黃各五兩 芎藭 石斛 牛膝 黃耆 白朮 蓯蓉各四兩 防風 獨活 附子炮 秦艽 桂心 乾薑各三兩 鐘乳六分研

上十五味切，以酒三斗浸七日。初服二合，日再，稍稍加之，忌食桃李、雀肉、生蔥、豬肉、冷水、蕪荑。

又丸方

乾地黃四兩 防風 蓯蓉 澤瀉各三兩 山茱萸 丹參 五味子 茯神各二兩一方作茯苓 桂心一兩半

上九味搗篩，蜜和丸如梧子，酒服二十丸。日再，稍加至三十丸，忌醋物、生蔥、蕪荑。並出第十九卷中

《延年》杏仁煎，主氣嗽方

好杏仁一升去皮尖酥熬 糖一合 蜜五合 酥一合 生薑汁一合 貝母八合別篩末蘇子汁一升，以七小合蘇子研水和濾取汁

上七味，先搗杏仁如泥，納後六味藥，合煎如稠糖。取如棗大含咽之，日三，但嗽發，細細含之，忌豬肉。蔣孝璋處

又療氣嗽煎方

貝母 紫菀 百部根炙 款冬花 甘草炙各三兩 桂心二兩

上六味切，以水六升煮取一升五合，去滓，納後藥。

生地黃汁三升 生麥門冬汁五合 生薑汁五合 白蜜五合 酥五合 白糖五合 杏仁三合，去皮尖熬搗作膏

煎如糖，一服一匙，日三，稍加至三匙，嗽定則停，忌海藻、生蔥、菘菜、蕪荑、蒜醋、鹹食、豬肉等。

又療氣嗽，杏仁煎方

杏仁五合去皮尖搗研　生薑汁二合　酥一合　蜜三合

上四味，以水三升研杏仁取汁，納銅鐺中，煎攪可減半，納薑汁煎如稀糖，納酥蜜煎令如稠糖，一服一匙，日三服，夜一服，稍加至兩匙，忌豬肉。

又杏仁煎，主氣嗽方

杏仁一升去尖皮兩人者研濾取汁　酥三合　白蜜三合

上三味，以水三升研濾杏仁，令味盡，納銅鐺中，煎可減半，納酥蜜煎二十沸，納貝母末四分、紫菀末三分、甘草炙末一分，更煎攪如稀糖，一服一匙，日三夜一服，以咳嗽止為度，大驗，忌蒜、豬肉。並出第五卷中

呷咳方二首

《病源》呷咳者，猶是咳嗽也。其胸膈痰飲多者，咳則氣動於痰，上搏咽喉之間，痰氣相擊，隨咳動息，呀呷有聲，謂之呷咳。其與咳嗽大體雖同，至於投藥則應加消痰破飲之物，以此為異耳。出第十四卷中

崔氏三十年以來呷咳，並療之方

莨菪子新者　南青木香真者　薰黃無石臭者

上三味等份，搗篩為散。以羊脂塗青紙一張。以散藥著紙上，捲裹之。平旦空腹燒裹頭令煙出，吸取十咽。日中時復吸十咽，日晚後吸十咽，七日內禁生冷、醋滑，三日則瘥。出第六卷中

《古今錄驗》療呷咳，書墨丸方大神驗，萬年縣令席君懿選。

書墨二分　甘遂二分　葶藶子二分熬　前胡五分　大黃五分　巴豆二分去心皮熬

上六味搗篩為散，巴豆、葶藶別細研，蜜和丸如梧子，以白蜜粥清飲，且空腹服三丸。人弱服二丸，則利水或吐，三日以後更一服，還如上法，不過三服癒。療三十年咳，如利不止者，以冷白飲止之。

吐利止後，食禁生冷、醋滑、豬魚雞麵、油酒、冷水、蒜、蘆筍。此藥宜春夏服之，有毒之藥，寧從少起。《廣濟》療瘕嗽上氣，喉中作水雞鳴。出第十九卷中

薰咳法六首

《千金》療咳薰法

細熟艾薄薄布紙上，廣四寸，復以石硫黃末薄布艾上，務令調勻。以荻一枝，如紙長捲之，作十枚。先以火燒纏下去荻，其煙從荻孔中出，口吸取煙咽之，取吐止。明旦復薰之，昨日餘者，後日復薰之，三日止，自然瘥。惟得食白糜，餘皆禁之。《古今錄驗》同

又法

薰黃研令細一兩

以蠟紙並上薰黃，令與蠟相入，調勻捲之如前法，燒之亦如上法，日一二止，以吐為度。七日將息後，羊肉羹補之。

又法

爛青布廣四寸上布艾，艾上又布青礬石末，礬上佈少薰黃末，又布少鹽，又布少豉末，急捲之，燒令著內燥罐中，以紙蒙頭作小孔，以口含取煙咽之，以吐為度。悶時復息，煙盡止，日一二用，三捲用不盡瘥，三七日慎油膩。並出第十八卷中

崔氏療久咳不瘥薰法

款冬花

上一味，每旦取如雞子許，用少許蜜拌花使潤，納一升鐵鐺中。又用一瓷碗合鐺，碗底鑽一孔，孔內插一小竹筒，無竹，葦亦得。其筒稍長，作碗鐺相合，及插筒處，皆面塗之，

勿令漏煙氣。鐺下著炭火少時，款冬煙自從筒中出，則口含稠吸取煙咽之。如覺心中少悶，須暫舉頭，即將指頭捻筒頭，勿使漏煙氣，吸菸使盡止。凡如是三日，一度為之。待至六日，則飽食羊肉餺飥一頓，則永瘥。出第六卷中

《古今錄驗》療咳喝呼合切，下同煙法。

鐘乳研　白石英研　人參　丹參研　雄黃各七分研　水銀二分研
烏羊腎脂一具　淨紙十張

上八味，各搗篩為末，以水銀投藥裏細研，使入諸藥羊脂熬。取置紙中，令均平，使厚一分，散藥令周，遍翦紙一張作三分。瘦弱、婦人，五日用半寸薰，未服藥前齋五日，服藥後一百日，忌五辛、酒肉。此一劑得療五十人，上氣悉皆癒，忌生血物。

又療咳，腹脹氣上不得臥，身體水腫，**長孫振薰法**。

蠟紙一張，熟艾薄布遍紙上　薰黃末三分　款冬花末二分

上三味，並遍布艾，上著一葦筒，捲之寸，別以繩繫之，燒下頭喝煙咽之亦可。三十因喝訖則瘥，喝盡三劑，一百日斷鹽醋。日一，三日盡一劑。出第十九卷中

療咳方十四首

深師療咳方
巴豆炮去殼，勿傷肉
白水吞下，初日飲服二枚，二日三枚良，忌野豬肉、蘆筍。《千金》同

又方
蜀椒一合，汗去目　杏仁去皮尖，半合熬　豉半合　款冬花小半合
上四味搗，蜜和為丸，晚間不食，含一丸如彈丸大。含一丸則知效驗，十年者五六日知良。並出第十八卷中

《小品》療咳，生薑五味子湯方
五味子五合　生薑八兩　紫菀一兩　半夏二兩洗　吳茱萸一兩

款冬花半兩　細辛一兩　附子一枚炮　茯苓四兩　甘草二兩炙　桂心一兩

　　上十一味切，以水一斗煮取五升，分溫三服，老人可服五合，忌海藻、菘菜、豬肉、冷水、羊肉、餳、生菜、醋物、生蔥。《古今錄驗》同，出第一卷中

《備急》療咳方

杏仁半斤去尖皮，熬　紫菀二兩

　　上二味，先研杏仁取汁使盡，細切紫菀更煎，少濃去滓，納蜜使稠，細細飲之，立定。出第三卷中

崔氏療咳方

杏仁一升去尖皮，熬　蘇子汁五合　生薑汁五合煎　蜜五合煎令沫盡

　　上四味，先搗杏仁作脂訖，納諸藥和煎攪調三四沸。藥成，含咽如棗大，日三四，忌蒜麵。出第六卷中

《延年》紫菀飲，主咳方

紫菀一兩半　貝母二兩　人參一兩　橘皮半兩　生薑一兩　杏仁一兩半去皮尖，研

　　上六味切，以水二升五合煮取八合，分三服，欲再服亦得，慎鹹醋蒜麵。蔣孝璋處，出第五卷中

《必效》療咳方

棗一百二十顆去核　豉一百粒　桃仁一百二十顆去皮尖，熬令色黃

上三味合搗為丸如棗大，含之無不瘥。

又方

雞子白皮十四枚熬令黃　麻黃三兩去節

上二味搗成散，每服方寸匕，日二，食後飲下之，無所忌。

又方

麻黃二兩去節　紫菀二兩　貝母三兩去心

上三味搗篩，蜜和丸如杏核，綿裹含，稍稍咽汁，盡更作，日四五度。

又方

杏仁一百二十枚去皮尖熬　豉一百枚熬令乾　乾棗四十枚去核

上三味合搗如泥，丸如杏核，含咽令盡，日七八度，盡更作。出第一卷中

《古今錄驗》百部湯，療咳晝夜不得眠，兩眼突出方。

百部半兩　生薑半斤　細辛三兩　貝母三兩　甘草二兩炙　杏仁四兩去皮尖　紫菀三兩　桂心二兩　白朮二兩　麻黃六兩去節　五味子二兩

上十一味切，以水一斗二升煮取三升，分三服，忌桃李、雀肉、海藻、菘菜、生菜。《千金》無杏仁、紫菀，餘同。

又療咳噏散方

細辛　紫菀　天雄炮　石膏　款冬花　鐘乳各二分

上六味搗篩作散，如大豆七聚，以小竹筒噏服，日二，不得食生魚、醬醋、生菜，但食糜七日，咳瘥乃止。若大豆聚不知，亦小益，勿大多，甚良，忌生菜、冷水、豬肉。《千金》同

又療咳，麻黃五味子湯方

麻黃四兩去節　五味子五合　甘草二兩炙　半夏二兩洗　乾薑五合　細辛二兩　桂心六兩　杏仁三兩去皮尖

上八味切，以水一斗煮取四升，去滓，分溫五服，日三夜二，忌海藻、菘菜、羊肉、餳、生菜、生蔥。

又療咳，羊肺湯，太醫史脫方

款冬花一兩　紫菀　乾薑　細辛各一兩　桂心　甘草炙各半兩　五味子半斤　白前　吳茱萸各半兩　羊肺一枚細切

上十味切，以水八升合煮取三升，去滓，一服三合，日三，禁食鹽蒜、生菜、海藻、菘菜、生蔥。並出第十九卷中

‖ 臨床新用 ‖

1. 加味九寶湯治療咳喘 41 例小結

組成：炙麻黃 10 克，烏梅 10 克，桑白皮 15 克，肉桂 5 克，陳皮 10 克，大腹皮 10 克，杏仁 10 克，蘇葉 10 克，薄荷

6 克，生薑 3 克，大棗 20 克，炙甘草 15 克，水煎服，日服 1 劑。

寒邪偏重者去薄荷、加法夏；熱邪偏重者去肉桂、生薑，加黃芩、生石膏，炙草改用生甘草；內傷久咳、氣喘甚者去薄荷、生薑，蘇葉改蘇子，加白芥子、炒萊菔子；年老久咳難癒者加白果；待咳喘緩解後，再服八味都氣湯。總有效率為 90.2%。（黃杭純・湖南中醫雜誌，1991.5：61）

2. 辨證治療慢性支氣管炎 78 例小結

（1）肺燥型

症見咳嗽無痰或乾咳少痰而黏，咳不爽，口鼻乾燥，喉癢或痛，舌尖邊紅、苔薄黃，少津，脈弦細。治宜清肺潤燥化痰，方用清燥救肺湯加減。

處方：冬桑葉、黨參、北杏仁、麥冬、枇杷葉、黃芩、青天葵各 10 克，石膏 30 克。

（2）痰熱型

症見咳嗽，甚則氣喘，痰黃稠，咯痰不暢，口乾渴，喜冷飲，胸悶氣短，小便黃，可有發熱，惡寒，鼻塞表證，舌紅、苔黃膩，脈滑數，治宜清熱宣肺，止咳化痰，平喘，方用麻杏石甘湯加味。

處方：麻黃 6 克，北杏仁、川貝母、製南星各 10 克石膏（先煎）30 克，蒲公英 15 克，甘草 4 克。

（3）寒飲型

症見咳喘氣急，痰多色白、清稀，手足冷感，口淡不渴或兼有頭痛、惡寒、身痛等表症，舌苔白膩，脈弦滑。治宜辛溫散寒化飲，方用小青龍湯加味。

處方：麻黃、桂枝各 6 克，半夏、白芍、五味子、蘇子、浙貝母、破故紙各 10 克，細辛、乾薑各 9 克，炙甘草 6 克。總有效率 94.3%。（吳少英等新中醫 1994.12：90）

3. 止嗽散加減治療慢性支氣管炎 30 例

基本方：止嗽散去荊芥加百部 12 克，紫苑 12 克，桔梗 10 克，陳皮 10 克，白前 10 克，甘草 8 克，丹參 15 克，杏仁 10 克。

痰熱型：治以清泄肺熱，化痰止咳平喘，基本方加黃芩、魚腥草、蘇子、桑白皮。

寒痰型：治以宣肺散寒，化痰止咳平喘，基本方加麻黃、桂枝、細辛、半夏。

肺燥型：治以養陰清肺止咳，基本方加沙參、麥冬，紫苑百部用蜜炙。

肺脾氣虛型：治以補肺益氣止咳化痰，基本方加綿黃耆、黨參、白朮、茯苓。臨床總有效率 100%。（許鐵蘭·中原醫刊，1999.5：44）

積年久咳方二十一首

《病源》肺感於寒，微者則成咳嗽，久咳嗽是連滯歲月，經久不瘥者也。

凡五臟皆有咳嗽，不已則各傳其腑，諸久咳不已三焦受之，其狀咳而腹滿，不欲食飲，此皆寒氣聚於胃而關於肺，使人多涕唾而變面浮腫，氣逆故也。 _{出第十四卷中}

深師療五臟咳，積年，劇則上氣不得臥，喉中如有物，醫所不療，**五愈丸方**。

桂心　細辛　乾薑　白前　甘草_{炙各三分}　蜀椒_汗　代赭
通草　款冬花　芫花_{熬各一分}　伏龍肝　紫苑　牡蠣_{各二分熬}

上十三味搗篩，以飴糖和之，搗令調和，如棗核一丸含之。稍稍咽，其汁盡復含，令胸中熱為候，不知，以意加之。其久病重者，晝夜二十餘丸。若一歲咳者一月癒，十歲咳者百日癒，忌海藻、菘菜、生蔥、生菜等。

又療三十年咳，芫花煎方

芫花二兩　乾薑三兩末之

上二味，以水五升煮芫花，取三升，去滓，納薑末，加蜜一升合煎之如糜。一服如半棗，日三，不知，加之。一方不用乾薑，取芫花汁蜜和煎令可丸，服如梧子三丸，日三。

又療三十年咳，氣奔上欲死，醫所不療，**海藻丸**。褚仲堪方

海藻三分　麥門冬五分去心　昆布　乾薑　細辛　文蛤　桂心　蜀椒汗各二分

上八味搗篩蜜和，服如杏仁許。夜臥一丸，著舌上，稍稍咽汁，盡更著一丸，忌生蔥、生菜等。

又療三十年咳嗽上氣，短氣久冷，五臟客熱，四肢煩疼，食飽則劇，時有發，甚不能行步，夜不得臥，多夢，**香豉丸**。

香豉四分熬　杏仁二分去皮兩仁熬　紫菀三分　桂心三分　甘草八分炙　乾薑二分　細辛三分　吳茱萸二分

上八味搗篩，蜜和服如梧子四丸，日三，不知，增之，能含嚼咽汁亦佳，忌海藻、菘菜、生蔥、生菜。

又療三十年上氣咳嗽，款冬花丸方

款冬花六分　桂心四分　紫菀六分　杏仁四分去尖皮兩仁熬　附子二兩炮　藜蘆四分　乾薑六分　甘草七分炙　細辛六分　防風八分　芫花六分熬　蜀椒八分汗　野葛四分去心

上十三味搗篩，蜜和丸如梧子，服三丸，稍加，日三服，忌生蔥、辛鹹醋、豬肉、冷水、海藻、菘菜、生菜、狸肉等。

一方十四味，此方忌醋，恐有茯苓。

又療三十年咳逆上氣，咽喉如水雞鳴，或唾膿血，**師藥不能療者方**。

香豉三升熬　蜀椒一升汗　乾薑一斤　豬肪三斤

上三味搗篩，納肪中，以水五升，合豉等物熟煎，每以二合服之，大效。

又療三十年咳嗽，七星散方

蜀椒汗　桑根白皮　芫花根皮　款冬花　紫菀　代赭石

細辛　伏龍肝各一兩

上八味搗為散，取作七星聚，聚如扁豆大，以竹筒口當藥上，一一嚵咽之，令藥入腹中，先食訖，即服藥。日三服。後三日不瘥，復作七聚。

以一臠肉炙令熟，以轉展藥聚上，令藥悉在炙肉中，仰臥咬咀炙肉汁，令藥力歆歆，皆毒螫咽中，藥力盡吞肉，前後所療皆不至，食肉便癒。若不癒，復作如初法，必癒乃止。羊、牛、鹿肉皆可用，勿用豬肉，忌生菜。《千金》、《延年》不用椒與芫花根，餘同。並出第十八卷中

《千金》療三十年咳嗽方

蜜一斤　生薑二斤取汁

上二味，先秤銅銚知斤兩訖，納蜜復秤知斤兩，次納薑汁，以微火煎，令薑汁盡，惟有蜜斤兩在止。旦服如棗大含一丸，日三，禁一切雜食。

又療三十年咳方

紫菀二兩　款冬花三兩

上二味為散，先食飲服一錢匕，日三，七日癒。張文仲、《古今錄驗》、深師同

又療三十年咳方

百部根三斤

上一味搗取汁，煎之如飴，以溫粥飲服方寸匕，日三服。深師方，白蜜二升，更煎五六沸，服三合，有驗。

又療入咳不瘥方

兔矢四十九枚　胡桐律一分　硇砂三分

上三味搗篩，蜜和為丸，服如梧子三丸，令吐冷物盡則瘥。並出第十八卷中

《延年》療久咳不瘥方

豬腎一具去脂膜　椒二十八顆開口者

上二味，取腎一顆，上作十四孔，取椒納孔中，以水緩煮令熟，割破細切，啖之令盡，有驗。張文仲處，出第五卷中

崔氏療積年咳，喉中啞聲方

芫花根白皮六分切，熬令焦黑　貝母十二分　款冬花六分　百部根八分切熬　杏仁十分去尖皮熬　皂莢四分去皮子炙　五味子六分　蜈蚣半枚炙　桑白皮六分　麻黃八分去節　紫菀八分

上十一味搗篩，蜜和為丸如梧子大，一服五丸，日再服，加至十五丸，煮棗汁送之。出第六卷中

《必效》療咳嗽積年不差者，胸膈乾痛不利方

紫菀一大兩　杏仁四十九枚，去尖皮熬　酥一大合　蜜一大合

上四味，紫菀及杏仁個別搗，先煮酥蜜攪令和，納紫菀、杏仁研破塊煎十餘沸，藥成出瓷器中。每日空腹服一彈丸，細細含咽之，忌酒麵及豬肉等。凌空道士得此方，傳效不復可言。

又方

莨菪二分，以水淘去浮者，水煮令牙出，焙乾炒令黃黑色　酥一雞子許　大棗七枚

上三味，鐺中煎令酥盡，取棗去皮食之，日二。

又方

生薑五兩　餳半大升

上二味，取薑刮去皮，如箸子切之，置餳中，微火煎薑使熟，食使盡則瘥，假侍御用之極效。

又方

款冬花

上一味和蜜火燒含，取煙咽之，三數度則瘥。

又方

取莨菪子二指撮，吞唾咽之，日五六度，光祿李丞自服之，極神效。並出第一卷中

《古今錄驗》療人三十年寒冷咳逆上氣，麻黃湯方

麻黃八分去節　蜀椒四分汗　細辛三分　本二分　杏仁五十枚，去皮尖碎

上五味切，以水七升煮取三升，分為三服，日三，忌生菜。

又許明療人久咳欲死方

取厚榆皮削如指大，去黑，克令如鋸，長尺餘，納喉中，頻出入，當吐膿血則癒。

又**香豉丸**，療上氣三十年咳，氣久寒冷痺，脾中客熱變為冷方。

食茱萸一兩　甘草一兩　香豉二十枚　細辛　杏仁去尖皮熬各一兩　紫菀二兩

上六味搗篩為末，別搗杏仁如膏，乃納末攪令勻，蜜和丸如梧子，服三丸，日三。不知，增之至五丸，暮臥時含十丸，著咽喉中咽之，忌海藻、菘菜、生菜。出第十九卷中

久咳坐臥不得方二首

《集驗》療久患氣嗽，發時奔喘，坐臥不得，並喉裏呀聲氣欲絕方

麻黃去節　杏仁去尖皮碎　紫菀各三兩　柴胡　橘皮各四兩

上五味切，以水六升煮取二升半，去滓，分三服。一劑不差，頻兩三劑，從來用甚驗。張文仲同，出第四卷中

《備急》療久咳奔喘，坐臥不得，並喉裏呀聲氣絕方

麻黃去節　乾蘇葉　橘皮各三兩　柴胡四兩　杏仁四兩，去尖皮碎

上五味切，以水六升煮取二升半，分三服。服兩劑必瘥，甚效。張文仲同，出第三卷中

咳嗽短氣方七首

《病源》肺主於氣，候於皮毛，氣虛為微寒客於皮毛，傷於肺氣不足，則成咳嗽。夫氣得溫則宣和，得寒則痞澀，虛則氣不足，而為寒所迫，並聚於肺間，不得宣發，故令咳而短氣也。出十四卷中

深師療傷中咳嗽短氣，腸中痛，流飲厥逆，宿食不消化，

寒熱邪癖，五內不調，**肉蓯蓉湯方**。

肉蓯蓉五兩　乾地黃四兩　大棗二十枚擘　烏頭一兩炮　甘草炙

桂心　紫菀　五味子各二兩　生薑　石膏碎綿裹　麥門冬去心各三

兩

上十一味切，以水一斗五升煮取七升，去滓，分為七服，日四夜三。一方用大棗五十枚，水一斗二升煮取九升，忌海藻、生蔥、菘菜、蕪荑、豬肉、冷水。

又療上氣，咽喉窒塞，短氣不得臥，倚壁而息，腰背苦痛，支脅滿，不能食，面色痿黃，**貝母飲方**。

貝母　石膏碎綿裹　桂心　麻黃去節　甘草炙各二兩　杏仁三十枚，去尖皮　生薑五兩　半夏五兩洗

上八味切，以水一斗煮取三升，去滓，分三服，忌海藻、菘菜、羊肉、生蔥、餳等。

又療咳而不利，胸中痞而短氣，心中時悸，四肢不欲動，手足煩，不欲食，肩背痛，時惡寒，**海藻湯方**

海藻四兩　茯苓六兩　半夏五合洗　五味子五合　細辛二兩

杏仁五十枚，去頭皮

上六味切，以水一斗煮取三升，分三服，忌羊肉、餳、生蔥、醋物。一方有生薑一兩，《千金》同。出第十八卷中

《古今錄驗》五味子湯，療逆氣咳嗽，胸膈中寒熱，短氣不足方。

五味子一兩　前胡三兩　紫菀　甘草炙　桂心　生薑各二兩

棗三十枚擘　山茱萸三兩

上八味切，以水一斗煮取七升，絞去滓，服一升，日三夜三，忌生蔥、海藻、菘菜。《廣濟方》用橘皮不用茱萸。

又胡椒理中丸，療咳嗽逆氣，不能飲食，短氣方。

胡椒　蓽撥　乾薑　款冬花　甘草炙　橘皮　高良薑　細

辛各四兩　白朮五兩

上九味搗篩，蜜和丸如梧子，一服五丸，日再，忌桃李、雀肉、生菜、海藻、菘菜。

又瀉肺湯，療咳逆短氣方

人參三分　生薑四分　半夏五分洗　甘草四分炙　橘皮十二分
竹葉二兩

上六味切，以水六升煮取二升，分三服。此方亦療霍亂，
忌羊肉、餳、海藻、菘菜。

又療咳嗽及短氣脅痛，薑椒湯方

生薑　椒去目汗，各一兩

上二味切，以水五升煮取三升，每服一合。並出第十九卷中

九種咳嗽方一首

《千金》九種氣咳嗽欲死，百病方

乾薑二分　半夏　細辛　紫菀　吳茱萸　芫花　茯苓　甘
遂　防葵　甘草炙　人參　烏頭炮　大黃　葶藶子熬　巴豆去皮
心熬　厚朴炙　杏仁去皮尖煮熬，各一分　五味子　遠志去心　枳實炙
皂角去皮子炙　當歸　桂心　前胡　菖蒲　大戟　蜀椒各半分
白薇三分

上二十八味搗合蜜丸，先食服如梧子二丸，日三，以知為
度。不知增之，忌海藻、菘菜、羊肉、餳、生蔥、醋物、野豬
肉、蘆筍。一方無巴豆，有䗪蟲半分，恐非。出第十八卷中

咳逆及厥逆飲咳方七首

《病源》咳逆者，是咳嗽而氣逆上也。氣為陽，流行腑
臟，宣發腠理，而氣肺之所主也。咳病由肺虛感微寒所成，寒
搏於氣，氣不得宣胃，逆聚還肺，肺則脹滿，氣逆不下，故為
咳逆。其狀咳而胸滿氣逆，髀背痛，汗出，尻陰股膝踹胻足皆
痛也。其湯熨針石，別有正方補養宣導，今附於後。

《養生方》導引法云：先以鼻內氣，乃閉口咳，還復以鼻
納氣，咳則癒。向晨去枕正偃臥，伸臂脛，瞑目閉口，無息極

脹腹兩足，再息頃間吸，腹仰，兩足倍拳，欲自微息定，復為之。春三夏五，秋七冬九。蕩滌五臟，津潤六腑。又云：還向反望側望，不息七通，療咳逆胸中病，寒熱。出第十四卷中

深師療咳嗽短氣不得息，發熱，胸苦滿，不得飲食，**五味子湯方。**

五味子二兩　桂心　甘草炙　細辛各一兩　乾薑三兩　紫菀二兩，一方一兩　大棗二十枚擘　麻黃二兩，去節

上八味切，以水八升煮取三升，分三服。無乾薑，生薑亦得，忌海藻、菘菜、生菜、生蔥。出第十八卷中

《千金》竹皮湯，主咳逆下血不息方

生竹皮三兩　紫菀二兩　飴糖一斤　生地黃汁一升

上四味切，以水六升煮取三升，分三服，忌蕪荑。深師同

又療大逆上氣，喉咽不利。止逆下氣，**麥門冬湯主之方。**

麥門冬二升去心　半夏一升洗　人參　甘草各二兩炙　粳米三合　大棗十四枚

上六味切，以水一斗二升煮取六升，服半升，日三夜一，忌羊肉、餳、海藻、菘菜。此本仲景《傷寒論》方，並出第十八卷中

《古今錄驗》療厥逆，臟氣有餘，寒氣虛勞，憂氣驚氣。其人善悸，胸中或寒，上下無常多悲傷，流四肢，臍四邊常有核，游腫，大便不利，**游氣湯方。**

厚朴四兩炙　人參　甘草炙　牡蠣各二兩熬　茯苓四兩　桂心　半夏各一兩洗　梔子四枚生　薑八兩　黃芩三兩

上十味切，以水九升煮取三升半，去滓，分服七合，日三夜再服。若腹痛去黃芩，加芍藥三兩良驗，忌海藻、菘菜、生蔥、羊肉、餳、醋物等。

又療咳逆上氣丸方

乾薑四兩　桂心　款冬花各一兩　附子四枚炮　五味子二兩　巴豆六十枚老者，三十枚去皮心熬

上六味先搗上五味下篩，別搗巴豆如膏，內藥末，以蜜和丸如麻子，以一丸著牙上吹咀，暮臥時服亦可，日三服，忌生

蔥、豬肉、蘆筍。

又**小胡椒丸**，療寒冷咳逆，胸中有冷，咽中如有物狀吐之不出方。

胡椒五分　乾薑六分　款冬花三分

上三味搗篩，蜜和丸如梧子大，米飲服三丸，日再服，以知為度，禁如前法。並出第十九卷中

十咳方六首

《千金》問曰：咳病有十，何謂也？

師曰：有風咳，有寒咳，有支咳，有肝咳，有心咳，有脾咳，有肺咳，有腎咳，有膽咳，有厥陰咳。

問曰：十咳之證，何以為異？

師曰：欲語因咳，言不得終，謂之風咳；飲冷食寒，因之而咳，謂之寒咳；心下堅滿，咳則支痛，其脈反遲，謂之支咳；咳引脅下痛，謂之肝咳；咳而唾血，引手少陰，謂之心咳；咳而涎出，續續不止，下引少腹，謂之脾咳；咳引頸項而唾涎沫，謂之肺咳；咳則耳無所聞，引腰並臍中，謂之腎咳；咳而引頭痛，口苦，謂之膽咳；咳而引舌本，謂之厥陰咳。夫風咳者下之，寒咳、支咳、肝咳灸足太衝心咳灸刺手神門，脾咳灸足太白，肺咳灸手太泉，腎咳灸足太谿，膽咳灸足陽陵泉，厥陰咳灸手太陵。留飲咳者，其人咳不得臥，引項上痛，咳者時如小兒瘛瘲狀。夫久咳為水咳也，當吐之。咳家其脈弦，欲行吐藥，當相人強弱無熱，乃可吐耳。通按：太泉疑太淵。

又咳家，其人脈弦為有水，可與十棗湯下之。不能臥坐者，陰不受邪故也。

又夫有支飲家，咳煩胸中痛者，不卒死，至一百日、一歲，與**十棗湯方**。

芫花　甘遂　大戟併熬等份

上三味搗下篩，以水一升五合煮大棗十枚，取八合，絞去

滓，納藥末，強人取重一錢，羸人半錢匕，頓服之。平旦服而不下者，明旦更服藥半錢，下後自補養。《古今錄驗》同，此方仲景《傷寒論》方

又咳而引脅下痛者，亦十棗湯主之。用前方

又夫酒客咳者，必致吐血，此坐久極飲過度所致也。其脈沈者，不可發汗。久咳數歲，其脈弱者可療，實大數者死。其脈虛者，必苦冒也，其人本有支飲在胸中故也。治屬飲家，土氣汗出而咳，屬飲家咳，而小便利若失溺，不可發汗，發汗出則厥逆冷。

又咳逆倚息不得臥，小青龍湯主之

麻黃去節　芍藥　細辛　桂心　乾薑　甘草炙各三兩　五味子半升　半夏半升洗

上八味切，以水一斗，先煮麻黃減二升，去沫，乃納諸藥煮得三升，去滓，服一升。若渴者去半夏，加栝樓根三兩。微利者去麻黃，加芫花如雞子大，熬黃。若食飲噎者去麻黃，加附子一枚，炮去皮，六片破。小便不利少腹滿者，去麻黃，加茯苓四兩。若喘去麻黃，加杏仁半升，去尖皮熬。芫花不主利，麻黃止喘，今語反之，疑非仲景意加減。忌海藻、菘菜、生蔥、生菜、羊肉、餳。此本仲景《傷寒論》方

青龍下已，多唾口燥，寸脈沉而尺脈微，手足厥逆，氣從少腹上衝胸咽，手足痺；其面翕熱如醉狀，因復下流陰股，小便難，時復冒者，可與茯苓桂心甘草五味子等湯主之，治其**氣衝方**。

茯苓四兩　桂心一兩　甘草三兩炙　五味子半升

上四味切，以水八升煮取三升，去滓，溫分三服，忌海藻、菘菜、生蔥。以《千金》校之亦脫此方，今於仲景方錄附之。

衝氣則抵，而反更咳，胸滿者，與茯苓甘草五味子，去桂心加乾薑、細辛，以治其**咳滿方**。

茯苓四兩　甘草炙　乾薑　細辛各三兩　五味子半升

上五味切，以水八升煮取三升，去滓，溫服一升，日三，

忌海藻、菘菜、生菜、醋等物。

咳滿即止，而復更渴，衝氣復發者，以細辛、乾薑為熱藥也，服之當遂渴，而渴反止者，為支飲也。支飲法當冒，冒者必嘔，嘔者復納半夏以**去其水方**。

茯苓四兩　甘草炙　乾薑　細辛各三兩　五味子半升　半夏半升洗

上六味切，以水八升煮取三升，去滓，溫服一升，日三，忌海藻、菘菜、生菜、羊肉、餳、醋等。

水去嘔則止，其人形腫，可納麻黃。以其人遂痺，故不納麻黃，乃納杏仁也。若逆而納麻黃者，其人必厥。所以然者，以其人血虛，麻黃發其陽故也。

茯苓四兩　乾薑三兩　細辛三兩　五味子半升　半夏半升洗　杏仁半升，去尖皮　甘草三兩炙

上七味切，以水一斗煮取三升，去滓，溫服一升，日三，忌海藻、菘菜、生菜、羊肉、餳、醋等。

若面熱如醉狀者，此為胃中熱，上衝薰其面令熱，加大黃利之。

細辛　甘草炙　乾薑各三兩　茯苓四兩　五味子　半夏洗　杏仁去皮尖各半升　大黃三兩蒸

上八味切，以水一斗煮取三升，去滓，溫服一升，日三服，忌海藻、菘菜、生菜、餳、醋、羊肉。並出第十八卷中

久咳嗽上氣唾膿血及濁涎方五首

《病源》久咳嗽上氣者，是肺氣虛極，風邪停滯。故其病積月累年，久不瘥則胸背痛，面腫，甚則唾膿血也。出第十四卷中

深師療肺氣不足，咳逆唾膿血，咽喉悶塞，胸滿上氣，不能飲食，臥則短氣，**補肺湯方**。

款冬花三兩　桂心二兩　鐘乳二兩　乾薑二兩　白石英二兩　麥門冬去心四兩　五味子三兩　粳米五合　桑白皮根一斤　大棗一百枚擘

上十味切，以水一斗二升，先煮桑白皮、棗令熟，去滓，納藥煮，取二升二合，分三服，忌生蔥等。《千金》同

又療咳逆上氣，時時唾濁，但坐不得臥，**皂莢丸方**。

長大皂莢一挺去皮子炙

上一味搗篩，蜜和服如梧子一丸，日三夜一，以大棗膏和湯下之。《千金》、《經心錄》、《延年》同。此本仲景《傷寒論》方，一名棗膏丸。

又療咳逆上氣，吐膿或吐血，胸滿痛不能食，**補肺湯方**。

黃耆五兩　桂心　乾地黃　茯苓　厚朴　乾薑　紫菀　橘皮　當歸　五味子　遠志去心　麥門冬去心各三兩　甘草炙　鐘乳　白石英各二兩　桑白皮根　人參各三兩　大棗二十枚擘

上十八味切，以水一斗四升煮取四升，分溫四服，日三夜一，忌海藻、菘菜、生蔥、醋物。《千金》同，並出第十八卷中

《古今錄驗》療寒冷咳嗽，上氣胸滿，唾腥膿血，**四味石鐘乳散方**。

鐘乳碎研　白礬石煉　款冬花　桂心各一分

上四味搗合下篩，以筒吸之，如大豆許，一匕聚先食，日三。不知稍增之，數試有驗，當作七聚遂吸之，忌生蔥。《千金》、《集驗》同，出第十九卷中

《必效》療上氣唾膿血方

灸兩乳下黑白際，各一百壯良。《千金》同

咳嗽膿血方十一首

《病源》咳嗽膿血者，損肺傷心故也。肺主氣，心主血，肺感於寒，微者則成咳嗽。傷於陰脈則有血，血與氣相隨而行，咳嗽極甚。傷血動氣，俱乘於肺，以津液相搏，蘊結成膿，故咳嗽而有膿血也。出第十四卷中

《廣濟》療瘕瘰吐膿損肺方

人參二分　瓜蒂三分　杜蘅五分

上三味搗篩為散，平旦空腹，以熱湯服方寸匕，當吐痰水惡汁一二升。吐已，復煮白粥食。淡水未盡，停三日更進一服，忌生冷、油膩、豬魚。《肘後》、《古今錄驗》用杜蘅三分，人參一分，服一錢匕。出第二卷中

深師療咳逆唾膿血，雞子湯方

雞子一枚　甘草二分炙　甘草一分　大黃二分　黃芩二分

上五味切，以水六升煮取二升，去滓，納雞子攪令調，盡飲之良，忌海藻、菘菜。

又療傷肺唾血方

茅根

上一味搗篩為散，服方寸匕，日三。亦可絞取汁飲之，主熱渴。出第四卷中

《刪繁》療肺偏損，胸中應肺偏痛，唾血氣咳，款冬花散方

款冬花　當歸各六分　桂心　芎藭　五味子　附子炮各七分細辛　貝母各四分　乾薑　乾地黃各八分　白朮　甘草炙　杏仁去尖皮各五分　紫菀三分

上十四味搗篩為散，清酒服方寸匕，日二服，忌生蔥、生菜、桃李、雀肉、海藻、菘菜、豬肉、蕪荑。出第五卷中

《千金》百部丸，主諸咳不得氣息，唾膿血方

百部根二兩　升麻半兩　桂心　五味子　甘草炙　紫菀　乾薑各一兩

上七味搗篩，蜜和丸如梧子，服三丸，日三，以知為度，忌生蔥、海藻、菘菜等物。

又療肺傷，咳唾膿血，腸澀背氣不欲食，惡風，足膝脛寒，**湯方**。

乾地黃切半升　桑白皮切二升　芎藭切一升　白及五兩　桂心二尺　人參　紫菀各二兩　大棗二十枚擘　生薑五兩　飴糖一升　大麻仁一升　大麥三升

上十二味切，以水一斗五升煮麥瀘，取一汁去滓，納藥

煎，取三升，分三服，忌生蔥。

又療肺病咳嗽膿血，及唾涕血出不止方

好酥五十斤

上三遍煉，停凝當出醍醐，服一合，日三，以瘥止。

又方

三遍煉酥如雞子黃，適寒溫灌鼻中，日二夜一。

又療咳嗽喘息，喉中如有物，唾血方

杏仁二升去尖皮　豬脂二合　糖一升　生薑汁二升　蜜一升

上五味，先以豬膏煎杏仁黃黑，出以紙拭令淨，搗如膏，合煎五物，令可丸，服如杏核，日夜六七，漸加之。半出第十八卷中

《古今錄驗》瀉肺湯，療肺中膿咳唾血，氣急不安臥方

芎藭　麻黃去節　細辛　椒去目閉口汗　當歸各一兩

上五味切，以水七升煮取三升，分為三服，日三。微汗，或吐膿血，忌生菜。一方有生薑一兩

又羊肺湯，療咳晝夜無閒，息氣欲絕，肺傷唾血方

鐘乳五兩　牡蠣熬　桂心六兩　射干　桃仁去尖皮　貝母　橘皮　百部根　五味子各三兩　生薑六兩　白石英　半夏洗各五兩　款冬花　甘草炙　厚朴炙各二兩　羊肺一具

上十六味切，先以水二斗三升煮羊肺，取一斗，去肺，納諸藥，煮取三升，分四服，日三夜一，忌海藻、菘菜、羊肉、餳、生蔥。出第十九卷中

久咳嗽膿血方四首

《病源》久咳嗽膿血者，肺感於寒，微則成咳嗽。咳嗽極甚，傷於經絡，血液蘊結，故有膿血。氣血俱傷，故連滯積久，其血黯瘀，與膿相雜而出也。出第十四卷中

《廣濟》療積年咳嗽膿血方

莨菪二升　大棗一百顆青州者

上二味，以水三大升，取馬糞燒火煎熟之，候令汁盡取棄。早晨服一枚，日中一枚，日暮一枚，不覺漸加。口乾胸熱則以為度，不吐不利，忌並如前法。

又療咳經年不差，氣喘欲絕，傷肺見血方

桑白皮切五合　白羊肺一具切　芍藥十分　款冬花六分　茯苓十一分　貝母十二分　麥門冬六分　杏仁六分，去尖皮熬為脂　升麻十二分　生地黃汁一升　黃芩十二分　蜜一升

上十二味切，以水一斗煮取三升，去滓，納杏仁脂、地黃汁、蜜等，微火上煎如魚眼沸，攪勿停手，取二升二合煎成，淨綿夾布濾，每食後含一合，日夜三四度，老小以意減之，微暖含之佳，忌生冷、油醋、麵魚蒜、蕪荑。並出第二卷中

深師療咳逆氣喘不息，不得眠，唾血嘔血短氣連年，款冬花丸方

款冬花十八分　紫菀十二分　杏仁八分，去尖皮熬　香豉十分熬　人參二分　甘草三分炙　蜀椒三分汗　天門冬六分去心　乾薑　桂心　乾地黃各三分

上十一味搗篩，蜜和如彈丸，含稍稍咽汁，日四夜再，神良，忌海藻、菘菜、生蔥、蕪荑、鯉魚。出第十八卷中

《近效》療久咳兼唾血方

白前三兩　桑白皮　桔梗各二兩　甘草一兩炙

上四味切，以水二大升煮取半大升，空腹頓服。若重者十數劑，忌豬肉、海藻、菘菜。李子釗方

‖ 臨床新用 ‖

1. 肺癰湯治療肺癰 41 例療效觀察

41 例均有不同程度的畏寒、發熱、咳嗽、胸痛、咯膿痰或膿血痰，病灶部位有乾濕哆音或管狀呼吸音。41 例患者用肺癰湯，方劑組成：魚腥草 30 克，刺黃柏 30 克，蘆竹根 20 克，

白茅根 30 克，批把葉 20 克，麥冬 15 克，桃仁 10 克，甘草 6 克。隨證加減：高熱加銀花 15 克，連翹 10 克，胸痛加鬱金 10 克，枳殼 10 克；口乾加石膏 30 克，知母 10 克；氣虛加黃耆 30 克，黨參 30 克等。水煎服，每天一劑，早晚分服。有效率 100%。（李金亮等·武警醫學，1996.5：170）

2. 排膿解毒法治療肺癰 31 例

臨床表現：大多數起病急遽，出現畏寒、高熱、咳嗽、胸痛、咳吐腥臭膿痰、體溫在 39℃～40℃，病變部位叩診呈濁音，呼吸音減弱，可聞及濕囉音。舌質紅、苔黃膩、脈滑數。藥用桔梗 50 克，薏苡仁 20 克，川貝母 20 克，橘紅 20 克，雙花 20 克，甘草 20 克，白及 10 克，魚腥草 30 克，敗醬草 30 克，黃芩 15 克。以上藥物水煎至 150ml，每日 2 次口服。次用桔梗白散峻驅其膿，每服 0.6 克，膿毒消除後再予補虛養肺。（楚華等·實用中醫內科雜誌，2003.3：224）

咳嗽唾黏方二首

《廣濟》療肺熱咳嗽，涕唾多黏，甘草飲子方

甘草六分炙　款冬花七分　豉心一合　生麥門冬八分去心　蔥白一握　檳榔十顆合子碎　桔梗六分　地黃汁半升

上八味切，以水六升煮取二升，絞去滓，下地黃汁，分溫三服，如人行四五里進一服，不利，忌生菜、熱麵、炙肉、海藻、菘菜、魚蒜、黏食、豬肉、蕪荑。出第二卷中

《延年》紫蘇飲，療咳嗽短氣，唾涕稠，喘乏，風虛損，煩發無時者，宜服此方。

紫蘇　貝母各二兩　紫菀一兩　麥門冬一兩去心　棗五枚擘　葶藶子一兩熬令黃，別搗　甘草一兩炙

上七味切，以水六升煮取二升，分為四服，每服如人行七里，禁豬魚、肉蒜、海藻、菘菜。出第五卷中

許仁則療咳嗽方十二首

許仁則論咳嗽病有數種，有熱嗽，有冷嗽，有肺氣嗽，有飲氣嗽。熱嗽者，年少力壯，體氣充滿，將息傷熱，積熱所成，故致熱嗽。此但食飲取冷，兼以藥壓之自歇。冷嗽者，年衰力弱，體氣虛微，如復寢食傷冷，故成冷嗽。此亦但將息以溫，兼進溫藥，則當平復。肺氣嗽者，不限老少，宿多上熱，後因飲食將息傷熱，則常嗽不斷，積年累歲，肺氣衰便成氣嗽。此嗽不早療，遂成肺痿，若此將成，多不救矣。

飲氣嗽者，由所飲之物，停澄在胸，水氣上衝，衝入於肺，肺得此氣，便成嗽，久而不除，漸成水氣。若作此病，亦難療之。熱嗽之狀，更無其餘，但遇於熱便發此者，宜合生地黃等**七味湯服之方**。

生地黃一升切　生薑二合切　桑白皮根切一升　射干切二升　乾葛切六合　紫蘇三合　竹瀝一升

上藥細切七味，以水一斗煮取三升，去滓，納竹瀝攪調，每食後良久則服之，分一劑作四服。若覺可則重合服之，病輕者三數劑則瘥，忌蕪荑。

又依前生地黃等七味飲，雖得暫瘥，於後還發，宜合紫菀等**十味丸方**。

紫菀五分　桑白皮六合　射干四兩　百部根五兩　麻黃二兩去節　乾葛五兩　地骨皮　升麻各四兩　乾地黃六兩　芒硝六兩

上藥搗篩，蜜和丸如梧子，以竹瀝下之，初服十五丸，日再服，稍稍加至三十丸，忌蕪荑。

又冷嗽之狀，但遇諸冷，此疾便發，有如此者，宜合大棗等**七味湯主之方**。

大乾棗三十枚擘　桂心四兩　杏仁一百枚，去尖皮研　細辛五兩　吳茱萸　當歸各三兩

上藥切，以水八升煮取二升六合，去滓，溫分三服，每服

如人行十里久。服一劑覺得力，至三四劑亦佳，隔三四日服一劑，此湯元欠一味，忌生蔥、生菜。

又依前大乾棗湯服之雖可，未能斷其根，遇冷便發，宜合當歸等**十味丸服之方**。

當歸切　細辛　甘草炙各五兩　桂心　吳茱萸　人參各三兩蜀椒三合汗　橘皮　乾薑各四兩　桑白皮八兩

上藥搗篩蜜和丸，煮乾棗飲下之。初服十丸，日再服，稍加至三十丸，如梧子。服此丸經三五日覺熱，每服藥後，良久吃三數口粥食壓之，忌海藻、菘菜、生蔥、生菜。

又肺氣嗽經久將成肺痿，其狀不限四時冷熱，晝夜嗽常不斷，唾自如雪，細沫稠黏，喘息氣上，乍寒乍熱，發作有時，唇口喉舌乾焦，亦有時唾血者，漸覺瘦悴，小便赤，顏色青白毛聳，此亦成蒸有此狀者。宜合白前等七味湯服之，兼有麻黃等十味丸，桑白皮等十味煎。

又肺氣嗽經久有成肺癰者，其狀與前肺痿不多異，但唾悉成膿，出無多少。有此病者，於白前湯中加半夏五兩，黃耆三兩，以水一斗，煮取二升八合。於麻黃丸中加黃耆五兩，苦參六兩，芍藥三兩。於桑白皮煎中加黃耆切三升，共桑白皮、地骨皮同煎，又加水三升同煎，忌羊肉、餳。

白前湯方

白前三兩　桑白皮三兩　生地黃一升　茯苓五兩　地骨皮四兩麻黃二兩去麻　生薑六兩

上藥切，以水八升煮取二升六合，去滓，加竹瀝五合，分溫四服，食後服之，晝三夜一，覺得力，重合服五六劑佳。隔三日服一劑，忌醋、蕪荑。

又依前白前等七味湯雖服覺可，根本未除，宜合麻黃等**十味丸服之方**。

麻黃二兩去節　白前二兩　桑白皮六兩　射干四兩　白薇三兩百部根五兩　乾地黃六兩　地骨皮五兩　橘皮三兩

上藥搗篩蜜和丸，煮桑白皮飲下之。初服十丸，日再服，

稍稍加至十五丸，丸如梧子大。本欠一味，忌蕪荑。

又凡病在胸膈上者，宜飽滿而在夜，肺既居上，此是病在上，已晝服丸，夜無憑準，宜合桑白皮汁等十味煎，每夜**含咽之方**。

桑白皮切一升　地骨皮切三升

二味用水七升熟煎，取三升汁，去滓澄清。

生地黃汁五升　生麥門冬汁二升　生薑汁一升　竹瀝三升　生葛根汁三升　白蜜一升　牛酥三合　大棗膏一升

上八味，先於微火上取生地黃汁以下，生葛汁以上，和煎減半，則納桑白皮等二物汁和煎之。三分減一，則納酥蜜、棗膏攪之勿停手，得如稠飴狀，煎成訖置別器中服之。每夜欲臥時，取一胡桃大含之，細細咽汁，稍加至雞子大，欲晝日間丸服亦各，忌蕪荑。

又飲氣嗽經久不已，漸成水病。其狀亦不限四時，晝夜嗽不斷，遇諸動嗽物，便致困劇，甚者乃至雙眼突出，氣即欲斷，汗出，大小便不利，吐痰飲，涎涶沫，無復窮限，氣上喘急肩息，每旦眼腫不得平眠。有如此者，宜**合細辛等八味湯、葶藶子十五味丸服之方**。

細辛　半夏洗　桂心　桑白皮各五兩　乾薑　當歸各四兩　芒硝六兩　杏仁六合，去尖研

上藥切，以水九升煮取三升，去滓，納芒硝，分溫三服，每服如人行十里久，當得快利，後好將息。經三四日，合丸服之，忌生蔥、生菜、羊肉、餳。

丸方

葶藶子六合熬　細辛　五味子各五兩　乾薑　當歸各四兩　桂心　人參　丁香　大黃　商陸根各三兩　橘皮四兩　桑白皮六兩　皂莢肉二兩炙　大腹檳榔二十枚　麻黃二兩去節

上藥搗篩蜜和丸，煮桑白皮飲下。初服十丸，日再服，稍加至十五丸，如梧子大。若利則減，秘則加，以大便通滑為度，時時得鴨溏亦佳，忌生蔥、生菜。

又依前細辛等八味湯、葶藶子等十五味丸，不覺可，漸成水病，餘一如前況，更加大小便秘澀，頭面身體浮腫，宜合**大乾棗三味丸服之方**。

大棗六十枚擘去核　葶藶子一升熬　杏仁一升，去尖皮熬

上藥合搗，令如膏，可作丸。如硬燥不相著，細細下蜜作丸，依前以桑白皮飲下之。初服七八丸，日再服，稍稍加之，以大便通為度。病重者時令鴨溏佳，亦有以前三味煮湯服之。

又依前大棗等三味丸服，雖覺氣歇，然病根深固，藥力微弱，且停服大棗丸，合巴豆丸五味細細服之，**蕩滌宿病方**。

巴豆仁二十枚熬去心皮　杏仁一百顆去尖皮熬　牽牛子五合熬　葶藶子六合熬　大棗六十枚擘去核

上藥合搗，一如前大棗丸法，還以桑白皮飲下之，服三四丸，日再服。如利即減，秘即加，常以大便調為候。病甚時時取鴨溏亦佳，忌蘆筍、野豬肉。吳升同出下卷中

雜療咳嗽方三首

《古今錄驗》五臟六腑，皆令人咳。肺居外而近，上合於皮毛，皮毛喜受邪，故肺獨易為嗽也。邪客於肺，則寒熱上氣，喘汗出，咳動肩背，喉鳴，甚者唾血。肺咳經久不已，傳入大腸，其狀咳則遺糞。腎咳者，其狀引腰背，痛甚則咳涎。腎咳經久不已，傳入膀胱，其狀咳則遺尿。肝咳者，其狀左脅痛，甚者不得轉側。肝咳經久不已，傳入膽，其狀咳則清苦汁出。心咳者，其狀引心痛，喉中介介如鯁狀，甚者喉痺咽腫。心咳經久不已，傳入小腸，其狀咳則失氣。脾咳者，其狀右脅痛，陰陰則引肩背，甚者不得動，動便咳劇。脾咳經久不已，則傳入胃，其狀咳即嘔，甚則長蟲出。

久咳不已，則三焦受之。三焦咳之狀，咳而腹滿，不能食飲。此皆聚於胃，關於肺，使人多涕唾而面浮腫、氣逆也。又非時有風寒冷，人觸冒解脫，傷皮毛間，入腑臟為咳上氣如此

也。又非時忽然暴寒傷皮膚，中與肺合，則咳嗽上氣。或胸脅叉痛，咳唾有血者，是其熱得非時之寒暴薄之，不得漸散，伏結深喜肺癰也。因咳服溫藥，咳尤劇，及壯熱吐膿帆，汗出惡寒是也。天有非時寒者，急看四時方也。

又療咳嗽上氣，時時嘔白唾沫數十歲者方

吳茱萸　五味子　大黃　桂心　甘草炙　細辛　人參　紫菀　款冬花各一兩　大戟　竹茹各三分

上十一味切，以水一斗煮取三升，分為三服，亦療陰冷咳至良，忌海藻、菘菜、生菜、生蔥。深師同，並出第十九卷中

深師療諸咳，心中逆氣，氣欲絕，杏仁煎方

杏仁四兩去尖皮末　豬膏二斤　白蜜二升　生薑汁三升

上四味，著銅器中，於微火上先煎薑汁。次納蜜膏令如餳，置器著地，乃納杏仁末，復令得一沸，煎成。服如棗大一丸含之，日三，不知稍稍增之。

又療氣上迫滿，或氣不通，煩悶喘嘔，蘇子湯方

蘇子一升　乾薑三兩　半夏四兩洗　桂心　人參各一兩　橘皮　茯苓各三兩　甘草一兩炙

上八味切，以水八升煮取二升半，分為三服。若虛熱去乾薑用生薑六兩，加黃芩二兩，忌海藻、菘菜、羊肉、餳、生蔥、醋等物。並出第十八卷中

卷 十

肺痿方十首

《千金》論曰：寸口脈數，其人病咳，口中反有濁唾涎沫出何也？師曰：此為肺痿之病。肺痿之病，何從得之？師曰：病熱在上焦，因咳為肺痿。或從汗出，或從嘔吐，或從消渴，小便利數，或從便難，被藥下利，重亡津液，故得肺痿。又寸口脈不出，而反發汗，陽脈早索，陰脈不澀，三焦跗躓，入而不出，身體反冷，其內反煩，多唾唇燥，小便反難，此為肺痿。傷於津液，便如爛瓜，亦如豚腦，但坐發汗故也。其病欲咳不得咳，咳則出乾沫，久久小便不利，甚則脈浮弱。肺痿吐涎沫而不咳者，其人不渴，必遺溺。小便數所以然者，上虛不能制下故也。此為肺中冷，必眩。師曰：肺痿咳唾，咽燥欲飲水者自癒，自張口者短氣也。出第十七卷中

仲景《傷寒論》，療肺痿吐涎唾不咳者，其人不渴必遺溺，小便數。所以然者，以上虛不能制下故也。此為肺冷必眩，**甘草乾薑湯**主之，以溫其臟方。

甘草四兩炙　乾薑二兩

上二味切，以水三升煮取一升半，分溫三服，服湯已，小溫覆之。若渴者屬消渴，忌海藻、菘菜。

又療肺痿涎唾多，心中溫溫液液者，炙甘草湯方

甘草四兩炙　生薑三兩去皮　人參二兩　地黃一斤　阿膠三兩炙　大麻子仁半升　大棗四十枚　麥門冬半斤去心　桂心二兩

上九味切，以美酒七升，水八升，相和先煮八味。取四升，絞去滓，納膠上微火烊銷，溫服七合，日三夜一。半出第八

《肘後》療肺痿咳嗽吐涎沫，心中溫溫，咽燥而渴者方。

一云不渴

生天門冬搗取汁一升　酒一升　飴糖一斤　紫菀末四合

上四味合銅器中於湯上煎可丸，服如杏仁一丸，日三，忌鯉魚。范汪《經心錄》同，出第一卷中

《集驗》療肺痿咳唾，涎沫不止，咽燥而渴方。一云不渴

生薑五兩　人參二兩　甘草二兩炙　大棗十二枚擘

上四味切，以水五升煮取一升半，分再服，忌海藻、菘菜。仲景《傷寒論》、《備急》、范汪、《千金》、《經心錄》同

又療肺痿，咳嗽涎沫，心中溫溫，咽燥而渴方。一云不渴

生薑五兩　甘草二兩炙　大棗十二枚擘

上三味切，以水五升煮取一升半，分再服。一方乾薑三兩代生薑，忌海藻、菘菜。文仲、《千金》、《古今錄驗》同。深師云溫脾湯，范汪亦同。

又療肺痿，時時寒熱，兩頰赤氣急方

童子小便，每日晚取之，去初末少許，小便可有五合。取上好甘草，量病人中指節，男左女右，長短截之炙令熟，破作四片。納小便中，置於閒淨處露一宿，器上橫一小刀，明日平旦去甘草，頓服之。每日一劑，其童子勿令吃五辛，忌海藻、菘菜、熱麵。並出第四卷中

《刪繁》療虛寒喘鳴多飲，逆氣嘔吐，半夏肺痿湯方

半夏一升湯洗　母薑一斤　橘皮一斤　白朮八兩　桂心四兩

上五味切，以水九升煮取三升，去滓，分溫三服，忌羊肉、餳、桃李、雀肉、生蔥。一方有桑白皮切一升

又療凡虛寒肺痿喘氣，乾地黃煎方

乾地黃五兩　桑根白皮切二升　芎藭五兩　桂心　人參各三兩
大麻仁一升炒

上六味切，以水九升先煮五味，取三升，去滓，納大麻入煎數沸，分三服，忌生蔥、蕪荑。並出第二卷中

《千金》療肺痿，涎唾多出，甘草湯方

甘草二兩炙

上一味切，以水三升煮取一升半，分溫三服，忌海藻、菘菜。范汪同

又療肺痿吐涎沫，桂枝去芍藥加皂莢湯方

桂心三兩　甘草二兩炙　大皂莢一挺去皮子炙　生薑三兩　大棗十二枚擘

上五味切，以水七升微火煮，取三升，分三服，忌生蔥、海藻、菘菜。范汪、《經心錄》同，並出第十七卷中

‖ 臨床新用 ‖

炙甘草湯治療慢性肺心病緩解期 36 例

脾氣虛兼痰濕型：證見咳嗽，咯痰稀白或稠，量多，易吐，氣短乏力，惡風寒，易感冒，苔白膩，脈濡，或滑或虛細無力。治以補肺健脾化痰。

藥用：炙甘草 20 克，黨參 15 克，桂枝 20 克，阿膠 15 克，麥冬 15 克，火麻仁 15 克，五味子 15 克，胡桃肉 20 克，紫蘇子 15 克，當歸 15 克，丹參 20 克，生薑 10 克。

脾腎兩虛型：證見咳嗽，氣短難續，頭眩，腰膝痠軟，惡寒肢冷，舌淡邊有齒痕，苔薄白，脈沉細。治以益肺補腎佐以活血。

藥用：炙甘草 20 克，黨參 15 克，桂枝 20 克，阿膠 15 克，麥冬 15 克，火麻仁 15 克，生薑 10 克，五味子 15 克，胡桃肉 20 克，紫蘇子 15 克，當歸 15 克，丹參 20 克，生地 15 克。若陰虛較重，證見口乾心煩，手足心熱，少痰，舌紅脈數，治以滋養肝腎。處方：炙甘草 20 克，黨參 15 克，阿膠 20 克，麥冬 20 克，火麻仁 10 克，生地 20 克，龍眼肉 15 克，百合 15 克，牡丹皮 15 克，五味子 15 克。

心腎陽虛型：證見心動悸，咳喘氣促，動則尤甚，頭暈，納呆，脘痞，尿少肢腫，唇舌紫暗，脈沉遲細弱或結代。治以益氣養陰，溫陽活血。

方藥：炙甘草 30 克，黨參 15 克，桂枝 20 克，阿膠 15 克，麥冬 15 克，熟地 15 克，生薑 10 克，火麻仁 15 克，附子 10 克，當歸 15 克，紅花 20 克，桃仁 15 克。若有餘邪未淨可輔以桑白皮、半夏、紫苑、款冬花等，祛邪宣肺。

以上諸方水煎加入大棗 10 枚，取汁 300ml，加入清酒 20ml，阿膠烊化，每日 1 劑，早晚分服。結果：以 3 個月為 1 個療程。治療顯效 19 例，有效 10 例，無效 7 例。（李春華·吉林中醫藥，2004，25（1）：20）

肺氣客熱方二首

《延年》百部根飲，主肺氣客熱，暴傷風寒，因嗽不安方

百部根一兩半 天門冬二兩去心 紫苑一兩半 貝母 乾葛 白前 橘皮各一兩 生薑二兩 蔥白切三合 豉三合

上十味切，以水六升煮取一升七合，去滓，分溫三服，亦可分為四服，欲間食亦得，禁生冷、鯉魚、蒜。出第五卷中

《古今錄驗》，療肺客熱，人參湯方。

桂心 甘草炙各三兩 人參 乾薑 防風各二兩 白朮一兩半

上六味切，以水八升煮取三升，分三服，日三，宜溫，忌桃李、雀肉、生蔥、海藻、菘菜。出第二十一卷中

肺熱兼咳七首

《刪繁》療肺熱，氣上咳息奔喘，橘皮湯方

橘皮 杏仁四兩去尖皮 柴胡 麻黃去節各三兩 乾蘇葉二兩 乾薑四兩 石膏八兩

上七味切，以水九升先煮麻黃兩沸，除沫下諸藥，煮取三

升去滓，分三服。不瘥，再服。母薑，《千金》云宿薑。《千金》同。
出第五卷中

《千金》療肺熱悶不止，胸中喘急驚悸，客熱來去欲死，不堪服藥，**泄胸中喘氣方**。

桃皮一斗　芫花一斗

上二味·以水四斗煮取一斗，去滓，不盈數日即歇。

又凡右手寸口氣口以前脈陰實者，手太陰經也。病苦肺脹，汗出若露，上氣喘逆，咽中塞，如欲嘔狀，名肺熱實也。

又療肺熱實，胸憑仰息，泄氣除熱，湯方

枸杞根皮二升　白前三兩　石膏八兩碎綿裹　杏仁三兩去尖皮研橘皮　白尤各五分　蜂蜜七合

上七味切，以水七升煮取二升，去滓，下蜜更煮兩三沸，分三服，忌桃李、雀肉等。

又療肺熱，言音喘息短氣，好唾膿血方

生地黃切二升　石膏八兩　淡竹茹如雞子大一枚　杏仁四兩去尖皮研　羚羊角屑三兩　芒硝三兩　蜂蜜一升　麻黃一兩去節　升麻三兩

上九味，以水七升煮取二升，去滓，下蜜煮兩沸，分三服，忌蕪荑。出第十七卷中

《延年》**天門冬煎，主肺熱兼咳聲不出方**

生天門冬汁一升　橘皮二兩　生地黃汁五升　白蜜五合　牛酥三合　白糖五兩　杏仁一升去尖皮　貝母　紫菀　通草各三兩　百部根　白前　甘草炙各二兩　人參三兩

上十四味切，以水六升煮貝母等藥，取二升五合，去滓，入天門冬、地黃汁，煎可減半，納酥蜜、生薑等，煎令可丸。稍強取如雞子黃大含咽之，日四五度，忌鯉魚、蕪荑、海藻、菘菜等。張文仲處

又地黃麥門冬煎，主肺熱兼咳方

生地黃汁三升　生麥門冬三升　生薑汁一合　酥二合　白蜜二合

上五味，先煎地黃、麥門冬、薑汁等，三分可減一分。納酥蜜，煎如稀餳。納貝母末八分，紫菀末四分，攪令調，一服

一匙，日二服，夜一服，忌蕪荑。

又天門冬煎，主肺間熱咳，咽喉塞方

天門冬_{三兩去心} 麥門冬_{二兩去心} 款冬花_{一兩} 貝母_{一兩} 紫菀_{二兩} 茯苓_{二兩} 升麻_{二兩} 生薑汁_{三升} 蜜_{一升} 酥_{一合} 地黃汁_{三升}

上十一味切，以水八升煮七物，取一升，去滓。納生薑、地黃汁，煮取一升，納蜜、酥於銀器中，加湯上煎令成丸。一服如彈丸一枚，含咽日夜三五丸，忌醋物、蕪荑、鯉魚等。_{顏仁楚處}

又羚羊角飲，主肺熱胸背痛，時時乾咳，不能食方。

羚羊角屑_{二兩} 貝母 生薑 茯苓_{各三兩} 橘皮 人參 芍藥_{各二兩}

上七味切，以水五升煮取一升八合，去滓，分溫三服。每服如人行八九里久，更服，禁生冷、蒜麵醋。_{並出第五卷中}

肺虛寒方三首

《刪繁》療肺虛寒，癘風所傷，聲音嘶塞，氣息喘憊咳唾，酥蜜膏酒，**止氣咳通聲方。**

酥 蜂蜜 飴糖 生薑_汁 生百部汁 大棗肉_{研為脂} 杏仁_{去皮尖} 甘皮_{五具末}

上八味合和微火煎，常攪，三上三下約一炊久，薑汁並百部汁各減半，停下。溫清酒一升，服方寸匕，細細咽之，日夜三。《千金》同，出第六卷中

《千金》療肺虛寒癘風傷，語音嘶塞，氣息喘憊嗽唾方

豬脬三具 大棗_{一百枚去核} 好酒_{五升}

上三味以酒漬二味，秋冬七日，春夏三日，生布絞去滓，二七日服盡，忌鹽，無豬脬以羊脬代。《肘後》、張文仲、《備急》同，出第十八卷中

又凡右手寸口氣口以前脈陰虛者，手太陰經也。病苦少

氣，不足以息，嗌乾不津液，病名曰肺虛寒也。

又療肺虛寒則聲嘶傷語言，用力戰掉，緩弱虛瘠，風入肺，**防風散方**

防風　獨活　芎藭　秦椒汗　黃耆各七分　附子炮七分　乾薑七分　石膏研　天雄炮　甘草炙　山茱萸　麻黃去節　五味子各六分　秦芄　桂心　山藥　杜仲　人參　防己各五分　貫眾二枚　紫菀　菊花各四分　細辛五分　當歸五分

上二十四味搗篩為散，酒服方寸匕，日再，忌海藻、菘菜、豬肉、冷水、生蔥、生菜。一方無石膏、當歸，出第十七卷中

肺氣不足口如含霜雪方四首

《廣濟》療肺氣不足，寒從背起，口如含霜雪，語無聲音，劇者吐血苦寒，**五味子湯方**。

五味子三兩　大棗五十枚擘　桑根白皮一升　藁本二兩　鐘乳三兩　款冬花二兩　雞蘇二兩

上七味切，以水九升，煮取三升，分溫三服，每服如人行七八里。進一服，忌豬魚、炙肉、熱麵、陳臭等物。此方甚良

又療肺氣不足，逆氣胸滿，上迫喉咽，閉塞短氣，連唾相屬，寒從背起，口如含霜雪，語無音聲。劇者唾血腥臭，或歌或哭，乾嘔心煩，耳聞風雨聲，皮毛悴面白。**紫菀湯方**。

紫菀　五味子　生薑合皮切　白石英研綿裹　款冬花　桂心　人參各二兩　鐘乳研綿裹　麥門冬去心　桑根白皮各三兩　棗二十枚擘　粳米一合

上十二味切，水一斗五升，先煮桑根白皮、粳米取九升，去滓。納諸藥，煎取三升，去滓。分溫三服，忌生蔥、熱麵、炙肉。深師、《千金》無紫菀、人參。並出第二卷中

深師療肺氣不足，逆滿上氣，咽喉中閉塞短氣，寒從背起，口中如含霜雪，語言失聲，甚者吐血，**補肺湯方**。

五味子三兩　乾薑二兩　款冬花二兩　桂心一尺　麥門冬一升去

心　大棗一百枚擘　粳米二合　桑根白皮一斤

上八味切，以水一斗二升，先煮棗並桑白皮、粳米五沸。後納諸藥，煮取三升，分三服，忌生蔥。《千金》同，出第十八卷中

《集驗》補肺湯，療肺氣不足，咳逆短氣，寒從背起，口中如含霜雪，語無音聲而渴，舌本乾燥方。

五味子　白石英研綿裹　鐘乳同上　桂心　橘皮　桑根白皮各三兩　粳米二合　茯苓　竹葉　款冬花　紫菀各二兩　大棗五十枚　橘仁五十枚，去尖皮　蘇子一升　生薑五兩　麥門冬四兩去心

上十六味切，以水一斗三升，先煮桑白皮、棗、粳米熟，去滓，納諸藥煮，取四升。三服，日再夜一，忌大醋、生蔥。《千金》同，出第四卷中

肺脹上氣方四首五法

《廣濟》療患肺脹氣急，咳嗽喘粗，眠臥不得，極重恐氣欲絕。**紫菀湯方**。

紫菀六分　甘草八分炙　檳榔七枚　茯苓八分　葶藶子三合炒末，湯成下

上五味切，以水六升煮取二升半，絞去滓，分溫三服。以快利為度，忌生蔥菜、熱麵、海藻、菘菜、大醋蒜、黏食。出第二卷中

仲景《傷寒論》肺脹者，咳而上氣，煩躁而喘；脈浮者，以心下有水。

宜服小青龍湯加石膏主之方。

麻黃三兩去節　五味子半升　石膏綿裹　乾薑　芍藥　細辛各三兩　桂心　甘草各三兩炙　半夏半升洗

上九味切，以水一斗，先煮麻黃減二升，去上沫。納諸藥，煮取二升半，去滓。溫服，強人一升，瘦人及老小以意減之，日三夜一，忌生蔥、生菜、海藻、菘菜、羊肉、餳等。

又肺脹者病人喘，目如脫狀，脈浮大也。肺脹而咳者，**越**

婢加半夏湯主之方。

大棗十五枚擘　半夏半升洗　生薑三兩　麻黃六兩去節　甘草二
兩炙　石膏半斤

上六味切，以水六升，先煮麻黃三二沸，去沫。納諸藥，
煮取二升，去滓。溫服八合，日三，不知更作之，忌海藻、菘
菜、羊肉、餳。並出第十八卷中

深師療咳而上氣肺脹，其脈浮，心下有水氣，小青龍湯加
石膏二兩，設若有實者必躁，其人常倚伏，**小青龍湯方**。用前仲
景方

《千金》療肺脹，咳嗽上氣，咽燥脈浮，心下有水，**麻黃
湯方**。

麻黃去節　芍藥　生薑五兩　細辛　桂心各三兩　半夏半升洗
石膏四兩　五味子半升

上八味切，以水一斗煮取三升，分三服，忌生蔥、羊肉、
餳、生菜。《集驗》同，出第十七卷中

‖ 臨床新用 ‖

1. 益氣活血化痰法治療肺脹的臨床研究

服用益氣活血化痰方（主要藥物有黃耆、黃精、當歸、地
龍、水蛭、皂角、海蛤殼等），對照。水煎服，每日 1 劑，療
程共 4 週。療效顯著。（王琦·北京中醫藥大學學報，1994，
17（6）：44）

2. 淺議炙甘草湯及其臨床運用

甘草四兩（12 克）炙，生薑 9 克，人參 6 克，生地黃 30
克，桂枝 9 克去皮，阿膠 6 克，麥門冬 10 克，麻仁 10 克，大
棗二十枚。上九味，以清酒七升，水八升，先煮八味，取二升
去滓，內膠烊化，溫服一升，日二服。用治肺萎、乾咳屬氣陰

兩傷者，效果佳。（黃存垣·江西中醫藥，2004，35（25）：5）

肺氣積聚方二首

《救急》療肺氣積聚，心肋下滿，急發即咳逆上氣方

麻黃三兩去節　杏仁去尖皮　柴胡　生薑　半夏洗十遍　葶藶子熬研如脂，各四兩　乾薑十二枚擘　檳榔十枚

上八味切，以水一斗煮取二升八合，去滓。分溫三服，每服相去如人行八九里久，七日忌食生冷、豬魚、羊肉。此方服一劑訖，將息滿七日，則服後方，忌羊肉、餳。

又方

茯苓　乾蘇莖菜　橘皮　麻黃各三兩　杏仁去尖皮　柴胡　生薑各四兩

上七味切，以水一斗煮取二升七合，去實。分溫三服，每服如人行八九里久，禁醋物、蒜、熱麵、豬肉，五日服一劑。

並出第六卷中

肺癰方九首

《千金》論曰：病咳唾，其脈數，實者屬肺癰，虛者屬肺痿。咳而口中自有津液，舌上胎滑，此為浮寒，非肺痿也，若口中辟辟燥，咳即胸中隱隱痛，脈反滑數，此為肺癰也。

問曰：病者咳逆，師脈之，何以知此為肺癰？當有膿血，吐之則死，後終吐膿死，其脈何類，何以別之？

師曰：寸口脈微而數，微則為風，數則為熱；微則汗出，數則惡寒。風中於衛，呼氣不入；熱過於榮，吸而不出。風傷皮毛，熱傷血脈。風含於肺，其人則咳，口乾喘滿，咽燥不渴，唾而濁沫，時時振寒。熱之所過，血為凝滯，蓄結癰膿，吐如米粥。始萌可救，膿已成則難治。寸口詠數，趺陽脈緊，

寒熱相搏，故振寒而咳。趺陽脈浮緩，胃氣如經，此為肺癰。趺陽脈浮緩，少陰微緊，微為血虛，緊為微寒，此為鼠乳，其病屬肺也。

問曰：振寒發熱，寸口脈滑而數，其人飲食起居如故，此為癰腫病。醫反不知，而以傷寒治之，應不癒也。何以知有膿？膿之所在，何以別知其處？

師曰：假令在胸中者為肺癰，其脈數，咳唾。設膿未成，其脈自緊數，緊去但數，膿為已成也。<small>出第十七卷中</small>

仲景《傷寒論》咳，胸中滿而振寒，脈數，咽乾不渴，時出濁唾腥臭，久久吐膿如粳米粥者，肺癰也。**桔梗白散主之方。**

桔梗<small>三分</small>　貝母<small>三分</small>　巴豆<small>一分去皮心，熬研作脂</small>

上三味搗篩，強人飲服半錢匕，羸人減之。若病在膈上者必吐，膈下者必利。若利不止者，飲冷水一杯則定，忌豬肉、蘆筍等。<small>出第十八卷中</small>

《集驗》療胸中滿而振寒，脈數，咽燥而不渴，時時出濁唾腥臭，久久吐膿如粳米粥，是為肺癰。**桔梗湯方。**

桔梗<small>二兩《千金》、《古今》方云用一兩</small>　甘草<small>二兩炙</small>

上二味切，以水三升煮取一升，分再服，朝暮吐膿血則差。<small>張文仲、《千金》、《備急》、《古今錄驗》、范汪同，此本仲景《傷寒論》方。出第四卷中</small>

《千金》療咳有微熱，煩滿胸心，甲錯，是為肺癰。黃昏湯方

黃耆<small>手掌大一枚，即合歡木皮</small>

上一味切，以水三升煮得一升，分再服。<small>范汪同</small>

又肺癰喘不得臥，**葶藶大棗瀉肺湯**主之。兼療胸脅脹滿，一身面目浮腫，鼻塞清涕出，不聞香臭酸辛，咳逆上氣，喘鳴迫塞。**方。**

葶藶<small>三熬令色紫</small>

上一味搗，令可丸，以水三升煮擘大棗二十枚，得汁二

升，納藥如彈丸一枚，煎取一升，頓服。《古今錄驗》、《刪繁》、仲景《傷寒論》、范汪同，並出第十七卷中

《備急》療腸癰肺癰方

升麻　白薇　漏蘆　芒硝各一兩　黃芩　枳實炙　連翹　蛇啣草各三兩　梔子二十枚擘　葫蘆根四兩

上十味搗令細，以水三升漬經半日，以豬脂五升，煎令水竭，去滓，敷之，日三。若交急，合水煎。出第四卷中

《古今錄驗》療肺癰方

薏苡仁一升　醇苦酒三升

上二味煮取一升，溫令頓服，有膿血當吐。范汪、《經心錄》同

又療肺癰，葦莖湯方

剉葦一斤　薏苡仁半升　桃仁五十枚，去尖皮　瓜瓣半升

上四味㕮咀，以水一斗先煮葦令得五升，去滓。悉納諸藥，煮取二升，分再服，當吐如膿。仲景《傷寒論》云葦葉切二升。《千金》、范汪同，《千金》云葦莖二升，先以水二斗煮五升。

又療肺癰，經時不差，桔梗湯方

桔梗三升　白朮二兩　當歸一兩　地黃二兩　甘草炙　敗醬　薏苡仁各二兩　桑白皮一升切

上八味切，以水一斗五升煮大豆四升，取七升汁，去豆納清酒三升，合諸藥煮之。

取三升，去滓，服六合，日三夜再，忌豬肉、蕪荑、桃李、雀肉、海藻、菘菜等。

又療肺癰，生地黃汁湯方

生地黃汁一升　當歸　甘草炙　白石英綿裹　人參各一兩　附子二分炮　白小豆三十頃　白雞一頭男用雌女用雄療如食法一作雉

上八味切，以水一斗五升煮雞，取七升汁去滓。納地黃汁諸藥等，煮取三升，去滓。

分服六合，日三夜二，忌蕪荑、海藻、菘菜、冷水、豬肉等。並出第二十一卷中

▌▌ 臨床新用 ▌▌

1. 加味腥橘湯治療肺癰 3 例

組成：魚腥草 30 克，桔梗 15 克，金銀花 30 克，冬瓜仁 30 克，甘草 5 克，生薏仁 30 克，黃芩 10 克，桃仁 10 克，浙貝母 10 克，全瓜蔞 15 克。水煎服，每日 1 劑，病重者每日 2 劑。熱重者可加黃連；正虛者加黃耆 15 克，黨參 15 克。

周某，女，19 歲。因發熱、咳嗽、胸痛 1 天而入院。診斷為肺膿瘍。

入院後高熱，咳嗽劇烈，咳痰如膿樣，納呆，口乾，大便秘結，舌紅，苔淡黃膩，脈數。給以加味腥橘湯治療。服藥 1 週，熱漸退，10 天後體溫降至正常。咳嗽及膿痰減少。又繼續用上方 2 週，臨床症狀消失。（周萍·實用中醫藥雜誌，1998，14（4）：40）

2. 排膿解毒法治療肺癰 31 例

藥用：桔梗 10 克，薏苡仁 20 克，川貝母 20 克，橘紅 20 克，雙花 20 克，甘草 20 克，白及 10 克，魚腥草 30 克，敗醬草 30 克，黃芩 10 克。

以上藥物水煎至 300ml，每日 2 次口服。次用桔梗白散驅其膿，每服 0.6 克，膿毒消除後再予補虛養肺。結果：本組 31 例病人，其中 25 例治癒，6 例好轉，無 1 例無效。（楚華·實用中醫內科雜誌，2003，17（3）：224）

大腸論二首

《千金》論曰：大腸腑者主肺也，鼻柱中央以為候也。肺所以合氣於大腸者，大腸為行道傳瀉之腑也。號監倉掾，重二斤十二兩，長二丈二尺，廣六寸，臍右回疊積還反十二曲，貯

《外臺秘要》精選

172

水穀一斗二升，主十二時，定血脈和利精神。

又曰：肺前受病，移於大腸，肺咳不已，則大腸受之，大腸咳則遺失便利。肺應皮，皮厚即大腸厚，皮薄即大腸薄。皮緩腹裏大者，大腸緩而長；皮急者，大腸急而短；皮滑者，大腸直；皮肉不相離者，大腸結。《刪繁》同

又扁鵲云：大腸絕不療，何以知之？泄痢無度，痢絕則死。實即腸熱，熱則脹滿不通，口為生瘡。食下入腸，則腸實而胃虛，下胃則胃實而腸虛，所以實而不滿，乍實乍虛，乍來乍去。虛則傷寒，寒則腸中雷鳴，泄青白之痢。而發於氣水，根在大腸。大腸有寒，鶩溏有熱，便腸垢大腸有宿食，寒慄發熱，有時如瘧狀。大腸病者，腸中切痛而鳴濯濯，冬日重感於寒則泄，當臍而痛，不能久立，與胃同候。腸中雷鳴，氣上衝胸，喘不能久立，邪在大腸也。大腸脹鳴而痛，腸寒即泄食不化。出第十八卷中

大腸熱實方三首

《千金》凡右手寸口氣口以前脈陽實者，手陽明經也。病苦腸滿，善喘咳，面赤身熱，喉咽中如核狀，名曰大腸實熱也。

又療大腸實熱，腹脹不通，口為生瘡，**生薑泄腸湯方**。

生薑 橘皮 青竹茹 白朮 黃芩 梔子各三兩 桂心一兩 生地黃十兩 茯苓 芒硝各二兩 大棗十四枚擘

上十一味切，以水七升煮取三升，去滓。下芒硝，分三服，忌生蔥、蕪荑、海藻、菘菜、醋物、桃李、雀肉等。出第十八卷中

《刪繁》療肺脈厥逆，大於寸口，主大腸熱咳上氣，喘鳴必煩，**麻黃湯方**。

麻黃六兩去節 芍藥 生薑 半夏洗十遍 細辛 五味子各三兩 桂心二兩 石膏八兩

上八味切，以水九升先煮麻黃七八沸，去沫。次下諸藥，煎取二升，去滓。

分三服，忌羊肉、餳、生蔥、生菜等。

又療大腸熱甚，脅滿掌中熱，淡竹葉飲，**泄熱氣方**。

淡竹葉切三升　橘皮三兩　乾蘇葉三兩　白朮四兩　甘草一兩炙
蔥白切一升　桂心一兩　石膏六兩碎　杏仁六十枚去皮尖熬

上九味切，以水一斗二升，先煮竹葉取一斗，去滓，澄清。取九升，下諸藥，煮取三升，絞去滓，分三服。若須利下，納芒硝三兩，忌海藻、菘菜、桃李、雀肉、生蔥。並出第二卷中

大腸虛寒方二首

《千金》凡右手寸口氣口以前脈陽虛者，手陽明經也。病苦胸中喘，腸鳴，虛渴唇乾，目急善驚，洩白，名曰大腸虛寒也。

又療大腸虛寒，痢下青白，腸中雷鳴相逐，黃連補湯方

黃連四兩　茯苓四兩　芎藭三兩　酸石榴皮四枚　地榆五兩
伏龍肝如雞子大一枚

上六味切，以水七升煮五味，取二升五合，去滓。下伏龍肝屑攪調，分三服，忌豬肉、冷水、大醋。出第十八卷中

《刪繁》療大腸虛寒，欠呿咳氣短，少腹中痛，款冬花丸方

款冬花七分　桂心　五味子各六分　乾薑　芎藭　甘草炙各五分　附子四分炮　桔梗四分　蘇子五合熬　蜀椒一升　百部汁七合
白蜜一升　乾棗五十枚去皮　薑汁一升

上十四味細搗為末，將薑蜜汁和微火上煎，取為丸如梧子。每服溫酒下三十丸，加至四十丸，日再，忌海藻、菘菜、豬肉、冷水、生蔥。出第二卷中

皮虛實方二首

《刪繁》論曰：夫五臟六腑者，內應骨髓，外合皮毛膚肉。若病從外生，則皮毛膚肉關枚強急；若病從內發，則骨髓疼痛。然陰陽表裏，外皮內髓，其病源不可不詳之也。皮虛者寒，皮實者熱。凡皮虛實之應，主於肺大腸，其病發於皮毛，熱即應臟，寒即應腑。《千金》同，出第三卷中

《千金》療皮虛，主大腸病，寒氣關格，葫蕘蒸湯方

葫蕘根葉切三升　桃皮葉剉三升　菖蒲葉剉三升　細糠　秫米五升

上五味，以水一石五斗，煮取米熟為度。大盆器貯，於上作小竹床子罩盆，人身坐床中，四面周回將席薦障風，身上以衣被蓋覆。若氣急時開孔對口洩氣，取通身接汗，可作兩食久許，如此三日。若盆裏不過熱，盆下安炭火也。非惟療寒，但是皮膚下一切勞冷，並皆療之，忌羊肉、餳。《刪繁》同

又療皮實，主肺病熱氣，梔子煎方

梔子　枳實炙　大青　杏仁去尖皮　柴胡　芒硝各三兩　生地黃切一升　石膏八兩　淡竹葉切一升　生玄參五兩

上十味切，以水九升煮取三升，下芒硝，分三服，忌蕪荑。《刪繁》同。並出第十八卷中

上氣方九首

《廣濟》上氣方

葶藶子五合熬紫色，別搗如泥　桑根白皮切　大棗二十枚擘

上三味，以水四升煮取一升，絞去滓。納葶藶子泥如棗大煮之，三分減一，頓服，以快利為度，忌如藥法。出第二卷中

《肘後》主上氣方

灸從大椎數下行第五節下，第六節上，空間即灸一處，隨

年壯秘方。_{深師、《千金翼》、文仲同，出第三卷中}

《千金》療上氣方

上酥_{一升}　獨頭蒜_{五顆去皮，先以酥煎蒜，蒜黃出之}　生薑汁_{二合}

上三味同煎使熟，空腹服一寸匕，溫服之，忌熱麵。

又方

芥子_{三升}

上一味末之，蜜和為丸，寅時井華水服如梧子七丸，日二服，散亦佳。禁如藥法，尤忌油麵等。

《必效》療上氣方

半夏_洗　茯苓_{各四兩}　橘皮　白朮_{各三兩}　生薑_{五兩}　檳榔_{十顆}

上六味切，以水一斗漬一宿，煮取二升七合，分三服。更加甘草三兩、人參二兩、前胡二兩、紫蘇一兩，忌羊肉、餳、桃李、雀肉、醋物。_{出第一卷中}

《古今錄驗》溫中湯，療上氣方

甘草_{二兩炙}　桂心_{四兩}　生薑_{一斤}

上三味切，以水七升半煎取三升，分五服，忌生蔥、海藻、菘菜。

又昆布丸，療胸滿上氣方

大黃　硝石　海藻_洗　水銀_{各一兩}　昆布_{三兩洗}　苦瓠瓣_{四十枚}　葶藶_{半升熬}　通草_{二分}　桃仁_{五十枚熬}

上九味搗篩，以蜜和為丸，如梧子許。先食服三丸，日再服。

又已試鯉魚湯，療上氣方

杏仁_熬　貝母　桂心_{各三兩}　橘皮　人參　甘草_炙　厚朴_炙　麻黃_{去節}　茯苓　胡麻　白前_{各二兩}　鯉魚_{五斤}　生薑_{六兩}　半夏_{五兩洗}

上十四味切，先以水二斗煮魚得一斗二升，去魚納藥，煎取三升二合，分四服，日三夜一，忌海藻、菘菜、醋物、羊肉、餳、生蔥等物。

又上氣，二物散。_{本司馬大將軍方}

麻黃一手去節　杏仁一百枚

上藥個別搗，合和下篩為散，上氣發時，服方寸匕。可至三方寸匕，以氣下為候，不必常服。深師療上氣兼咳，范汪同，並出第十九卷中

卒上氣方六首

深師療卒上氣，胸心滿塞，半夏蘇子湯方

半夏五兩洗　蘇子一升　生薑五兩　大薑四十枚擘　橘皮　桂心各三兩　甘草二兩

上七味切，水七升煮取二升七合，分三服，氣即下，忌海藻、菘菜、羊肉、餳、生蔥。

又療卒急上氣，胸心滿，竹筎下氣湯方

生甘竹筎一虎口　石膏一兩　生薑　橘皮各三兩　甘草三兩炙

上五味切，以水七升，煮竹筎取四升半，去滓。納諸藥，煮取二升，分二服。此方療忽上氣不止者，服兩三劑瘥，忌海藻、菘菜。並出第十八卷中

《備急》葛氏療卒上氣，鳴息便欲絕方

桑根白皮切三升　生薑切半升　吳茱萸半升

上三味切，以酒五升煮三沸，去滓，盡令服之入口則癒。
《千金》秘方

又方

麻黃去節　甘草炙各二兩

上二味切，以水三升煮取一升半，分三服。《古今錄驗》用水八升煮取三升八合，忌海藻、菘菜。瘥後，欲令不發者，更取二味，並熬杏仁五十枚，搗篩蜜和丸，服四五丸，日三。
文仲、《肘後》、范汪同

又療卒上氣，氣不復報肩息方

乾薑三兩咬咀

上一味，以酒一斗漬，服一升，日三服。

又方

麻黃三兩去節　桂心　甘草炙各一兩　杏仁如法製

上四味切，以水六升，煮取二升，分三服。此二方名小投杯湯，有氣疾者亦可為散，將服之。冷多加乾薑三兩，淡唾者加半夏三兩，忌海藻、菘菜、生蔥。出第三卷中

久上氣方四首

《千金》療積年上氣不瘥，垂死者方

莨菪子熬令色變　熟羊肺薄切，曝乾為末

上二味個別搗，等份，以七月七日神醋，拌令相著。夜不食，空肚服二方寸匕，須臾拾針兩食間，以冷漿白粥二口止之，隔日一服，永瘥。三十日內得煮飯汁，作蕪菁羹食之，以外一切禁斷。文仲、《肘後》同

又療上氣三十年不瘥方

大棗一百枚去核皮　豉一百二十顆　杏仁一百粒　椒二百粒汗

上四味，先搗杏仁令極熟後，納棗、椒、豉更搗作丸，如棗核大，含稍稍咽之，日三夜一。並出第十七卷中

《近效》療久上氣，氣急臥不得方

紫蘇葉二兩　生薑　麻黃去節　杏仁各三兩　赤茯苓　桑根白皮　葶藶子各二兩熬　橘皮一兩半

上八味切，以水八升先煮麻黃去沫，下諸藥和，煮取二升七合，絞去滓。分三服，每服如人行七八里久，溫服之畢，服後丸。

又丸方

葶藶子六兩熬令紫色

上一味搗如泥，丸如梧子大，每食後以棗飲下十丸，日二服。乾棗十顆，擘碎以水一升，煮取五合，去滓，用下丸甚效。

上氣胸滿方二首

《古今錄驗》，胡椒丸，療咳上氣，胸滿，時復嘔沫方

胡椒　蓽撥　乾薑各三兩　白朮二兩　桂心　高良薑　人參
款冬花　紫菀　甘草炙各二兩

上十味搗篩，蜜和丸如梧子，一服五丸，日二服。不知增之，以知為度，忌生冷、醋滑、豬魚肉、蒜、桃李、雀肉、生蔥、海藻、菘菜。出第十九卷中

《救急》茯苓人參散，療上氣，胸脅滿悶。益心力，除謬忘，永不霍亂，能飲食。此方功力，諸藥不逮。有人年四十時，因患積痢，羸憊不能起止，形狀如七十老人，服此藥兩劑，平復如舊，久服《延年》益壽方。

茯苓二斤，去黑皮擘破如棗大，清水漬經一日一夜，再易水出於日中，曝乾為末　人參七兩搗　甘草一兩炙切　牛乳七升　白沙蜜一升五合

上五味，以水五升納甘草，煮取二升，除甘草澄濾。納茯苓，緩火煎，令汁欲盡。次入白蜜、牛乳，次入人參，緩火煎，令汁盡，仍攪藥令調，勿許焦成。日中曝乾，搗篩為散，以紙盛之，溫乳及蜜湯和吃，亦不限多少，夏月水和當麨，忌海藻、菘菜、大醋，並是大斗、大升、大秤兩也。此方極驗，合數劑立效。出第六卷中

‖ 臨床新用 ‖

1. 上氣不足證的中醫治療舉隅

趙某，女，53歲。主訴眩暈、耳鳴3年，加重1週。現時發眩暈，每逢雨濕季節發病，發作之時如立舟船，頭暈耳鳴，噁心欲吐曾在市內各人醫院求治，均診為「美尼爾氏綜合症」經服西藥，無明顯效果，現自覺頭暈頭重，目眩，喜臥畏光，

倦怠無力，噁心欲吐，食少，四肢怕冷，舌苔白滑，舌體胖大有齒痕，脈象弦滑而不虛。

辨證屬脾氣不足，痰濕內盛，脾胃升降失職，清陽不升，濁陰不降。治宜健脾益氣，降逆止嘔。

處方：旋覆代赭湯加減：旋覆花、半夏、茯苓、桂枝各 15 克，代赭石 30 克，黨參 20 克，白朮 15 克，甘草 10 克，生薑 3 片，大棗 3 枚，2 劑，水煎服。服藥後眩暈明顯減輕，噁心嘔吐已，食慾轉佳，舌苔薄白，脈象滑而略弦，繼服前方 12 劑，諸證正常。（于鐵・中醫藥學報，1999，1：15）

2. 當歸主咳逆上氣例證

止咳嗽：以紫苑 4.5 克，黃耆、白芍、甘草各 3 克，人參、麥冬各 1.5 克，當歸 0.9 克，五味子 3 個，為粗末，水煎，食後分 2 次服。功效益氣健脾，清肺止咳。主治脾胃虛弱，咳嗽氣促。

定哮喘：以蘇子、製半夏各 75 克，肉桂、當歸各 45 克，炙甘草 60 克，前胡、厚朴各 30 克，為粗末，加生薑 2 片，大棗 1 枚，紫蘇葉 5 片，每服 6 克，水煎，去渣熱服。功效降氣平喘，溫化寒痰。主治痰涎咳喘，氣短，胸隔滿悶，咽喉不利，舌苔白滑或白膩等。（吳清華・山東中醫藥大學）

上氣咳身面腫滿方四首

《崔氏》療肺熱而咳，上氣喘急，不得坐臥，身面腫，不下食，消腫下氣，**止咳立驗方**。

葶藶子二十分熬　貝母六分　杏仁十二分炮　紫苑六分　茯苓五味子各六分　人參　桑白皮各八兩

上八味搗篩，蜜和丸如梧子，一服十丸，日二服。甚者夜一服，漸漸加至二三十丸，煮棗汁送之。若腥氣盛者，宜服此藥。若小便不利者，宜服後方。忌醋物。

又方

葶藶子二十分熬　杏仁十二分　茯苓六分　牽牛子八分熬

上四味搗篩，蜜和為丸如梧子許，每服八丸，日再夜一，漸漸加至二十丸。煮棗汁送之，大忌醋物。

又療上氣咳嗽，長引氣不得臥，或水腫，或遍體氣腫，或單面腫，或足腫，**並主之方。**

葶藶子三升微熬

上一味搗篩為散，以清酒五升漬之。春夏三日，秋冬七日，初服如胡桃許大，日三夜一。

冬日二夜二，量其氣力，取微利為度。如患急困者，不得待日滿，亦可以綿細絞即服。其葶藶單莖向上，葉端兩角，角粗且短。又有一種苟芥草，葉近根下作岐，生角細長，採時必須分別。

前件六種病狀，發動各不同，始終至困，並歸於水，但人腹內有塊及兩邊皆有者，或當心有塊稍肚大者，並是水病。即此藥必須得好新熟無灰酒清者始可用，經日多者惡不堪用。前病皆是熱，服藥唯須慎酒麵、生冷、雞豬魚肉。大困及不得臥，入口則定，老少任意量力，必須好瘥平復，始可停藥。此方神驗，服藥如傷多悶亂者，作土漿飲即定。並出第六卷中

《必效》療上氣咳嗽，腹滿體腫方

取楸葉三升

上一味煮三十沸，去滓，煎堪作丸如小棗子，以竹筒納下部，立癒。出第一卷中

上氣喉中水雞鳴方十二首

深師療久逆上氣胸滿，喉中如水雞鳴，投杯湯方

小麥一升　麻黃四兩去節　厚朴五兩　石膏如雞子　杏仁五合

上五味，以水一斗煮取小麥熟，去麥內藥，煮取三升，分三服。咳嗽甚者，加五味子、半夏洗各半升，乾薑三累，經用

甚良。

又療上氣，脈浮咳逆，咽喉中水雞鳴，喘息不通，呼吸欲死，**麻黃湯方**。

麻黃八兩去節　射干二兩　甘草四兩炙　大棗三十顆

上四味切，以水一斗先煮麻黃三沸，去上沫，納諸藥，煮取三升，分三服。已用甚良，忌海藻、菘菜等。

又療咳逆上氣，胸中塞不得息，臥不安席，牽繩而起；咽中如水雞聲，**投杯湯方**。

款冬花二十分　杏仁四十顆　甘草一兩炙　大棗二十顆　桂心二兩　麻黃四兩去節　生薑　半夏洗各三兩　紫菀　細辛各一兩

上十味切，以水八升煮取二升，頓服之。一方分再服，臥令汗出，食粥數口勿飽食，神良。忌海藻、菘菜、羊肉、餳、生蔥、生菜。

又療咳逆上氣，燥嗽冷嗽，晝夜甚，喉中水雞鳴，**鐘乳丸方**。

鐘乳　人參　桂心　乾薑各八分　附子炮　款冬花　細辛各六兩　紫菀十分　杏仁四分

上九味搗篩，蜜和酒服如小豆二丸，日三，不知稍稍加之，忌豬肉、冷水、生蔥、生菜等物。

又療上氣咳嗽喉，中水雞鳴，唾膿血腥臭，**麻黃湯方**。

麻黃六兩去節　桂心一兩　甘草炙　杏仁去尖皮各二兩　生薑八兩，一方用乾薑三兩

上五味切，以水七升煮取三升半，分五服。已用療咳唾膿血，喉中腥臭，得力後，長將丸服，忌海藻、菘菜、生蔥。

又療久咳上氣，喉中鳴，晝夜不得臥，**貝母散方**。

貝母三兩　麻黃去節　乾薑各二兩　桂心　甘草炙各一兩

上五味搗篩，平旦酒服方寸匕，日二。不知增之，至二匕大。劇可至再服，酒隨飲多少，忌海藻、菘菜、生蔥等。

又療久咳逆上氣，體腫短氣脹滿，晝夜倚壁不得臥，喉常作水雞鳴，**白前湯方**。

白前二兩　紫菀　半夏洗各三兩　大戟切七合

上四味切，先以水一斗漬之一宿，明旦煮取三升，分三服，忌羊肉、餳。此方四味，《千金》方見水腫咳上氣中，《千金》、《古今錄驗》同，並出第十八卷中

《小品》療咳逆，喉中如水雞聲，貝母湯方

貝母　甘草炙各二兩　麻黃去節　桂心各四兩　半夏洗　乾薑各三兩　杏仁七十枚

上七味切，以水二斗三升先煮麻黃得十沸，納藥煮取三升，溫服七合，日三。忌海藻、菘菜、生蔥、羊肉、餳。《古今錄驗》同

又療咳而上氣，咽中如水雞聲，**射干麻黃湯方**。

射干十二枚　麻黃去節　生薑各四兩　紫菀三兩　款冬花三兩　細辛三兩　五味子半升　半夏八枚洗　大棗七枚

上九味切，以東流水一斗二升煮取三升，分三服，忌羊肉、餳、生菜。此本仲景《傷寒論》方，《千金》、《古今錄驗》同，並出第一卷中

《必效》療病喘息氣急，喉中如水雞聲者，無問年月遠近方

肥皂莢兩挺　好酥一兩

上二味於火上炙，去火高一尺許，以酥細細塗之，數翻覆，令得所，酥盡止。以刀輕刮去黑皮，然後破之，去子皮筋脈搗篩，蜜和為丸。每日食後，服一丸如熟豆，日一服訖，取一行微利。如不利時，細細量加，以微利為度，日止一服，忌如藥法。出第一卷中

《古今錄驗》沃雪湯，療上氣不得息臥，喉中如水雞聲，氣欲絕方

麻黃四兩去節　細辛二兩　五味子半升　桂心　乾薑各一兩　半夏八枚洗去滑，一方四兩

上六味切，以水一斗煮取三升，絞去滓，適寒溫服一升。投杯則臥，一名投杯麻黃湯。令人汗出不得臥，勿怪。亦可從

五合，不知稍增，日再。凡煮麻黃先煎二沸，去上沫，又納餘藥，忌生蔥、生菜、羊肉、餳。《集驗》、《經心錄》、范汪同

又**投杯湯**，療久咳嗽上氣，胸中寒冷，不得息食，臥不安席，每牽繩而起，咽中如水雞聲方。

款冬花四十顆　細辛一兩　紫菀三兩　甘草炙　桂心　麻黃去節　乾薑各二兩　五味子半升　杏仁四十枚　半夏半升洗

上十味切，以水八升煮取二升，分再服，臥汗出即瘥，忌海藻、菘菜、生蔥、生菜、羊肉、餳。並出第九卷中

‖ 臨床新用 ‖

中藥治療哮喘發作期

患者，男，12 歲。咳嗽 1 週。咳嗽、夜間喘重、流濁涕、噴嚏，飲食正常，大便偏乾，口周輕度紫紺，舌質紅、苔黃膩，脈浮滑。檢查：咽充血，雙肺聞及哮鳴音，右肺聞及少量濕囉音。診為外感風熱，誘發哮喘發作。治以宣肺平喘、清熱化痰，給麻杏石甘湯加味。

處方：炙麻黃 10 克，炒杏仁 9 克，生石膏 20 克，蘇子 10克，葶藶子 10 克，桔梗 10 克，黃芩 10 克，魚腥草 18 克，夏枯草 10 克，僵蠶 10 克，炒地龍 12 克，炙甘草 3 克，桑白皮15 克。共服 3 付，水煎服。（邊寧·全科醫學知識窗，2004，11（7）：41）

因食飲水上氣方四首

《古今錄驗》宮泰說：李將軍兒得病，喘息甚難，並數上氣呼吸，療之不瘥，遂亡。本由食餅後乃飲水得之，服五味湯不瘥，此輩皆死。是後乃有婢得之，行極而渴，飲水多，此為所發起同，與五味湯亦不瘥，然後小瘥。泰因此與三物備急藥

半錢，吐下得瘥。

由此思惟病之所由，以冷水入肺及入腸，寒熱不消化，結聚逼迫於胃口，故令其呼吸乏，氣息不得下過，謂喘而上氣息數也。宜吐下之亦可，與三物瓜蒂散吐之。

三味備急散，本療卒死感忤，宮泰以療人卒上氣，呼吸氣不得下。喘逆瘥後，已為常用方。

巴豆　乾薑　大黃

上藥等份，巴豆小熬去心皮，合搗下篩，服半錢匕，得吐下則癒。忌野豬肉、蘆筍。范汪同

又三味吐散，宮泰以療上氣呼吸喘逆方

瓜蒂三分　杜蘅三分　人參一分

上藥搗篩為散，以溫湯服一錢匕，老小半之。范汪同，並出第十九卷中

《肘後》療大走馬奔走喘乏，便飲冷水冷飲，因得上氣發熱方

竹葉三斤　橘皮三兩切

上二味，以水一斗半煮取三升，去滓，分為三服，三日服，一劑良。《集驗》用竹葉三兩。文仲、《備急》、范汪等同

又方

葶藶子一兩熬搗　乾棗四十顆

上二味，以水三升先煮棗，取一升，納葶藶子，煎取五合。大人分一二服，小兒分三四服。並出第一卷中

<hr>

卒短氣方四首

<hr>

《肘後》卒短氣方

搗韭取汁服一升，立瘥。文仲、《備急》、《千金》同，出第一卷中

《千金》療卒短氣方

枸杞葉二兩　生薑二兩切

上二味，以水三升煮取一升，頓服之。

又方

生薑五兩切　小麥一升

上二味，以水七升煮取一升，頓服之。

又方

紫蘇莖葉切一升　大棗二七枚

上二味，以酒三升煮取一升半，分再服，水亦得。又方加橘皮半兩。並出第十七卷中

上氣及氣逆急牽繩不得臥方八首

柴胡五兩　五味子　橘皮　紫菀　貝母　杏仁各三兩　麻黃四兩去節　甘草炙　黃芩各二兩

上九味細切，搗令極碎。每服取麥門冬一兩去心，生薑半兩切，竹葉一兩半，以水二升五合，先煮麥門冬、生薑、竹葉，有一升五合。納散二兩，煎取一升二合，絞去滓，分二服，平旦空肚服之，一服日晚食消後服之，每日作一劑。忌油麵、豬大肉、小豆、黏滑、酸鹹、海藻、菘菜。出第三卷中

《肘後》療咳上氣喘息便欲絕方

末人參服之方寸匕，日五六。出第一卷中

深師療上氣及諸逆氣，神驗白前湯方

白前五兩　紫菀　杏仁　厚朴炙各三兩　半夏洗　麻黃去節各四兩　生薑一斤，一方用八兩　人參　桂心各二兩　甘草一兩炙　大棗十四枚

上十一味切，以水八升煮取二升半，分三服良，忌海藻、菘菜、羊肉、生蔥、餳。

又療肺氣不足，咳嗽上氣，牽繩而坐，吐沫唾血，不能食飲，**補肺溢湯方**。

蘇子一升　桑白皮五兩　半夏六兩洗　紫菀　人參　甘草炙　麻黃去節　五味子　乾薑　杏仁去尖、皮、二仁者各一兩　細辛一兩半　桂心三兩　款冬花一兩　射干一兩

上十四味切，以水一斗二升煮取三升，分五服，日三夜再，忌海藻、菘菜、羊肉、餳、生蔥、生菜。《千金》同

又療諸咳病，上氣胸滿，晝夜不得臥，困篤，**鐘乳丸方**。

鐘乳八分　乾薑六分　款冬花　細辛　桑白皮　半夏洗各四分 貝母　附子炮各五分　蜀椒三分汗　芎藭四分　紫菀八分　杏仁三分

上十二味搗篩蜜和，服如大豆二丸，日三，忌冷食、豬、羊肉、餳、生菜。並出第十八卷中

《千金》療上氣不得臥，神祕方

橘皮　生薑　紫蘇　人參　五味子各三兩

上五味切，以水七升煮取三升，分三服。一方有桔梗無五味子，出第十七卷中

《古今錄驗》療積病後暴，上氣困篤，投杯湯方

石膏四兩碎　甘草二兩炙　五味子三兩　大棗二十枚　人參 桂心　半夏洗　杏仁各二兩　麻黃三兩去節　生薑四兩

上十味切，以水一斗煮取三升，一服六合，日三夜一，忌羊肉、餳、海藻、菘菜、生蔥等。

又療上氣，呼吸牽繩，肩息欲死，覆杯湯方

麻黃四兩去節　甘草炙　乾薑　桂心　貝母各二兩

上五味切，以水八升煮取二升，分再服則瘥。有人先有風患，兼有石熱，取冷當風，飲酒房室體虛；末春因天行病，至夏中差，尚虛；有風熱未除，兼藥石勢過，傷於胃氣，因腹脹堅如石；氣息不利，因自下；後變四肢腫，游走無定，小便不通。積服利藥，忽吐逆不下食，噦，至掣動百脈，狀如歐欷，積日乃變上氣，服此方加杏仁二兩，與兩劑上氣得止，忌海藻、生菜、菘菜。范汪、《經心錄》同，出第十九卷中

咳嗽上氣方七首

《病源》咳嗽上氣者，肺氣有餘也。肺感於寒，微則成咳嗽；肺主氣，氣有餘則喘咳上氣，此為邪搏於氣；氣擁滯不得

宣發，是為有餘，故咳嗽而上氣也。其狀喘咳上氣，多涕唾，面目浮腫，則氣逆也。出第十四卷中

深師療上氣咳嗽，蘇子煎方

蘇子二升　生薑汁二升　白蜜二升　生地黃汁二升　杏仁二升

上五味，搗蘇子，以地黃、薑汁澆之，絹絞取汁更搗，以汁澆復絞，如此六七過，令味盡，去滓。熬杏仁令黃黑，搗令如脂，又以向汁澆之，絹絞取汁，往來六七過，令味盡，去滓。納蜜和置銅器中，於重湯中煎之，令如飴。煎成，一服方寸匕，日三夜一，忌蕪荑。《千金》同

又療咳嗽上氣，射干煎方

射干八兩　紫菀半兩　膠飴五兩　細辛半兩　乾薑五兩末　生竹瀝一升　芫花根半兩　桑根白皮　款冬花各八兩　附子半兩炮　甘草半兩炙　白蜜一升半

上十二味，先切射干，合蜜、竹瀝汁煎五六沸，絞去滓，㕮咀諸藥。以水一升四合，漬一宿煎之，七上七下，去滓。乃合飴、薑末煎，令如餔服酸棗一丸許，日三夜一。不知稍增之，忌海藻、菘菜、豬肉、冷水、生菜。《千金》同

又療咳上氣，中寒冷，鼻中不利，杏仁煎方

杏仁五兩　五味子三合　甘草四兩炙　麻黃一斤去節　款冬花三合　紫菀　乾薑各三兩　桂心四兩

上八味切，以水一斗煮麻黃減二升，掠去沫。乃納諸藥，煮取四升，絞去滓。又納膠飴半斤，白蜜一斤，合納汁中攪令相得。湯中煎如飴成，先食服如半棗，日三，不知稍加之，忌海藻、菘菜、生蔥。《千金》同，出第十八卷中

崔氏療上氣暴咳方

紫蘇莖葉二升　大豆一升

上二味，以水四升煮大豆，次下紫蘇，煮取一升五合。分為三服，晝二夜一，忌醋鮓、鹹酸、油膩等。出第六卷中

《必效》主上氣腹脹，心胸滿，並咳不能食方。 段明府云：極效。

枇杷葉一握去毛炙　檳榔三七顆　生薑二分　高良薑二兩　蜜二合　酥二合

上六味切，以水二大升煮取一大升，湯成後，納酥、蜜更煮三五沸，分溫三服。每服如人行八九里久，甚重者三兩劑，任意食之。出第一卷中

《救急》療上氣咳，肺氣胸痛方

杏仁三大升　白蜜一大升　牛酥二大升

上三味，杏仁搗碎於瓷盆中，研取汁五升。淨磨銅鐺，勿令脂膩，先傾三升汁於鐺中，刻木記其深淺。又傾二升汁以緩火煎，減至於所記處，即納白蜜及酥，還至木記處，藥乃成，貯不津瓷器中。每日三度，以暖酒服一大匙，不能飲酒，和粥服亦得。服一七日唾色變白，二七日唾稀，三七日咳斷。此方非但療咳，兼補虛損，去風冷，兼悅肌膚自如瓠，婦人服之更佳。《延年》、《秘錄》同，出第六卷中

《古今錄驗》療上氣，兼咳，蘇子湯方

蘇子一升　五味子五合　麻黃去節　細辛　紫菀　黃芩　甘草炙各二兩　人參　桂心　當歸各一兩　半夏三兩洗　生薑五兩

上十二味切，以水九升煮取三升，分二服。上氣病亦特單煮蘇子及生蘇葉，冬天煮乾枝莖葉亦佳，忌海藻、菘菜、羊肉、餳、生蔥、生菜。出第十九卷中

‖ 臨床新用 ‖

汪履秋老中醫治療肺心病經驗

肺心病是臨床上常見的一種心臟病，是指由肺部、胸廓或肺動脈的慢性病變引起的肺循環阻力增高，導致肺動脈高壓和右心室肥大，伴或不伴有右心衰竭的一類心臟病，相當於中醫「咳嗽」、「喘證」、「肺脹」等範疇，本病反覆發作，治療較為棘手，江蘇省名老中醫汪履秋把辨證與辨病有機結合起

來，將肺心病的臨床表現歸為五大症，即悶、咳、喘、痰、悸，取得良效。

張某，男，62歲，患者原有慢支、肺心病史8年，反覆發作，近1週來，咳嗽氣喘又作，痰多色白黏膩，胸滿悶脹，納穀欠佳，二便正常，舌淡、苔白膩，脈細滑。證屬痰濁阻肺，治擬化痰降氣，方選蘇子降氣湯合三子養親湯加減。

處方：蘇子、製半夏、前胡、蒼朮、茯苓、萊菔子、葶藶子、杏仁各10克，陳皮6克，平地木15克。7劑，日1劑，水煎分2次服。服藥後咳嗽胸滿悶脹減輕，咯痰減少，但覺脘痞納少，短氣喘息，怕風易汗，此乃痰濁漸去，肺虛脾弱之象顯露，原方去平地木等祛痰之品，加黨參、白朮各10克以補肺健脾，又服7劑，自覺諸症均減，續服7劑以圖鞏固。（程永紅・新中醫，1996，5：2）

咳逆上氣嘔吐方四首

《病源》五臟皆稟氣於肺，肺感微寒則成咳嗽也。寒搏於氣，氣聚還肺，而邪有動息，邪動則氣奔逆上，氣上則五臟傷動。動於胃氣者，則胃氣逆而嘔吐也；此是肺咳，連滯氣動於胃而嘔吐者也。又有季夏脾旺之時，而脾氣虛不能旺，有寒氣傷之而咳嗽者，謂之脾咳。其狀咳則右脅下痛，陰陰引膊背，甚則不可動，動則咳發。脾與胃合，脾咳不已，則胃受之，其狀咳嗽而嘔，嘔甚則長蟲出是也。凡諸咳嗽甚則嘔吐，各隨證候知其腑臟也。出第十四卷中

深師療咳嗽上氣，喉咽中腥臭，虛氣攪心，頭痛眼疼，耳中嘈嘈。風邪毒注天行，食不生飢，胸中隔塞，嘔逆多唾，噁心，心下堅滿，飲多食少。療疰並淋。**通氣丸方**。

膠飴五斤　蜀椒二升汗　烏頭七分炮　桂心六分　大附子五枚炮　乾薑　人參各四分　杏仁一升　天門冬十分　蜈蚣五節去頭炙

上十味末之，搗杏仁作膏，稍稍納藥末搗千過，烊膠飴，

乃納藥中攪令調和，合如半棗一枚。日六七，夜二三服，令胸中溫為度。若夢與鬼神交通及飲食者，全用蜈蚣。食不消者，加杏仁五合。有虛氣，少腹急，腰痛，加天門冬、杜仲。有風，加烏頭二枚，附子一枚，立夏後勿加也。有留飲，加葶藶子一兩，熬末之。忌豬肉、冷水、生蔥、鯉魚等物。《千金》同

又療上氣咳逆，口乾，手足寒，心煩滿，積聚下利，嘔逆。若墜瘀血，上氣，胸脅脹滿，少氣腸鳴，飽食傷中裏急，婦人乳飲滯下有邪濕，陰不足，大小便不利，肢節皆痛。**硝石丸方**。

硝石一升 乾薑 前胡 大黃各一斤 杏仁一升

上五味搗篩蜜和，飲服如梧子三丸，日再。五日後，心腹諸疾隨大小便去，月經絕則通，下長蟲數十。亦利血及冷熱赤白汁，癥瘕毒，悉主之，藥利以意消息。

又療上氣煩悶，嘔逆不得飲食，**厚朴湯方**。

厚朴一兩炙 人參一兩 半夏四兩洗 生薑八兩 茯苓 甘草炙 橘皮 桂心各二兩 枳實二兩炙

上九味切，以水八升煮取三升，分三服，忌海藻、菘菜、羊肉、餳、生蔥、醋物。並出第十八卷中

《必效》療上氣咳嗽，嘔逆不下食，氣上方

橘皮 紫菀各三兩 人參 茯苓 柴胡 杏仁去尖皮

上六味切，以水六升煮取二升，分為三服。患冷加生薑二兩。患熱加麥門冬三兩，去心。

不能食加白朮二兩，厚朴二兩炙。忌醋物、桃李、雀肉等。出第一卷中

上氣咳嗽多唾方三首

《廣濟》療上氣，肺熱咳嗽，多涕唾方

白前四分 生麥門冬十分去心 貝母 石膏 甘草炙 五味子 生薑各四分 黃芩五分 杏仁四十顆 淡竹葉切一升 白蜜一匙

上十一味切，以水七升煮取二升七合，絞去滓，納白蜜，更上火煎三沸，分溫三服。每服如人行五六里，須利三兩行。湯成後，宜加芒硝八分，忌熱麵、炙肉、油膩、醋食、海藻、菘菜。出第二卷中

《古今錄驗》小紫菀丸，療上氣，夜咳逆，多唾濁方

乾薑　甘皮一作甘草　細辛　款冬花各三分　紫菀三分　附子二枚炮

上六味搗篩，以蜜和為丸如梧子。先食服三丸，日再，以知為度。忌冷水、豬肉、生菜等物。

又療咳氣上多涕唾，杏仁煎方

杏仁一升

上一味搗碎，研取大升三升汁，以水和研之，煎取一大升。酒服一匙，日三，忌豬雞魚肉、胡荽等物。並出第十九卷中

上氣咳方一首

《古今錄驗》療咳逆上氣，胸滿多唾。太醫令王叔和所撰，服甚良，效方。

乾薑三分　礜石一分，泥裏燒半日　蜀椒五分汗　細辛二分　烏頭一分炮去皮　杏仁一分　吳茱萸四分洗　菖蒲一分　紫菀二分　皂莢一分去皮子炙　款冬花三分　麻黃四分去節

上十二味搗篩，蜜和丸如梧子，夜臥吞一丸，日二，不知加之。療二十年咳，不過二十丸便愈。御藥也，秘在石室不傳，忌豬羊肉、餳、生菜、冷水。一方有桂心三分，無麻黃。《千金》同，出第十九卷中

久咳嗽上氣方三首

《肘後》療久咳上氣，十年、二十年諸藥療不瘥者方

豬胰三具　乾棗一百顆

上二味，以酒三升漬數日，服二三合，至四五服瘥，服盡此則瘥。《千金》同，出第三卷中

深師療久上氣咳，麻黃散方。司馬太敷咳，常將此方服瘥。

麻黃一斤去節　杏仁一百枚　甘草二兩炙　桂心一兩

上四味搗篩，別搗杏仁如脂，納諸末，合令調。臨氣上發時，服方寸匕，氣下止。食頃氣不下，更服一匕，可至三匕，氣發便服即止。忌海藻、菘菜、生蔥。《千金》、《古今錄驗》同

又療久上氣咳，亦療傷寒後咳嗽方

甘草二兩炙　大棗二十枚

上二味，以水七升煮取二升，分再服，數用驗，忌海藻、菘菜等。《古今錄驗》名溫脾湯。並出第八卷中

咳逆上氣方五首

《病源》肺虛感微寒而成咳，咳而氣還聚於肺，肺則脹，是為咳逆也。邪氣與正氣相搏，正氣不得宣通，但逆上喉咽之間，邪伏則氣靜，邪動則氣奔上，煩悶欲絕，故謂之咳逆上氣。出第十四卷中

《深師》療咳逆上氣，支滿息欲絕，氣結於胸中，心煩躁不安，**一合湯方。**

芫花二分熬　桂心　乾薑各五分　甘草炙　細辛各四分　蕘花二分

上六味切，以水三升煮取一升，先食服一合，日三夜一。又云合湯，亦得分六七服，一日盡便瘥。一方有菖蒲四分，無蕘花，忌海藻、菘菜、生蔥、生菜等。

又療咳逆上氣，腹中有堅痞，往來寒熱，令人羸瘦，不能飲食。或時下痢，此腹中如絞在臍上下關，疝氣上腸使然為病，有氣湧逆。**蜀椒散方。**

蜀椒五合去目並閉口者，汗　桂心　甘草各一兩炙　通草　半夏洗各三兩

上五味搗篩，飲服方寸匕，日三夜一，忌海藻、菘菜、羊肉、餳、生蔥。並出第十八卷中

《古今錄驗》麥門冬丸，主氣逆上氣方

乾薑六分　麥門冬十分去心　昆布洗　海藻洗，各六分　細辛　海蛤　蜀椒熬　桂心各四分

上八味搗篩，蜜和丸如梧子，以飲服十丸，漸加至二十丸，日三。有人患風虛得冷，輒胸中上氣，喉中常如吹管聲，咳嗽唾清沫，將此丸服，得瘥。若散服方寸匕，日三，忌生蔥、生菜。《經心錄》同

又鯉魚湯，療咳逆上氣，喉中不利方

生鯉魚一尾　熟艾二升　白蜜一升　紫菀　牡蠣各四兩熬　款冬花一升　杏仁二十枚　豉半升　射干二兩　細辛三兩　飴八兩　菖蒲二兩

上十二味㕮咀，藥和，納魚腹中，置銅器中，蒸之五斗米飯下。藥成服一升，日三夜一，忌生菜、羊肉、餳等。

又杏仁煎，療咳逆上氣方

杏仁一升　石斛　乾薑各四兩　桂心　甘草炙　麻黃去節各五兩　五味子　款冬花　紫菀各三兩

上九味，搗八味下篩，以水一斗先煮麻黃取八升，去滓。納藥末，膠飴半斤，蜜一升，攪令相得。未食服如棗大一枚，日三，忌生蔥、海藻、菘菜等。並出第二十九卷中

雜療上氣咳嗽方四首

《廣濟》療上氣咳嗽，兼水氣癖氣方

葶藶子熬　貝母　桔梗　鱉甲炙　防葵各六分　白朮　茯苓　大戟　枳實炙　紫菀　旋覆花　杏仁　橘皮各四分　芫花二分　大黃十分　皂莢一分炙，去皮子

上十六味搗篩，蜜和為丸，空腹以飲服如梧子五丸，日二服。漸漸加至十丸，以微利為度，忌桃李、雀肉、莧菜、醋

物、豬肉、陳臭等。出第二卷中

深師療上氣搶心胸，奄奄不得息，腹中脹滿，食輒吐，**蘇子湯方**。

蘇子一升　大棗三十顆　半夏三兩洗　橘皮　生薑　桂心各一兩　蜀椒二分汗

上七味切，以水七升煮取二升，分三服，忌羊肉、餳、生蔥。出第十八卷中

《古今錄驗》半夏湯，療上氣，五臟閉塞，不得飲食，胸中脅下支脹，乍去乍來，虛氣結於心中，伏氣住胃管，唇乾口燥，肢體動搖，手足疼冷，夢寐若見人怖懼，此五臟虛乏，諸勞氣不足所致。並**療婦人方**。

當歸　防風　黃耆各二兩　柴胡半斤　細辛　麻黃去節　人參各一兩　杏仁五十粒　桂心三兩　半夏一升洗　大棗二十枚　生薑五兩　黃芩一兩

上十三味切，以水一斗先煮麻黃一沸，去上沫。更入水一升及諸藥，煮取五升。分為五服，日三夜二，忌羊肉、生蔥、生菜、餳等。出第十九卷中

《近效》療上氣腹內脹滿，飲食不消，欲作霍亂及咳嗽，**紫蘇子丸方**。

紫蘇子　橘皮各二兩　高良薑　桂心　人參各一兩

上五味搗篩，蜜和為丸，每服十五丸，酒飲任下。若食瓜膾等物，有生熟氣，擬似霍亂者，即半棗栗許大，細細咽取汁，令消盡，應時立癒。常有此藥，永不患霍亂，甚神效也。忌生蔥、豬肉、陳臭等物。

卷十一

消渴方一十七首

《病源》夫消渴者，渴而不小便是也。由少服五石諸丸散，積久經年，石勢結於腎中，使人下焦虛熱，及至年衰血氣減少，不能制於石，石勢獨盛，則腎為之燥，故引水而不小便也。其病變者，多發癰疽，此坐熱氣留於經絡，經絡不利，血氣壅澀，故成癰膿也。診其脈數大者生，細小浮者死；又沉小者生，實牢大者死。有病口甘者名為何，何以得之？此五氣之溢也，名曰脾癉。夫五味入於口，臟於胃，脾為之行，其精氣溢在於脾，令人口甘，此肥美之所發也。此人必數食甘美而多肥，肥令人內熱，甘者令人中滿，故其氣上溢為消渴也。厥陰之為病消渴，氣上衝，心中疼熱，飢不欲食，甚者則欲吐下之不肯止。《養生法》云：人睡臥勿張口，久成消渴及失血也。赤松子云，臥閉目不息十二通，治飲食不消。其湯熨針石，別有正方，補養宣導，今附於後。

法云：解衣偃臥，伸腰膜少腹五息止，引腎去消渴，利陰陽。偃臥者，無外想，使氣易行；伸腰者，使腎無逼蹙；膜者，大努；使氣滿少腹者，攝腹牽氣，使五息即止之；引腎者，引水來咽喉，潤上部，去消渴、枯槁病；利陰陽者，饒氣力也。出第五卷中。通按：後條古人喜石宜消渴，今服石者少，何有此症，緣酒多令三焦熱，臟腑燥，亦致消渴，不必皆由服石也。但治法頗同。

《千金》論曰：夫消渴者，凡積久飲酒，無有不成消渴病者。然則大寒凝海而酒不凍，明其酒性酷熱，物無以加。脯炙鹽鹹，此味酒客多嗜，不離其口，三觴之後，制不由已。飲啖

無度，咀嚼鮓醬，不擇酸鹹，積年長夜，酣典不懈。遂使三焦猛熱，五臟乾燥，木石猶且焦枯，在人何能不渴？療之瘥否，屬在病者。若能如方節慎，旬月而瘳；不自愛惜，死不旋踵。方書醫藥，實多有效。其如不慎者何？其所慎者有三，一飲酒，二房室，三鹹食及麵。能慎此者，雖不服藥，而自可無他。不知此者，縱有金丹，亦不可救，深思慎之，深思慎之。凡消渴之人，瘥與未瘥，常須慮患大癰。何者？消渴之人，必於大骨節間，忽發癰疽而卒，所以戒在大癰也。當預備癰藥以防之，宜服麥門冬丸，**除腸胃熱實兼消渴方**。

麥門冬八分去心　茯苓八分堅白者　黃連八分　石膏八分碎　萋蕤八分　人參六分　龍膽六分　黃芩六分　升麻四分　栝樓十分　枳實五分炙　生薑屑十分　地骨皮六分　茅根切一升　粟米三合

上十五味，以水六升煮茅根及粟米令爛，餘十三味搗末，蜜和丸如梧子，以前茅根粟米汁作飲，服十丸，日二。若渴則與此飲至足，大麻亦得，忌豬肉、醋物。

又栝樓湯方

栝樓五兩切　麥門冬汁三升　生薑五兩切　茅根切三升　蘆根切二升

上五味，以水一斗煮取三升，分為三服，忌如藥法。

又胃腑實熱，引飲常渴，茯苓湯，**泄熱止渴方**

茯苓五兩，一作茯神　栝樓五兩　知母四兩　小麥二升　麥門冬五兩去心　大棗二十枚去核　生地黃六兩　萋蕤四兩　淡竹葉三升

上九味切，以水三斗先煮小麥竹葉，取九升去滓，納諸藥，煮取四升，分四服。不問早晚，隨渴即進。非但正治胃渴，通治渴病，熱即服之，忌蕪荑、醋物。

又豬肚丸，療消渴方

豬肚一枚治如食法　黃連五兩去毛　栝樓四兩　麥門冬四兩去心　知母四兩　茯神四兩　粱米五兩

上七味搗為散，納肚中，線縫，安置甑中蒸之極爛熟，接熱及藥，木臼中搗，可堪丸。若硬加少蜜和丸如梧子，飲汁下

三十丸，日再服，漸加至四五十丸，渴即服之。《翼》同

又栝樓散方

栝樓八分　麥門冬六分去心　甘草六分炙　鉛丹八分

上四味搗為散，以漿水服方寸匕，日三服，忌海藻、菘菜。一方有茯苓六分

又黃耆湯方

黃耆三兩　茯神三兩　栝樓三兩　甘草三兩炙　麥門冬三兩去心
乾地黃五兩

上六味切，以水八升煮取二升半，分三服，忌蕪荑、醋物、海藻、菘菜。日進一劑，服十劑訖。服丸藥，後《腎消門》中宣補丸是。

又方

取七家井索近桶口結處，燒作灰。

上一味，以井華水服之，不過三服。

又方

飲豉汁任性多少，瘥止。

又方

濃煮竹根汁飲之，即瘥止。《肘後》同

又方

煮青粱米汁飲之，瘥止。《肘後》同

又消渴陰脈絕，胃反吐食方

茯苓八兩　澤瀉四兩　白朮三兩　生薑三兩　桂心三兩　甘草一
兩炙

上六味切，以水一斗煮小麥三升，取五升，去滓，納茯苓等煮取二升半，一服八合，日再。《翼》同

又方

取屋上瓦三十年者，破如雀頭三大升，以東流水兩石，煮取二斗。

乾地黃八兩　生薑八兩　橘皮三兩　甘草三兩炙　人參三兩　黃
耆三兩　桂心二兩　遠志三兩去心　當歸二兩　芍藥二兩　大棗二十枚

擘　白朮八兩

上十二味切，納瓦汁中煮取三升，分溫四服。單瓦汁亦佳。一方無甘草

又療熱病後虛熱渴，四肢煩疼方

葛根一斤　人參一兩　甘草一兩炙　竹葉一把

上四味切，以水一斗五升煮取五升。渴則飲一升，日三夜二，忌海藻、菘菜。

又虛熱渴無不效，填骨煎方

茯苓三兩　菟絲子三兩　山茱萸三兩　當歸三兩　大豆黃卷一升　石葦二兩去毛　牛膝三兩　巴戟天三兩　麥門冬三兩去心　天門冬五兩去心　五味子三兩　人參二兩　遠志三兩去心　桂心二兩　附子二兩炮　石斛三兩

上十六味先搗篩，別取生地黃十斤，生栝樓十斤，舂絞取汁，於火上煎之減半。便作數分納藥，並下白蜜二升，牛髓一升，微火煎之，令如糜。食如雞子黃大，日三，亦可飲服之佳，忌醋物、鯉魚、生蔥、豬肉、冷水。一方有肉蓯蓉四兩

又方

桃膠如彈丸，含之咽津，甚佳。本方療渴，小便利，復非淋

又方

蠟如雞子大，醋一升煮兩沸，適寒溫，頓服之。本方療渴，小便利，復非淋。通按：小便利而且長，不比淋症之滴瀝也，故曰復非淋。

又方

水和栝樓散服方寸匕。亦可蜜丸如梧子，服三十丸，日再服，無所忌。並出第二十一卷中

‖ 臨床新用 ‖

1. 補肺健脾法治消渴舉隅

消渴屬肺氣虛上焦鬱熱、脾氣虛胃內積熱者，用補益肺

氣，滋陰清熱，益氣健脾，生津養胃之法治療，每獲佳效。

郭某，女，45歲，患消渴（糖尿病Ⅱ型）6年。患者口渴多飲，飲不解渴，自覺口鼻氣熱，心慌氣短，自汗易感，語聲低微，雖為夏季，但仍著秋衣秋褲，外加長袖長褲外套，行至診室已是氣喘，診其皮膚無汗，但有潮濕感，舌紅，少苔，脈沉弱。化驗尿糖（++++），辨證為肺氣虛、上焦鬱熱，治宜補益肺氣，滋陰清熱，給降糖方加減。

處方：黃耆、生地、山藥各30克，白朮、黃芩各12克，丹參30克，石斛、麥冬各15克，甘草3克，生薑5片，大棗3枚，水煎兩次，將藥液相合，早晚分服。5劑後口渴明顯減輕，飲水較前減少，口鼻氣熱已無，脈較前有力。繼服5劑，僅有口乾，但飲水不多，秋衣秋褲已脫。化驗：尿糖（＋），前方去生地，加百合、知母各18克，10劑，煎服法同前。先後治療兩個月，共服藥60劑，自覺症狀，舌脈正常，化驗尿糖（一），血糖正常，基本痊癒。囑其不可高糖飲食，生活規律，適當勞做，不可過累，停藥觀察，追訪1年，未見復發。（黃自沖·河北中醫藥學報，2005，20（1）：21）

2. 俞天映老中醫自擬益氣生津補腎湯治療消渴病經驗談

俞老先生根據患者多屬腎陰不足、津氣兩虛的表現，自擬益氣生津補腎湯。

方藥組成：黨參、熟地黃各20克，黃耆30克，山萸肉、山藥各12克，太子參、天花粉、麥冬、烏梅各15克，澤瀉、黃精、石斛、生甘草各10克。每日1劑，水煎分3次服下。隨證加減：大便秘結，陽熱亢盛者，加大黃、石膏。血瘀明顯者，加當歸、桃仁、紅花、赤芍。陰虛火旺顯著者，去熟地，重用生地，加元參。結果：本組26例中，經治療後18例症狀大部消除和減輕，血糖降至正常和基本接近正常，占69%；6例好轉，血糖基本穩定，占23%；2例無效。總有效率92%。（程鳳豔·新疆中醫藥，2004，22（5）：46）

3. 益氣養陰法治療消渴病 50 例

自擬益氣養陰方：黃耆 30 克，黨參 20 克，山藥 15 克，花粉 25 克，生地 25 克，麥冬 15 克，沙參 15 克，五味子 15 克，茯苓 25 克。每日 1 劑，煎汁 250ml，早晚服。總有效率為 90%。（趙玉春等・長春中醫學院學報，1994.5：19）

4. 清肝瀉心消渴方治療 2 型糖尿病 46 例

自擬清肝瀉心消渴方藥物組成：黃連 9 克，梔子 9 克，生地黃 15 克，麥冬 12 克，知母 9 克，百合 9 克，天花粉 15 克，柴胡 6 克。氣虛者加人參 10 克，黃耆 30 克；肺胃熱盛者加石膏 30 克；脾胃虛弱者加白朮 12 克，茯苓 15 克，生薑 6 克，大棗 3 枚；肝氣鬱結者加香附 12 克，鬱金 12 克；有瘀血者加丹參 30 克，桃仁 12 克，紅花 12 克；肝腎陰虛者加枸杞子 12 克，熟地黃 15 克。每日 1 劑，水煎服，分 2 次服用。總有效率為 82.6%。（秦傳雲等・河南中醫，2005.5：38）

5. 化濁益腎解毒湯主治消渴腎病 30 例研究

化濁益腎解毒湯為基本方：生地 20 克，黃耆 50 克，土茯苓 100 克，大黃 5 克，丹參 15 克，車前子 15 克（布包）、茯苓 15 克，牛膝 15 克，枸杞子 30 克，菟絲子 15 克，甘草 5 克。取上藥入砂鍋內加水適量，武火燒開後文火煎 20min，取汁 400ml，分早、午、晚飯後及睡前 4 次服用。每日 1 劑。同時口服洛汀新片 10 毫克，每日 1 次。（馬影・吉林中醫藥，2005.2：10）

《近效極要》消渴方二首

《近效極要》論：消渴舊來以為難療，古方有黃連湯、牛膽丸為勝，亦不能好瘥，自作此方以來，服者皆瘥。服多者即

吐水，豈有更渴之理？

又療消渴，麥門冬丸方

麥門冬五兩去心　乾地黃三兩　蜀升麻五兩　黃芩五兩　栝樓七兩　苦參八兩　人參三兩　黃連五兩　黃柏五兩

上九味末之，以牛乳和眾手捻作丸子，曝乾，以飲服二十丸，日二，加至五六十丸，忌蕪荑、豬肉、冷水。

又方

黃連五兩　苦參一斤　知母五兩　栝樓二兩　麥門冬五兩去心　牡蠣粉五兩熬　人參五兩　黃耆五兩　乾地黃五兩

上九味末之，以牛乳丸，清漿服二十丸，日二服，加至五十丸，忌豬肉、冷水、蕪荑。

《近效極要》熱中小便多漸瘦方四首

《近效極要》論：熱中雖能食多，小便多，漸消瘦方

地骨皮切一升　麥門冬三兩去心　黃連二兩　小麥八合　人參一兩

上五味切，以水九升煮取三升八合，去滓，分為三服，間食服之。如不能多服，分作四五服亦得，忌豬肉。

又方

人參五兩　麥門冬八分去心　牡蠣粉八分　乾地黃十分　知母八分　苦參二十分　黃連八分　栝樓八分

上八味末之，以生牛乳為丸如梧子，清漿服十五丸，日再，加至四十丸。食後服，忌蕪荑、豬肉、冷水。

又療小便多或不禁方

菟絲子二兩　蒲黃三兩　黃連三兩　硝石三兩　肉蓯蓉二兩

上五味，兼雞䏶胵中黃皮三兩為散服，服方寸匕，日三服，如行五里久又一服。未有不瘥者，忌豬肉。《千金》名九房散

又療小便數多，不足日便一二斗，或如血色方

麥門冬八分去心　蒺藜子三兩　甘草一兩炙　乾薑四兩炮　桂心

二兩　乾地黃八兩　續斷二兩

上七味切，以水一斗煮取二升五合，分為三服，忌海藻、菘菜、生蔥、蕪荑。《古今錄驗》療腎消，腳瘦細，小便數，赤色似血虛冷者。

渴利虛經脈澀成癰膿方十一首

《病源》夫渴利者，隨飲小便是也。由少服乳石，石熱盛時，房室過度，致令腎氣虛耗，下焦生熱，熱則腎燥，腎燥則渴，然腎虛又不能傳制水液，故隨飲小便也。其病變多發癰疽，以其內熱而小便利故也。小便利則津液竭，津液竭則經絡澀，經絡澀則榮衛不行，榮衛不行則熱氣留滯，故成癰膿也。出第五卷中

《千金》療下焦虛熱注脾胃，從脾注肺，好渴利方

小麥一升　竹葉三升　麥門冬四兩去心　茯苓四兩　甘草二兩炙大棗三十枚去核　生薑五兩　栝樓五兩　地骨皮一升

上九味切，先以水三斗煮小麥取一斗，去滓澄清，取八升，去上沫，取七升。煮藥取三升，分三服，忌海藻、菘菜、醋物。

又療渴利虛熱，引飲不止，消熱止渴，茯神湯方

茯神四兩　石膏八兩碎　地骨皮一升　竹葉三升　栝樓五兩萎蕤四兩　麥門冬二升去心　知母四兩　生地黃一升　宿薑四兩

上十味切，以水一斗二升，下大棗三十枚擘，並藥煮取四升，分為四服，忌蕪荑。

又消渴利方

生栝樓根三十斤

上一味切，以水一石煮取一斗半去滓，以牛脂五合，煎取水盡，以暖酒先食後服如雞子大，日三服。

又方

葵根五升，盤大兩束切

上一味，以水五升煮取三升，宿不食，平旦一服三升。

又療渴，小便利，復非淋方

榆白皮二斤去黑皮切

上一味，以水一斗煮取五升，一服三合，日三服。

又方

小豆藿一把搗取汁，頓服，日三。《肘後》、文仲同

又渴利方

栝樓粉和雞子，日曝乾更搗，水服方寸匕，日三丸服亦得。

又療虛熱，四體羸瘦，渴熱不止。茯神消渴補虛，**煮散方**

茯苓四兩　石斛八兩　栝樓五兩　甘草三兩炙　五味子三兩
蓯蓉四兩　知母三兩　黃連八兩　丹參五兩　人參三兩　當歸三兩　小
麥三升　萎蕤四兩

上十三味搗篩為散，取三寸匕。以水三升煮取一升，絹袋貯煮之，日再。一煮為一服，忌豬肉、醋物、海藻、菘菜。出
第二十二卷中

崔氏療消渴，瘦，中焦熱渴方

苦參一大斤　黃連六分　栝樓五兩　知母五兩　牡蠣粉五兩
麥門冬五兩去心

上六味各搗篩為散，以牛乳和，並手捻為丸，如梧子大，
曝乾。

日再服，飽食訖，以漿水下之，服二十丸。如微利減十
丸，如食熱麵酒等，即加服五丸，忌豬肉。出第三卷中

《廣濟》療脾胃中虛熱消渴，小便數，骨肉日漸消瘦方

麥門冬十二分去心　苦參八分　栝樓八分　知母八分　茯神八分
土瓜根八分　甘草六分炙　人參六分

上八味搗篩蜜和丸，每食少時，煮蘆根大麥飲服，如梧子
二十丸。日再，漸加至三十丸，忌海藻、菘菜、豬肉、大醋。

一方有黃連十二分。出第一卷中

《肘後》療消渴，肌膚羸瘦，或虛熱轉筋，不能自止，小便數方

括樓六分　黃連六分　漢防己六分　鉛丹六分研

上四味搗篩為散，每食後取醋一合，水二合，和服方寸匕，日三服。當強飲水，須臾惡水，不復飲矣。陶氏《廣濟》、文仲同，《千金翼》同，分兩小別。出第十卷中

消渴口乾燥方三首

《廣濟》療口乾數飲水，腰腳弱，膝冷，小便數，用心力即煩悶健忘方

麥門冬十二分去心　牛膝六分　龍骨八分　土瓜根八分　狗脊六分　茯神六分　人參六分　黃連十分　牡蠣六分熬碎　山茱萸八分　菟絲子十二分酒漬一宿　鹿茸八分炙

上十二味搗篩為末，蜜和丸。每服食後煮麥飲，服如梧子二十丸。日二服，漸加至三十丸，忌生菜、熱麵、豬牛肉、蒜、黏食、陳臭、醋物等。

又療消渴口苦舌乾方

麥門冬五兩去心　茅根一升　括樓三兩切　烏梅十顆去核　小麥三合　竹茹一升

上六味，以水九升煮取三升，去滓，細細含咽。分為四五服，忌熱麵、炙肉。並出第一卷中

《千金》口含酸棗丸，療口乾方

酸棗一升五合去核　石榴子五合干之　葛根三兩　烏梅五十顆去核　麥門冬四兩去心　茯苓三兩半　覆盆子三兩　桂心三兩六銖　石蜜四兩半　括樓三兩半

上十味搗篩，蜜和為丸，含如酸棗許大。不限晝夜，常令口中有津液出為佳，忌大醋、生蔥。《翼》同。出第二十一卷中

消中消渴腎消方八首

《病源》內消病者，不渴而小便多是也。由少服五石，熱結於腎，內熱之所作也。所以服石之人，小便利者，石性歸腎，腎得石則實，實則消水漿故利，利多則不得潤養五臟，臟衰則生諸病焉。由腎盛之時，不惜真氣，恣意快情，數使虛耗，石熱孤盛，則作消中，故不渴而小便多也。出第五卷中

《千金》論曰：夫內消之為病，當由熱中所作也。小便多於所飲，令人虛極短氣，又內消者食物皆消，作小便而又不渴。正觀十年梓州刺史李文博，先服白石英久，忽然房道強盛，經月餘漸患渴，經數日小便大利，日夜百行以來。百方療之，漸以增劇，四體羸憊，不能起止，精神惚恍，口舌焦乾而卒。此病雖稀，甚可畏也。利時脈沉細微弱，服枸杞湯即效。若恐不能長癒，服鉛丹散立效，其間將服除熱宣補丸。

枸杞湯方

枸杞枝葉一斤　栝樓根三兩　石膏三兩　黃連三兩　甘草二兩炙

上五味切，以水一斗煮取三升，去滓，分溫五服，日三夜二服。困重者多合，渴即飲之，忌海藻、菘菜、豬肉。

又鉛丹散，主消渴，止小便數，兼消中，悉主之方

鉛丹二分熬別研入　栝樓根十分　甘草十分炙　澤瀉五分　胡粉二分熬，研入　石膏五分研　白石脂五分研入　赤石脂五分

上八味搗研為散，水服方寸匕，日三服。少壯人一匕半，患一年者服之一日瘥，二年者二日瘥，渴甚者夜二服。若腹中痛者減之，丸服亦佳，一服十丸，以瘥為度。不要傷多，令人腹痛。此方用之如神，已用經今三十餘載矣。忌海藻、菘菜。文仲云：腹中痛者，宜漿水飲汁下之亦得。

又《備急》云：不宜酒下，用麥汁下之亦得。丸服者服十丸，日再服，合一劑，救數人得癒。

《古今錄驗》云：服此藥了，經三兩日，宜爛煮羊肝肚空

《外臺秘要》精選

腹吃之，或作羹亦得，宜湯淡食之。候小便得鹹苦，即宜服後花蓯蓉丸兼煮散將息。

又療腎消渴，小便數，宣補丸方

黃耆三兩　栝樓三兩　麥門冬三兩去心　茯神三兩　人參三兩甘草三兩炙　黃連三兩　知母三兩　乾地黃六兩　石膏六兩研　菟絲三兩　肉蓯蓉四兩

上十二味末之，以牛膽汁三合，共蜜和丸梧子大。以茅根汁服三十丸，日漸加至五十丸。一名茯神丸。《集驗》同

又療腎氣不足，虛損消渴，小便數，腰痛，宜服腎瀝湯方

羊腎一具去脂膜切　遠志二兩去心　人參二兩　澤瀉二兩　乾地黃二兩　桂心二兩　當歸二兩　龍骨二兩　甘草二兩炙　麥門冬一升去心　五味子五合　茯苓一兩　芎藭二兩　黃芩一兩　生薑六兩　大棗二十枚

上十六味切，以水一斗五升煮羊腎取一斗二升，納藥取三升，分三服，忌海藻、菘菜、生蔥、醋物、蕪荑。《集驗》同

又阿膠湯，療久虛熱，小便利而多，或服石散人虛熱。多由汗出當風取冷，患腳氣，喜發動，兼消渴腎消，脈細弱，服此即立減方。

阿膠三兩　乾薑二兩　麻子一升　遠志四兩去心　附子一兩炮　人參一兩　甘草三兩炙

上七味切，以水七升煮取二升半，去滓，納膠令烊，分三服。說云：小便利多白，日夜數十行至一石，令五日服之甚良，忌海藻、菘菜、豬肉、冷水。

又腎消夜尿七八升方

鹿角一具炙令焦

上一味搗篩，酒服方寸匕，漸漸加至一匕半。

又黃耆湯，主消中虛勞少氣，小便數方

黃耆二兩　芍藥二兩　生薑二兩　當歸二兩　桂心二兩　甘草二兩　大棗三十枚　麥門冬一兩去心　乾地黃一兩　黃芩一兩

上十味切，以水一斗煮取三升，去滓，空腹溫分三服，忌

海藻、菘菜、生蔥、蕪荑。

《古今錄驗》論：消渴病有三，一渴而飲水多，小便數，無脂似麩片甜者，皆是消渴病也。二吃食多，不甚渴，小便少，似有油而數者，此是消中病也。三渴飲水不能多，但腿腫，腳先瘦小，陰痿弱。數小便者，此是腎消病也，特忌房勞。若消渴者倍黃連，消中者倍栝樓，腎消者加芒硝六分。服前件鉛丹丸，得小便鹹苦如常，後恐虛憊者，並宜服此**肉蓯蓉丸方**。

肉蓯蓉八分　澤瀉四分　五味子四分　紫巴戟天四分去心　地骨皮四分　磁石六分研，水淘去赤汁，乾之研入　人參六分　赤石脂六分研入　韭子五分熬　龍骨五分研入　甘草五分炙　牡丹皮五分　乾地黃十分　禹餘糧三分研入　桑螵蛸三十枚炙　栝樓四分

上十六味搗篩，蜜和丸如梧子，以牛乳空腹下二十丸，日再服，忌海藻、菘菜、胡荽、蕪荑等物。

又服前丸渴多者，不問食前後，服煮散方

桑根白志六分　薏苡仁六分　通草四分　紫蘇莖葉四分　五味子六分　覆盆子八分　枸杞子八分　乾地黃九分　茯苓十二分　菝葜十二分　黃耆二分

上十一味搗，以馬尾羅篩之。分為五貼，每貼用水一升八合煎取七合，去滓，溫服，忌醋物、蕪荑。出第二十六卷中

睡中尿床不自覺方六首

《病源》夫人有於眠睡中不覺尿出者，是其稟質陰氣偏盛，陽氣偏虛，則膀胱腎氣俱冷，不能溫制於水，則小便多，或不禁而遺尿，膀胱足太陽也，為腎之腑，腎者足少陰也，為臟，與膀胱合，俱主水，凡人之陰陽，日入陽氣盡則陰受氣，至夜半陰陽大會，氣交則臥睡，小便者，水液之餘也，從膀胱入於胞為小便，夜臥則陽氣衰伏，不能制於陰，所以陰氣獨發，水下不禁，故於睡眠而不覺尿床也。出第十四卷中

《肘後》療少小睡中遺尿不自覺方

取鵲巢中蓐燒水，服一錢匕，即瘥。_{文仲方、《千金》同}

又方

雄雞肝　桂心

上二味等份搗丸，服如小豆一枚，日三服。

又方

雄雞屎白_熬　桂心

上二味等份，末，酒服方寸匕，日二，亦可除桂心。

又方

礬石_{燒令汁盡}　牡蠣_熬

上二味等份末之，以粟米粥飲服方寸匕，日三。

又方

雄雞喉嚨，及矢白脛脛裏黃皮燒末，麥粥清盡服之。亦可以赤雞翅燒末，酒服三指撮，日三。

又方

薔薇根隨多少剉搗，以酒飲之。_{並出第二卷中}

‖ 臨床新用 ‖

1. 夜尿散治療小兒尿床

小兒夜尿散：麻黃 10 克，黃耆、鹿角霜、桑螵蛸、烏藥、益智仁各 8 克。上藥共碾細末，過 90 目篩，混勻後分包，每包 5 克。每日臨睡前服 1 包，連服 10 天，為 1 個療程，如需進行第 2 個療程，中間應間隔 5 天，再進行第 2 個療程。

結果：治癒（尿床症狀消失，隨訪 1 年未見復發者）25 例，有效（服藥後尿床次數減少）44 例；無效 3 例。（胡安安‧湖北中醫雜誌，1997，19（5）：35）

2. 溫肺縮泉法治療小兒尿床 43 例

藥用甘草、益智仁、覆盆子、菟絲子、雞內金（研服）各15 克，乾薑、山藥各 20 克，烏藥 10 克。若懶言神疲乏力加黨參、黃耆以補中。納差便溏加白朮、茯苓以健脾利濕。若困寐不易醒者加菖蒲以醒神開竅，先以冷水浸泡 30 分鐘，煎煮 2次和勻，每日溫服 3 次，5 劑為 1 療程。囑家長定時喚醒患兒小便，養成排尿習慣，晚餐後適當控制飲水，對年長兒給予精神安慰，消除自悲及羞澀感，以配合藥物治療。結果：1 療程後尿床症狀完全消失者 18 例，2 個療程症狀消失者 15 例，3個療程 10 例，其中患病時間越長，年齡越大，治療時間越長，待症狀完全消失仍需以健脾益腎綜合調理，以鞏固療效。（李昌德‧四川中醫，2004，22（2）：71）

渴後小便多恐生諸瘡方二首

《病源》渴利之病，隨飲小便也。此謂服石之人，房室過度，腎氣虛耗故也。下焦生熱，熱則腎燥，腎燥則渴；然腎虛又不能制水，故小便利也。其渴利雖瘥，熱猶未盡，發於皮膚，皮膚先有風濕，濕熱相搏，所以生瘡也。出第五卷中

《近效》恐腎虛熱渴，小便多，除風濕，理石毒，止小便，去皮膚瘡。調中方。

升麻四分　玄參五分　甘草四分炙　知母五分　茯苓三分　牡蠣六分　漏蘆五分　枳實六分炙　菝葜四分　黃連六分

上十味搗篩飲汁，服方寸匕。日再服，以瘥為度，忌豬肉、海藻、菘菜、醋物。

又方

栝樓八分　茯苓八分　玄參四分　枳實六分炙　苦參三分　甘草三分炙　橘皮三分

上七味搗篩，每空腹以漿水服方寸匕。日再服，忌海藻、

大醋、菘菜。

渴後恐成水病方五首

《病源》五臟六腑皆有津液。若腑臟因虛實而生熱者，熱氣在內，則津液竭少，故渴也。夫渴數飲，其人必眩，背寒而嘔者，因利虛故也。診其脈，心脈滑甚為善渴，其久病變，或發癰疽，或為水病。出第五卷中

《近效》渴後數飲，嘔逆虛羸，恐成癰疽、水病方

茯苓五分　栝樓六分　升麻四分　麥門冬六分去心　桑根白皮八分　橘皮三分

上六味搗為散，清水服一方寸匕，日再服，忌醋物。

又方

人參三分　豬苓三分　通草五分　黃連六分　麥門冬八分去心栝樓八分

上六味搗為散，漿水送方寸匕。日再服，以瘥為度，忌豬肉、冷水、生冷等物。

又若已覺津液竭，身浮，氣如水病者方

漢防己六分　豬苓六分　栝樓八分　茯苓四分　桑根白皮十二分白朮三分　杏仁六分去皮尖熬　鬱李仁六分　葶藶子十二分熬紫色

上九味搗篩，蜜和丸如梧子，空腹漿水服三十丸。日一服，腫消、小便快下為度，忌醋物、桃李、雀肉等。

又葶藶丸，療消渴成水病，浮腫方

甜葶藶隔紙炒　栝樓仁　杏仁去皮尖麩炒黃　漢防己各一兩

上四味為末蜜丸，搗二三百杵，如梧子大，服三十丸。食前，茯苓煎湯送下，日三四服。

又瞿麥湯，療消渴欲成水氣，面目並足脛浮腫，小便不利方

瞿麥穗　澤瀉　滑石各兩半　防己三分　黃芩　大黃各一分桑螵蛸炒十四枚

上七味切，每服三錢匕。水三升煮一升，去滓，空心溫服，良久再服。

虛勞小便白濁如脂方四首

《病源》此由勞傷於腎，腎氣虛冷故也。腎主水而關竅在陰，陰為尿便之道，胞冷腎損，故小便白而如脂，或如麩片也。出第四卷中

崔氏飲水不知休，小便中如脂，舌乾渴方

黃連五兩　栝樓五兩

上二味搗末，以生地黃汁和丸，並手丸。每食後牛乳下五十丸，日再服之，忌豬肉。

《近效》消渴肝肺熱，焦枯消瘦，或寒熱口乾，日夜飲水，小便如脂，**不止欲死方**。

水飛鐵粉三兩絕燥者，別研　雞胜胵五枚，陰乾末入　牡蠣二兩熬，別研如粉入　黃連三兩

上四味搗篩三五度，煉蜜和丸，飲汁下如梧子大五十丸。重者不過食時，輕者手下瘥，勿傳，忌豬肉。

又主消渴口乾方

黃連　豉暴令乾

上二味一處搗，令成丸，食後飲服四十丸，日再。丸稍大如常藥丸，常服有效，忌豬肉。

又消渴能飲水，小便甜，有如脂麩片，日夜六七十起方

冬瓜一枚　黃連十兩

上截瓜頭去穰，入黃連末，火中煨之。候黃連熟，布絞取汁，一服一大盞，日再服。但服兩三枚瓜，以瘥為度。一方云：以瓜汁和黃連末，和如梧子大，以瓜汁空肚下三十丸，日再服。不瘥，增丸數，忌豬肉、冷水。

《經驗》用大牡蠣不許多少，以臘日端午日將黃泥裹鍛通赤，放冷取出為末，用活鯽魚煎湯調下一錢。

小便白濁方治療慢性前列腺炎 56 例

方劑組成：生黃耆 15 克，山萸肉 15 克，生山藥 15 克，生龍骨 15 克，生牡蠣 15 克，生白芍 12 克，桂枝尖 9 克，生地黃 9 克，甘草 5 克。尿頻、尿急、排尿灼熱感重者加桑螵蛸、益智仁；陽萎者加補骨脂、巴戟天；前列腺硬者加桃仁、王不留行；病久者加蜈蚣等。每日 1 劑，水煎服。15 天為 1 療程。局部溫水坐浴，每日 2 次，每次 20 分鐘。結果：有效率為 92.86%（楊嘉鑫·江蘇中醫，1997，18（9）：17）

強中生諸病方六首

《病源》夫強中病者，莖長興盛不痿，精液自出是也。由少服五石，石熱住於腎中，下焦虛熱；少壯之時，血氣尚豐，能制於石，及至年衰血氣減少，腎虛不能製精液也。若精液竭則諸病生矣。出第五卷中

《千金》論曰：夫人生放恣者眾，盛壯之時，不自慎惜，快情縱慾，極意房中，稍至年長，腎氣虛竭，百病滋生。又年少慮不能房，多服石散，真氣既盡，石氣孤立，唯有虛耗，唇口乾焦，精液自洩，或小便赤黃，大便乾實；或渴而且利，日夜一石以來；或渴而不利；或不渴而利，所食之物，皆作小便，此皆由房室不節之所致也。又強中之病者，莖長興盛不痿，精液自出也。消渴之後，即作癰疽，皆由石熱，凡如此等，宜服豬腎薺苨湯。制腎中石熱，又將服白鴨通丸，便瘥。

豬腎薺苨湯方

豬腎一具去脂膜　大豆一升　薺苨三兩　人參二兩　茯神二兩
磁石二兩碎　知母二兩　葛根二兩　黃芩二兩　栝樓二兩　甘草二兩
炙　石膏三兩

上十二味切，以水一斗五升，先煮豬腎、大豆取一斗以下，去滓。內諸藥煎取三升，去滓，分溫三服，渴乃飲之。下焦熱者，輒合一劑，病勢漸歇即停，忌海藻、菘菜、醋物。

又平人夏月喜渴者，由心旺也。心旺便汗出，汗出則腎中虛燥，故令渴而小便少也。冬月不汗出，故小便多而數也。此皆是平人之候，名曰腎渴；但小便利而不飲水者，名腎實也。

經曰：腎實則消。消者不渴而利是也。所以服石之人，其於小便利者，石性歸腎，腎得石則實，實則能消水漿故利，利多則不得潤養五臟，臟衰則生諸病也。張仲景曰：若熱結中焦則為堅熱也，熱結下焦則為溺血，亦令人淋閉不通。明知不必悉患小便利，信矣？內有熱氣者，則喜渴也，除其熱則止。渴兼虛者，須除熱而兼宜補虛，則病癒。

又療嶺南山瘴氣，兼風熱毒氣入腎中，變成寒熱，腳弱虛滿而渴方

黃連不限多少　生栝樓汁　生地黃汁　羊乳無，即用牛乳及人乳亦得

上四味，取三般汁、乳和黃連末，任多少，眾手捻為丸，如梧子大，麥飲服三十丸，漸加至四十丸，五十丸，日三服。輕者三日癒，重者五日癒。若藥苦難服，即煮麥飲汁下亦得。文仲云：黃連丸一名羊乳丸，《肘後》同，忌豬肉、蕪荑。

又療消渴，浮萍丸方

浮萍　栝樓根等份

上二味搗篩，以人乳汁和為丸如梧子，麥飲服二十丸，日三服。三年病，三日瘥。《肘後》、文仲同，主虛熱甚佳。

又療面黃，咽中乾燥，手足俱黃，短氣，脈如連珠。除熱止渴利，補養。**地黃丸方。**

生地黃汁二升　生栝樓汁二升　生羊脂三升，牛脂亦得　好蜜四升　黃連末一斤

上五味搗合，銀鍋中熬，成煎，可丸如梧子，飲汁送五丸，日三服，加至十丸。若苦冷而渴瘥，即令別服溫藥，忌豬

肉、蕪荑。《肘後》同

又療渴小便數散方

知母六分　栝樓一片　茯苓四分　鉛丹一分　雞膍胵中黃皮十
四枚

上五味為散，飲服方寸匕，日三，禁酒、生菜、肉。瘥後
去鉛丹，以蜜和之，以麥飲，長服勿絕，良，忌醋物。《肘後》
同

消渴不宜針灸方十首

《千金》論曰：凡消渴病經百日以上者，不得灸刺，灸刺
則於瘡上漏膿水不歇，遂成癰疽，羸瘦而死。亦忌有所誤傷皮
肉，若作針孔許大瘡者，所飲之水，皆於瘡中變成膿水而出，
若水出不止者必死，慎之慎之。初得消渴者，可依後方灸刺之
為佳。

孫氏云：消渴病百日外既不許針刺，所飲之水，皆化為膿
水不止者皆死，特須慎之。又云：仍不得誤傷皮肉，若有小
瘡，亦云致死。既今亦得消渴，且未免飲水，水入瘡即損人。
今初得日，豈得令其灸刺，致此誤傷之禍，輒將未順其理，且
取百日以上為能，未悟初灸之說，故不錄灸刺。凡灸刺則外脫
其氣，消渴皆是宣疾，灸刺特不相宜，唯腳氣宜即灸之，是以
不取灸穴者耳。又有人患消渴，小便多而數，發在於春，經一
夏專服栝樓及豉汁，得其力，渴漸瘥。然小便猶數甚，晝夜二
十餘行，常至三四升，極差不減二升也。轉久便止，漸食肥
膩，日就羸瘦，唇口乾燥，吸吸少氣，不得多語，心煩熱，兩
腳酸，食乃兼倍於常，而不為氣力者，然此病皆由虛熱所為
耳。療法，栝樓汁可長服以除熱，牛乳、杏酪善於補，此法最
有益。出第二十一卷中

文仲療消渴熱中，加減六物丸方

栝樓根八分　麥門冬六分去心　知母五分　人參四分　苦參四分

土瓜根四分

上藥搗篩，以牛膽和為丸如小豆，服二十丸，日三服，麥粥汁下。未知，稍加至三十丸。咽乾者加麥門冬，舌乾加知母，脅下滿加人參，小便難加苦參，小便數加土瓜根，隨患加之一分。《肘後》同

又黃連丸，主消渴方

黃連一斤去毛　生地黃十斤

上二味搗，絞地黃取汁漬黃連，出曝之燥。復納之，令汁盡，乾搗之下篩，蜜和丸如梧子，服二十丸，日三服。亦可散，以酒服方寸匕，日三服，盡更令作，即瘥止，忌豬肉、蕪荑。《肘後》、《集驗》、《千金》、《廣濟》同，並出第八卷中

《千金》栝樓粉散，療消渴秘方

深掘大栝樓根，厚削皮至白處

上一味寸切，以水浸，一日一易，經五日出取爛搗破之。以絹袋盛擺之，一如出粉法，水服方寸匕，日三四。亦可作粉，粥、乳酪中食之，不限多少，取瘥止。出第二十一卷中

《肘後》主消渴方

秋麻子一升，以水三升，煮三四沸，取汁飲之，無限，不過五升瘥。文仲同，出第二卷中

《廣濟》療消渴兼氣散方

栝樓三兩　石膏三兩研　甘草三兩　甘皮二兩

上四味搗篩為散，食後煮大麥飲服方寸匕，日二夜一。服漸加至二匕，忌熱麵、海藻、菘菜。

又療消渴，麥門冬湯方

蘆根切二升　苧根切二升　石膏六分碎　生薑五兩　栝樓五兩　小麥二升　生麥門冬二升去心

上七味切，以水二斗煮取六升，去滓，一服一升。渴即任意飲，未瘥，更作。並出第一卷中

崔氏療患熱消渴，常服有驗方

豉心三兩，以酸醋拌，蒸乾，如此者三熬令微黃　黃連三兩

上二味搗篩訖，以蜜和為丸，日再，空腹服二十五丸，食後又服二十丸。又取烏梅十顆，以水二小升煎之數沸，取湯下。前件丸藥如無烏梅，以小麥子二升煮取汁亦得。

又方

黃連一升去毛　麥門冬五兩去心

上二味搗篩，以生地黃汁，栝樓根汁，牛乳，各三合和，頓為丸如梧子。

一服二十五丸，飲下，日再服，漸漸加至三十丸。若不頓為丸，經宿即不相著也。消渴及小便多，並是虛熱，但冷將息即瘥，前件三方崔氏本方中，此處更有一方，用栝樓、黃連者，故云前件三方。並是冷補，空腹服，恐少腹下冷，常吃少許食服之，大好，忌豬肉、蕪荑。

又療消渴無比方

土瓜根八兩　苦參粉三兩　黃連五兩去毛　鹿茸三兩炙　栝樓三兩　雄雞腸三具　牡蠣五兩熬　白石脂三兩研　甘草三兩炙　黃耆三兩　桑螵蛸三七枚炙　白龍骨五兩　雞膍胵黃皮三十具熬

上一十三味，搗篩為散，一服六方寸匕，日再服，夜一服，以後藥下之。

竹根十兩　麥門冬四兩去心　石膏四兩　甘李根白皮三兩

上四味，以水一斗二升煮取三升五合，以下前件散藥。如難服可取此藥汁和丸，一眼六十丸，仍還用此藥汁下之，忌豬肉、海藻、菘菜。並出第四卷中

《千金》加減巴郡太守奏三黃丸，療男子五勞七傷，酒渴，不生肌肉，婦人帶下，**手足寒熱者方**。

春三月黃芩四兩　大黃三兩炒　黃連四兩　夏三月黃芩六兩　大黃一兩炒　黃連七兩炒　秋三月黃芩六兩　大黃二兩　黃連三兩　冬三月黃芩三兩　大黃五兩　黃連二兩炒

上三味隨時合搗下篩，以蜜和為丸如大豆，服五丸，日三。不知稍增七丸，服一月病癒。

久眼走及奔馬，近常試驗，忌豬肉。出第二十一卷中

卒消渴小便多太數方八首

《肘後》卒消渴小便多方

多作竹瀝，飲之恣口，數日瘥，忌麵炙肉。通按：恣口者，謂多飲竹瀝，非恣食也。

又方

酒煎黃柏汁，取性飲之。通按：性飲者，若人性畏冷，即少飲也。

又方

熬胡麻令變色，研淘取汁，飲半合，日可三四服，不過五升即瘥。

又療日飲水一斛者方

桑根白皮新掘入地三尺者佳，炙令黃黑色切，以水煮之，無多少，但令濃隨意飲之，無多少亦可。內少粟米，勿與鹽。《集驗》云：宜熱飲之。

又小便卒太數，復非淋，一日數十過，令人瘦方

未中水豬脂如雞子一枚炙，承取肥汁盡服之，不過三劑瘥。

又方

羊肺一具作羹，納少肉和鹽豉，如食法，任意進之，不過三具瘥。《千金》同

又方

豉一升，納於鹽中綿裹之，以白礬好者半斤置綿上，令蒸之三斗米許時，即下白礬，得消入豉中，出曝乾搗末，服方寸匕。

又小便數，豬肚黃連丸方

豬肚一枚洗去脂膜，黃連末三斤，納豬肚中蒸之一石米熟即出之，曝乾，搗丸如梧子。服三十丸，日再服，漸漸加之，以瘥為度，忌豬肉。出第二卷中

近效祠部李郎中消渴方一首

論曰：消渴者，原其發動，此則腎虛所致，每發即小便至甜。醫者多不知其疾，所以古方論亦闕而不言，今略陳其要。按洪範稼穡作甘，以物理推之，淋餳、醋酒作脯法，須臾即皆能甜也。足明人食之後，滋味皆甜，流在膀胱。若腰腎氣盛，則上蒸精氣，氣則下入骨髓，其次以為脂膏，其次為血肉也。其餘別為小便，故小便色黃，血之餘也。騷氣者，五臟之氣；鹹潤者，則下味也。腰腎既虛冷，則不能蒸於上，穀氣則盡下為小便者也。故甘味不變，其色清冷，則肌膚枯槁也。猶如乳母，穀氣上洩，皆為乳汁。消渴疾者，下洩為小便，此皆精氣不實於內，則便羸瘦也。又肺為五臟之華蓋，若下有暖氣，蒸即肺潤；若下冷極，即陽氣不能升，故肺乾則熱。故《周易》有否卦，乾上坤下，陽阻陰而不降，陰無陽而不升，上下不交，故成否也。譬如釜中有水，以火暖之，其釜若以板蓋之，則暖氣上騰，故板能潤也；若無火力，水氣則不上，此板終不可得潤也。火力者，則為腰腎強盛也，常須暖將息。其水氣即為食氣，食氣若得暖氣，即潤上而易消下，亦免乾渴也。是故張仲景云：宜服此八味腎氣丸。並不食冷物及飲冷水，今亦不復渴，比頻得效，故錄正方於後耳。

凡此疾與腳氣雖同為腎虛所致，其腳氣始發於二三月，盛於五六月，衰於七八月；凡消渴始發於七八月，盛於十一月十二月，衰於二月三月，其故何也？夫腳氣者，擁疾也；消渴者，宣疾也。春夏陽氣上，故擁疾發，即宣疾癒也。秋冬陽氣下，故宣疾發，即擁疾癒也。審此二者，疾可理也。又宜食者，每間五六日，空腹一食餅，以精羊肉及黃雌雞為臛，此可溫也。若取下氣不食肉，菜食者宜煮牛膝、韭、蔓菁，又宜食雞子、馬肉，此物微擁，亦可療宣疾也。擁之過度，便發腳氣。猶如善為政者，寬以濟猛，猛以濟寬，隨事制度，使寬猛

得所，定之於心，口不能言也。又庸醫或令吃栝樓粉，往往經服之都無一效。又每至楂熟之時，取爛美者，水淘去浮者餐之，下候心胸間氣為度，此亦甚佳。生牛乳暖如人體，渴即細細呷之亦佳。張仲景云：足太陽者，是膀胱之經也。膀胱者，是腎之腑也。而小便數，此為氣盛，氣盛則消穀大便硬，衰則為消渴也。男子消渴，飲一斗水，小便亦得一斗。宜**八味腎氣丸**主之。神方，消渴人宜常服之。

乾地黃八兩　薯蕷四兩　茯苓三兩　山茱萸五兩　澤瀉四兩　牡丹皮三兩　附子三兩炮　桂心三兩

上藥搗篩，蜜和丸如梧子大，酒下十丸。少少加，以知為度，忌豬肉、冷水、蕪荑、胡荽、醋物、生蔥。范汪、《小品》、深師、《古今錄驗》、《必效》、文仲方等並同。

先服八味腎氣丸訖，後服此藥壓之方

黃連二十分　苦參粉十分　乾地黃十分　知母七分　牡蠣八分麥門冬十二分去心　栝樓七分，一方無，餘並同

上七味搗篩，牛乳和為丸如梧子大，並手作丸，曝乾，油袋盛用，漿水或牛乳下，日再服，二十丸。一方服十五丸。患重者渴瘥後，更服一年以來，此病特慎獐、鹿肉，須慎酒、炙肉鹹物，吃索餅五日一頓，細切精羊肉勿著脂，飽食吃羊肉，須著桑根白皮食。一方云：瘥後須服此丸，一載以上，即永絕根源。此病特忌房室、熱麵，並乾脯一切熱肉、粳米飯、李子等。若覺熱渴，加至二十五丸亦得。定後還依前減，其方神效無比，餘並準前方，忌豬肉、蕪荑。

將息禁忌論一首

夫人雖嘗服餌，而不知養性之術，亦難以長生。養性之道，不欲飽食便臥，亦不宜終日久坐，皆損壽也。人欲小勞，但莫久勞疲極也，亦不可強所不能堪耳。人不得每夜食，食畢即須行步，令稍暢而坐臥。若食氣未消，而傷風或醉臥，當成

積聚百疾，或多霍亂，令人暴吐。又食慾得少而數，不欲頓而多，多即難消也。能善養性者，皆先候腹空積飢乃食；先渴後飲，不欲觸熱而飲，飲酒傷多，即速吐之為佳。亦不可當風臥及得扇之，皆令人病也。才不逮而思之，傷也；悲哀憔悴，傷也；力所不勝而舉之，傷也。凡人冬不欲極溫，夏不欲窮涼，亦不欲霧露星月下臥，大寒大熱大風，皆不用觸冒之。五味入口，不欲偏多，偏多則損人腑臟。故曰：酸多即傷脾，苦多即傷肺，辛多即傷肝，鹹多即傷心，甘多即傷腎，此是五行自然之理。又傷初即不覺，久乃損壽耳。夫吃生肉鱠必須日午前即良。二味之中，其鮓尤腥而冷也。午後陰陽交錯，人腹中亦順天時，不成癥積，亦能霍亂矣。

　　夫人至酉戌時後，不要吃飯。若冬月夜長，性熱者須少食，仍須溫軟，吃訖須搖動，令食消散，即不能成腳氣。凡衝熱有汗，不用洗手面及漱口，令人五臟乾枯少津液。又冬夏月不用枕冷物，石鐵尤損人，木枕亦損。縱不損人，及少年之時，即眼暗也。通按：此條雖附消渴後，不單言消渴也。凡病與不病人俱宜遵之，後魚肉、菜米豆等仿此。

敘魚肉等十五件

　　羊肉甚補虛，患風及腳氣不用吃，偶食即生薑和煮。又豬肉、兔肉、鶉肉、牛肉、驢馬肉、大鯉、鯰魚、河肫等並禁，不可食之。鹿肉微冷少吃，獐肉溫不可炙吃，令人消渴。久吃炙肉，令人血不行。野雞春月以後不堪吃，鯽魚長六七寸以上並益人，仍不要生吃。生乾脯不可吃，不消化為蟲。

敘菜等二十二件

　　凡冬瓜食之下氣，唯腳氣相宜，令人寒中，不可多吃；能下積年藥力，甚損人，久服令人虛壞筋骨。萵苣令人寒中，久

食節骨頭生冷水，令人髮鬢白。蘭香、胡荽、蕓台三物，不益人也。甘菊、枸杞、菜發、丹石，少吃即溫，多即冷。紫蘇、薄荷、荏葉、水蘇，溫中益人。苜蓿、白蒿、牛蒡、地黃苗甚益人。長吃苜蓿雖微冷，益人堪久服。

凡菜皆取熟吃，不可生吃損人。薤雖葷，不同五辛，溫中補筋骨可食。蔥調諸侯，但少吃無妨，多食令人虛冷。韭從二月以後青稍長，煮吃甚補；至四月上旬止，不可食；從七月二十日後，即漸堪吃；至九月後冷，兼有土氣。蘿蔔消食下痰澼，甚宜人，生熟吃俱善。斜蒿不甚益人，小無損。蔓菁作令黃，堪吃。芥發熱動風傷筋骨。蒜傷血損藥不可食。葵性滑，夏不堪食，冬曝乾，熟時煮用。蘿蔔作下之，利大、小腸。醋、鹹並傷筋骨，尤須節之，不可縱性。

敘米豆等九件茶酒附之。通按：少吃任意，猶云小任意吃也

白米甚益人。小豆、綠豆、白豆並動氣，仍下津液，少吃任意。大豆甚下氣益人，久服令人身重。蕎麥不可食。小麥麵吃之令人動熱，不可煩餐之。大麥麵甚益人，性小冷，發癖氣。粳米性寒。南中溫濕茶不可多吃，熱溫煮桑代之。酒有熱毒，漬地黃、丹參、大豆即得飲之。以上遂是祠部方法，亦一家秘寶也。

卷十二

療癖方五首

《病源》夫五臟調和，則榮衛氣理，榮衛氣理，則津液通流，雖復多飲水漿，亦不能為病。若攝養乖方，則三焦痞隔。三焦痞隔，則腸胃不能宣行，因飲水漿，便令停滯不散。更遇寒氣積聚而成癖。

癖者，謂僻側在於兩脅之間，有時而痛是也。其湯熨針石，別有正方，補養宣導，今附於後。

《養生》云：臥覺勿飲水更眠，令人作水癖。又云：飲水勿急咽，久成水癖。又云：舉兩膝夾兩頰邊，兩手據地蹲坐，故久行之瘥伏梁。伏梁者，宿食不消成癖，腹中如杯如盤。宿癥者，宿水宿氣癖數生癥，久則腸化為筋，骨變為實。出第二十卷中

《廣濟》療腹中癖氣方

牛膝八分　桔梗六分　芍藥六分　枳實八分炙　白朮六分　鱉甲八分炙　茯苓八分　人參六分　厚朴六分炙　大黃六分　桂心六分　檳榔六分

上十二味搗篩，蜜和丸，空肚溫酒服如梧子二十丸，日二服，漸加至三十丸，老、小微利，忌生冷。油膩、小豆、黏食、莧菜、醋、生蔥、豬肉。出第二卷中

《千金翼》江寧衍法師破癖方

白朮三兩　枳實三兩炙　柴胡三兩

上三味切，以水五升煮取二升，分溫三服，服三十劑永差，忌桃李、雀肉。出第十九卷中

《必效》療癖方

取車下李仁，微湯退去皮及並仁，與乾麵相半，搗之為餅，如猶乾和淡水如常溲麵，大小一如病人手掌。為兩餅，微炙使黃，勿令至熟，空肚食一枚，當快利。如不利，更食一枚，或飲熱粥汁即利，以快利為度。至午後利不止，即以醋飯止之。利後當虛，病未盡者，量力一二日，更進一服，以病盡為限，小兒亦以意量之。不得食酪及牛馬肉，無不效，但病重者李仁與面相半，輕者以意減。病減之後，服者亦任量力頻試，瘥，神效。

又方

大黃十兩

上一味搗篩，醋三升和煎調，納白蜜兩匙，煎堪丸如梧子。一服三十丸，以利為度，小者減之。

又方

牛黃三大豆許　麝香一當門子大　硃砂準麝香　生犀角小棗許別搗末

以上四味並研令極細，湯成後納之。

大黃一兩　吊藤一兩　升麻一兩　甘草半兩炙　鱉甲半兩炙　丁香五十枚

上十味切，以水三升先煮大黃等六味，取強半升，絞去滓。納牛黃等四味，和絞，分為三服，每服如人行十里久。忌如藥法。若利出如桃膠、肉醬等物，是病出之候，特忌牛馬肉。其藥及水，並是大兩大升。此藥分兩，是十五以上人服，若十歲以下，斟量病減之，忌莧菜、海藻、菘菜、生血物等。

並出第三卷中

癖結方三首

《病源》此由飲水聚停不散，復因飲食相搏，致使結積在於脅下，有時弦旦起，或脹痛，或喘息短氣，故云癖結。脈緊實者，癖結也。出第二十卷中

《廣濟》療癖結心下硬痛，巴豆丸方

巴豆三枚去心皮熬　杏仁七枚去尖　大黃如雞子大

上三味，搗篩大黃，取巴豆、杏仁別搗如膏，和大黃入，蜜和丸，空肚以飲服如梧子七丸，日一服，漸加以微利下病為度，忌生冷油膩。出第二卷中

《千金》狼毒丸，主堅癖方

狼毒五兩塗薑汁炙　半夏三兩洗　杏仁三兩　桂心四兩　附子二兩炮　細辛二兩　椒三兩汗

上七味搗篩，別搗杏仁、蜜和飲，服如大豆二丸。出第十一卷中

《救急》中候黑丸，療諸癖結痰飲等大良方

桔梗四分　桂心四分　巴豆八分　芫花十二分熬　杏仁五分

上五味，先搗三藥成末，別搗巴豆、杏仁如膏合和。又搗一千杵，下蜜。又搗二千杵，丸如胡豆。漿服一丸取利，可至二三丸。兒生十日欲癇發，可與一二丸如黍米。諸腹不快，體中覺患便服之，得一兩行利即好。《肘後》、《千金》同，服四神丸下之亦得。出第三卷中

‖ 臨床新用 ‖

《備急千金要方》中小兒癖結脹滿證治特色

孫思邈認為兒科癖結脹滿證的病機多為邪實所致，正虛者尚不多見，因此強調在治法上，應以逐邪為主，務使邪祛則正安。在病機方面，孫思邈多強調痰、癖、積、滯，在用藥上多以祛邪為主。

這一點與後世的醫家有很人的不同。體現在處方用藥上，多不避峻猛之品，大黃、巴豆、甘遂、芫花、牛黃、附子為常用之品，而很少用補益及平和之藥。（李恩慶・四川中醫，2003，21（11）：8）

寒癖方五首

《病源》寒癖之為病，是飲水停積脅下痃強是也。因遇寒即痛，所以謂之寒癖。脈弦而大者，寒癖也。出第二十卷中

《肘後》療腹中冷癖，心下停痰，兩脅痞滿，按之鳴轉，**逆害飲食方。**

大蟾蜍一頭，去皮及腹中物肢解之　芒硝大人用一升，中人七合，羸小五合

上二味，以水七升煮取四升，溫服一升，一時頓服一升。若未下，更服一升。中人七合，羸小五合，得下者止。後九日十日，一遍作之。

又方

大黃三兩　甘草二兩炙　蜜一升二合　棗二十七枚

上四味切，以水四升先煮三物，取二升一合，去滓納蜜，再上火煎令烊，分再服，忌海藻、菘菜。

又方

巴豆三十枚煮　杏仁二十枚　桔梗六分　藜蘆四分炙　皂莢三分去皮

上五味搗，蜜和丸如胡豆。服一丸，日三。欲下病者服二丸，長將服百日都好瘥，忌豬肉、蘆筍、狸肉。《古今錄驗》同，並出第三卷中

深師主久寒癖，胸滿短氣，心腹堅，嘔吐，手足逆冷，時來時去，痛不欲食，食即為患，心冷，引腰背強急。**吳茱萸丸方。**

吳茱萸八分　附子三分炮　厚朴五分炙　半夏五分洗　桂心五分　人參五分　礬石五分熬　枳實五分炙　乾薑五分

上九味下篩蜜和，酒服如梧子二十丸，日三，不知增之。出第十六卷中

延年白朮丸，主宿冷癖氣因服熱藥發熱，心驚虛悸，下冷

上熱，不能食飲，頻頭風旋，喜嘔吐方。

白朮六兩　厚朴兩分炙　人參五分　白芷三分　橘皮四分　防風五分　吳茱萸四分　芎藭四分　薯蕷四分　茯神五分　桂心四分　大麥芽四分熬　乾薑四分　防葵四分炙　甘草五分炙

上十五味搗篩，蜜和丸如梧桐子，酒服十五丸，日再，加至二十丸。出第十六卷中

久癖方二首

《病源》久癖，謂因飲水過多，水氣擁滯，遇寒熱氣相搏，便成癖。在於兩脅下，經久不瘥，乃結聚成形，假而起按之乃水鳴，積有歲年，故云久癖。出第二十卷中

《集驗》療冷熱久癖，實不能下，虛滿如水狀方

前胡四兩　生薑四兩　枳實三兩炙　半夏四兩洗　白朮三兩　茯苓四兩　甘草二兩炙　桂心二兩

上八味切，以水八升煮取三升，分三服。《千金》同，出第六卷中

《古今錄驗》曾青丸，療久寒積聚，留飲宿食。天行傷寒者服之二十日癒，久服令人延年益壽。殷仲堪云：扁鵲曾青丸，療久癖積聚，留飲宿食，天行傷寒，咳逆消渴，隨病所在，久病羸瘦，老小宜服藥，或吐或下或汗出方。

曾青二分　寒水石三分　朴硝二分　茯苓三分　大黃三分　附子三分炮　巴豆二分

上七味各異搗，下篩巴豆消相合，搗六千杵。次納附子搗相得，次納茯苓搗相得，次納大黃搗相得，次納曾青搗相得，次納寒水石搗相得，次納蜜和搗千杵。大人服大豆二丸，小兒五歲以下如麻子一丸，二三歲兒如黍米一丸。如服藥以薄粉粥清下，當覆臥令汗出。吐下氣發作服二丸，霍亂服三丸，泄痢不止服一丸可至二丸。一方用曾青三分，忌豬肉、冷水、蘆筍、大醋。崔氏同，出第十卷中

癖羸瘠方二首

《删繁》療癖羸瘠，膏髓酒方

豬肪膏三升　牛髓二升　油五升　薑汁三升　生地黃汁三升
當歸四分　蜀椒四分汁　吳茱萸五合　桂心五分　人參五分　五味子
七分　芎藭五分　乾地黃七分　遠志皮五分

上十四味切，搗九味，下篩為散。取膏髓等五種汁，加水
一斗，同汁煎，取水並藥汁俱盡。但餘膏在，停小冷，下散攪
令調，火上煎三上三下，燥器貯凝，冷為餅方寸。以清酒一升
暖下，膏取服之，晝兩服，夜一服。非但療癖，亦主百病，忌
生蔥、蕪荑。

又枸杞子散方

枸杞予五升　乾薑五兩　白朮五兩　吳茱萸一升　蜀椒三合汗
橘皮五兩

上六味切，搗五味，三篩下為散。取枸杞子燥瓷器貯，研
曝如作米粉法，七日曝之，一曝一研，取前藥散和之又研。隨
飲酒食等，即便服一方寸匕，和酒食進之。如此能三年服，非
但療百病，亦長陽氣。並出第五卷中

痃癖方四首

《廣濟》療痃癖氣，兩脅妨滿方

牛膝十分　桔梗八分　芍藥八分　枳實八分　人參六分　白朮八
分　鱉甲八分　茯苓八分　訶梨勒皮八分　柴胡六分　大黃十分　桂
心六分

上十二味搗篩，蜜和丸如梧子，空肚酒飲及薑湯，任服二
十丸，日二服，漸加至三十丸。

利多即以意減之，常取微通泄為度，忌生硬難消、油膩等
物及莧菜。一方用五加皮，無人參。出第二卷中

《千金翼》療十年痃癖方

桃仁六升　豉六升　蜀椒三兩　乾薑三兩

上四味，先搗桃仁如脂，令搗千杵，如乾可下少許蜜和搗，令可丸。空肚酒服三丸如酸棗大，日三。本方下有熨法，此不載。出第十九卷中

崔氏療痃癖積冷，發如錐刀所刺，鬼疰往來者方

烏頭八分炮　人參八分　桂心八分　附子八分炮　乾薑八分　赤石脂八分　硃砂三分研

上七味搗篩，蜜和為丸如梧子，以暖酒服七丸，稍稍加之至十丸。

又療痃癖方

鼠屎一合炒令黃

上一味，以水二升煮五六沸，反熱濾取汁。置碗中，急納硇砂一小兩，乃蓋頭經宿，明日平旦溫為兩服，稍晚食，無所忌。一方硇砂作硃砂，並出第七卷中

‖ 臨床新用 ‖

蔥白散加針灸治癒痃癖

葛某，女，44 歲。坐地磚上縫製羊毛衫約廿餘日後，突覺腹痛。由此常見發作，每次約半小時，因痛後如常人，故不在意，仍坐地磚上幹活如前。繼而逐日加重，以至每天疼痛長約5 至 8 小時，痛時臍兩旁至小腹有筋突起，粗如小指，可以捏起，痛劇時延及肛內，狀如撕裂，不堪其苦。疊經診治，無明顯好轉。今診見面色蒼白，痛苦面容，懶言少語，且云經來時量多，帶有血塊，色紫，淋漓約達十餘天，舌淡、苔薄白，脈細。腹部檢查：腹軟，肝脾均未及，無壓痛，少腹未扣及腫塊，無條索樣改變。診斷為痃癖。

內服方用蔥白散加減：四物湯加人參、茯苓、枳殼、肉

桂、厚朴、乾薑、木香、青皮、莪朮、三棱、茴香、神麴、苦楝子、蔥白、食鹽等煎服；同時每天隔薑灸關元穴20至30壯，針刺足三里穴（雙），留針20分鐘。經服藥20餘劑，針灸10次，疼痛消除，未再發作。（王鑫標·四川中醫，1997，11：521）

痃氣方三首

《廣濟》療痃氣方

牛膝六分　芍藥六分　桔梗八分　枳實三分炙　厚朴六分炙　橘皮四分　茯苓六分　人參五分　蒺藜子五分熬　訶梨勒六分熬　柴胡八分　檳榔四分　大黃六分

上十三味搗篩，蜜和丸，空肚，煮大棗飲服如梧子二十丸。日再，漸漸加至三十丸。如利多，以意減之，忌生硬難消物及油膩、豬肉、醋物。出第二卷中

《延年》療兩肋脹急，痃滿不能食，兼頭痛壯熱，身體痛方

枳實三兩炙　桔梗二兩　鱉甲二兩炙　人參二兩　前胡二兩　生薑四兩　檳榔七枚　桂心二兩

上八味切，以水九升煮取二升五合，去滓，分溫三服，如人行七八里久，禁生蔥、莧菜。出第十六卷中

《救急》療腹中痃氣，連心以來，相引痛緊急方

白朮三兩　枳實三兩炙　柴胡四兩　鱉甲二兩炙

上四味切，以水七升煮取二升五合，去滓。空肚，分三服，相去七八里久，能連服三四劑始知驗，禁生冷、豬肉並毒魚。大須慎之，頻服有效，忌莧菜、生蔥。出第七卷中

癖及痃癖不能食方十四首

《廣濟》療癥癖痃氣不能食，兼虛贏瘦，四時常服方

牛膝六兩　生地黃九兩　當歸三兩　桂心四兩　肉蓯蓉六兩

遠志三兩去心　五味子五兩　麴末五合熬炒令黃　白朮三兩　人參三兩
茯苓六兩一方三兩　大麥芽末一升五合熬黃

上十二味搗篩為散，空腹，溫酒服方寸匕，日二服，漸加
至一匕。

半夏中煮生薑及檳榔，飲下加麥門冬六兩，此方甚宜久
服，令人輕健，忌牛肉、生蔥、蘿蔔等。出第二卷中

崔氏療宿癖，時腹微滿，不能食，調中五參丸方

人參　沙參　玄參　丹參　苦參各一兩　大黃四兩　附子一
兩炮　巴豆四十枚　蜀椒一合汗　乾薑半兩　防風一兩　䗪蟲十五枚熬
葶藶一合熬

上十三味搗下篩，蜜和為丸如梧子，先食服一丸，日三，
忌豬肉、蘆筍、生血等物。

又療癖飲，並醋咽吐水及沫，食飲不消，氣逆脹滿方

檳榔十兩　高良薑三兩　桃仁一升

上三味和搗絹篩，以白蜜和丸，酒服如彈丸二枚，日再
服，漸加至四五丸，加減任意自量。並出第七卷中

《延年》人參丸，主痃癖氣不能食方

人參八分　白朮六分　枳實六分炙　橘皮四分　桂心七分　甘草
五分炙　桔梗五分

上七味搗篩，蜜和為丸如梧子大，一服十五丸，酒下，日
二服，加至二三十丸。

又療冷氣，兩肋脹滿，痃氣不能食方

白朮三兩　人參二兩　茯苓三兩　枳實三兩炙　生薑三兩　桔
梗二兩　桂心一兩半

上七味切，以水八升煮取二升五合，去滓，分溫三服，如
人行七八里久。

**又桃仁丸，主痃癖氣漫，心脹滿不下食，發即更脹連乳
滿，頭面悶悶，咳氣急者方。**

桃仁八分　鱉甲六分炙　枳實六分炙　白朮六分　桔梗五分　吳
茱萸五分　烏頭七分炮　檳榔五分　防葵五分　芍藥四分　乾薑五分

紫菀四分　細辛四分　皂莢二分去皮子　人參四分　橘皮四分　甘草四分炙

上十七味搗篩，蜜和丸如梧子，服十丸，日再服，加至二十丸，忌豬肉菉菜等。

又浸藥酒，用下前藥方

紫蘇三兩　牛膝三兩　丹參三兩　生薑六兩　生地黃三升　香豉三升　紫菀三兩　防風四兩　橘皮三兩　大麻仁一升五合

上十味細切，絹袋盛以清酒二斗五升。浸三宿後，溫一盞用，下桃仁丸，酒盡更添，忌蕪荑。

又檳榔子丸，主腹內痃癖氣滿，胸背痛不能食，日漸羸瘦，四肢無力，時時心驚方

檳榔子六分　桔梗四分　當歸四分　人參五分　桂心四分　前胡四分　橘皮三分　厚朴三分炙　白朮四分　甘草五分炙　烏頭四分炮　乾薑四分　茯神四分　鱉甲五分炙　大黃四分　龍齒六分炙

上十六味搗篩，蜜和為丸如梧子大，服十丸，飲汁下。日二服，加至二十丸，酒下亦得，忌醋、菉菜、生蔥等。

又療痃癖，胸背痛，時時咳嗽，不能食方

桂心四分　細辛四分　白朮六分　厚朴三分炙　附子五分炮　乾薑五分　橘皮三分　鱉甲四分炙　防葵三分炙　吳茱萸三分

上十味搗篩，蜜和為丸如梧子大，服十五丸，酒下。日二服，加至二三十丸，忌菉菜、醋物、生蔥等。

又療痃癖，發即兩肋弦急滿，不能食方

檳榔子六分　枳實六分炙　桔梗四分　鱉甲四分炙　人參六分　白朮六分　桂心三分　龍膽草五分　前胡四分　萎蕤五分　大黃五分　甘草六分炙

上十二味搗篩，蜜和為丸如梧子大，服十丸，酒下。日二服，加至二十丸，忌菉菜、生蔥、豬肉等。

又半夏湯，主腹內左肋痃癖硬急，氣滿不能食，胸背痛者方

半夏三兩洗　生薑四兩　桔梗二兩　吳茱萸二兩　鱉甲三兩炙

枳實二兩炙　人參一兩　檳榔子十四枚

上八味切，以水九升煮取二升七合，去滓，分溫三服，如人行八九里久，忌豬羊肉、餳、莧菜等。

又療冷痃癖氣，發即痃氣急引膀胱痛，氣滿不消食，桔梗丸方

桔梗四分　枳實四分炙　鱉甲四分炙　人參四分　當歸四分　桂心三分　白朮四分　吳茱萸三分　大麥芽六分　乾薑四分　甘草五分炙

上十一味搗篩，蜜和為丸如梧子大，一服十丸，酒下。日再服，稍加至二十丸，禁生蔥、豬肉、莧菜等。

又黃耆丸，療風虛盜汗不能食，腹內有痃癖，氣滿者方

黃耆五分　白朮六分　鱉甲五分炙　白薇三分　牡蠣四分熬　茯苓六分　桂心三分　乾薑四分　枳實四分炙　橘皮三分　當歸四分　檳榔子六分　人參六分　前胡四分　附子四分炮

上十五味搗篩，蜜和為丸如梧子大，一服十五丸，酒下。日再服，加至二十丸，忌醋物、豬肉、冷水、莧菜、生蔥。並出第十六卷中

《必效》練中丸，主癖虛熱，兩脅下癖痛，惡不能食，四肢酸弱，口乾，唾涕稠黏，眼澀，頭時時痛；並氣衝背膊虛腫，大小便澀，小腹痛，熱衝，頭髮落，耳鳴，彌至健忘。服十日許，記事如少時，無禁忌方。

大黃一斤　朴硝十兩煉　芍藥八兩　桂心四兩

上四味搗篩，蜜和為丸如梧子大，平旦酒服二十丸。日再，稍加至三十丸，以利為度。能積服彌佳，縱利不虛人，神良，忌生蔥。

又鱉甲丸，主癖氣發動，不能食，心腹脹滿，或時發熱方

鱉甲八分炙　白朮十分　枳實八分炙　芍藥六分　麥門冬八分去心　人參八分　前胡六分　厚朴六分

上八味搗篩，蜜和為丸如梧子，飲服二十丸，漸漸加至三十丸。冷即酒服極效，禁莧菜。並出第二卷中

癥癖等一切病方四首

《千金翼》療癥癖乃至鼓脹滿方

烏牛尿一升

上一味，微火煎如稠糖，空肚服大棗許一枚，當鳴轉病出，隔日更服，慎口味等。

又三棱草煎，主癥癖方

三棱草切一石

上一味，水五石煮取一石，去滓，更煎取三斗汁。銅器中重釜煎如稠糖，出納密器中。且以酒一盞服一匕，日二服，每服常令酒氣相續。並出第十九卷中

崔氏療腹中癥癖兼虛熱者，不可用純冷專瀉藥，宜羈縻攻之方

鱉甲八分炙　龜甲八分炙　桑耳八分金色者炙　大黃八分　吳茱萸八分　防葵八分　附子四分炮

上七味下篩，蜜和為丸如梧子，飲苦酒服十丸，日再服。漸漸加一丸，以微泄為度，無所忌。日晚服馬莧汁三四合，以瘥為期，亦是單煮，暖此汁服前藥更佳。馬齒菜即馬莧也，忌豬肉、冷水。今詳前方用鱉甲，不宜服莧菜，云日晚服馬莧汁並服藥，此必誤也。出第七卷中

又溫白丸，療癥癖塊等一切病方

紫菀王分　吳茱萸三分　菖蒲二分　柴胡二分　厚朴二分炙　桔梗二分　皂莢三分去皮子炙　烏頭十分熬　茯苓二分　桂心二分　乾薑二分　黃連二分　蜀椒二分汗　巴豆一分熬　人參二分

上十五味合搗下篩，和以白蜜，更搗二千杵，丸如梧子。一服二丸，不知稍增至五丸，以知為度。心腹積聚久癥癖，塊大如杯碗，黃疸，宿食朝起嘔變，支滿上氣，時時腹脹，心下堅結，上來搶心，旁攻兩脅，徹背連胸，痛無常處，繞臍絞痛，狀如蟲咬；又十種水病，八種痞塞，反胃吐逆，飯食噎

塞，或五淋五痔，或九種心痛，積年食不消化，或婦人不產，或斷經多年，帶下淋瀝，或咳瘕連年不瘥；又療一切諸風，身體頑痹，不知痛癢，或半身疼痛，或眉髮墮落；又療七十二種風，亦療三十六種遁注，或婦人五邪，夢與鬼交通，四肢沉重，不能飲食，昏昏默默，只欲取死，終日憂愁，情中不樂，或恐或懼，或悲或啼，飲食無味，月水不調，真似懷孕，連年累月，羸瘦困斃，遂至於死，或歌或哭，為鬼所亂，莫之知也。但服此藥者，莫不癒。

臣知方驗，便合藥與婦人服之，十日下出瘕癖蟲長二尺五寸，三十餘枚；下膿三升，黑血一斗，青黃汁五升，所苦悉除，當月有子。

臣兄墮馬被傷，腹中有積血，天陰即發，羸瘦異常，久著在床，命在旦夕。臣與藥服之，下如雞肝黑血，手大一百片，白膿二升，赤黃水一升許，其病即瘥。臣知方驗，謹上，禁生冷，餳醋，豬羊魚雞、犬牛馬鵝肉，五辛蔥麵、油膩豆，及糯米黏滑，鬱臭之屬。出第二卷中

癖硬如石腹滿方二首

《廣濟》療腹中痃氣癖硬，兩脅臍下硬如石，按之痛，腹滿不下食，心悶咳逆，積年不瘥，鱉甲丸方。

鱉甲八分炙　牛膝五分　芎藭四分　防葵四分　大黃六分　當歸四分　乾薑四分　桂心四分　細辛四分　附子四分炮　甘草四分炙　巴豆二七枚

上十二味搗篩，蜜和丸，平旦空腹溫酒下，如梧子四丸。日三服漸加，以微利為度，忌生蔥、莧菜。出第二卷中

《必效》療腹滿癖堅如石，積年不損方。

取白楊木東南枝去蒼皮細剉五升熬令黃，酒五升淋訖。即以絹袋盛滓，還納酒中，密封再宿，每服一合，日二。出第三卷中

食不消成癥積方四首

《集驗》療凡所食不消方

取其餘頻燒作末，酒服方寸匕，便吐去宿食，即瘥。張文仲、《備急》同。陸光祿說：有人食桃不消化，作病時無桃，就林間得檮桃子燒服之，登時吐病即瘥。《千金》同，出第六卷中

《備急》食魚鱠及生肉，住胸膈中不消化，吐之不出，多成癥病方

朴硝如半雞子一枚　大黃二兩

上二味，以酒二升煮取一升，去滓，盡服之，立消。無朴硝，用芒硝、硝石亦佳。《肘後》同

又宿食不消，大便難，練中丸方

大黃八兩　葶藶　杏仁去皮尖　芒硝各四兩

上四味搗篩，蜜和丸如梧子，服七丸，日三。不知稍加至十丸。姚方並，出第三卷中

《古今錄驗》療卒食不消，欲成癥積，艾煎丸方

白艾一束　薏苡根一把

上二味合煮汁，成如飴，取半升一服之，使刺吐去宿食，神驗。出第十卷中

心下大如杯結癥方二首

《病源》積聚痼結者，是五臟六腑之氣，已積聚於內，重因飲食不節，寒溫不調，邪氣重沓，牢痼盤結者也。久即成癥。出第十九卷中

《肘後》療心下有物大如杯，不得食者方

葶藶二兩　大黃二兩　澤漆四兩洗

上三味搗篩，蜜和，搗千杵，服如梧子二丸。日三，不知稍加。《千金》、文仲、《集驗》、《古今錄驗》同云：療癥堅心下大如杯，

食則腹滿。心腹絞痛。

又熨癥方

灶中黃土一斤　生葫一升

上二味先搗，葫熟納土復搗，以好苦酒澆令涅涅。先期塗布一面仍搯病上，又塗布上千復易之，取令消止。並出第一卷中

癥癖痃氣灸法四首

崔氏療癥癖閃癖方

令患人平坐，取麻線一條繞項，向前垂線，頭至鳩尾橫截斷，即回線向後，當脊取線窮頭，即點記。乃別橫渡口吻，吻外截卻，即取度吻線中拓於脊骨點處中心，上下分之，各點小兩頭通前合灸三處。其所灸處，日別灸七壯以上，十壯以下，滿十日即停。看患人食稍得味，即取線還度口吻，於脊中點處橫分灸之，其數一準前法，仍看脊節穴去線一二分，亦可就節穴下火。如相去遠者，不須就節穴。若患人未捐可停，二十日外，還依前灸之，仍灸季肋頭二百壯。其灸季肋，早晚與灸脊上同時下火也。

又灸閃癖法

其癖有根，其根有著背者，有著膊上者。遣所患人平坐，熟看癖頭仍將手從癖頭向上尋之，當有脈築築然，向上細細尋至膊上至築築頭，當膊即下火，還與前壯數無別。王丞云：背上恐不得過多下火，只可細細日別七炷以來。

又療癖左右相隨病灸法

第一屈肋頭近第二肋下，即是灸處，第二肋頭近第三肋下亦是灸處，左右各灸五十壯，一時使了。《千金》云：灸癥癖方，患左灸左，患右灸右。脊屈肋數第二肋上，第三肋下，向肉翅前，初日灸三次，日五週而復始至五十止，忌大蒜，餘不忌。

又灸痃氣法

從乳下即數至第三肋下，共乳上下相當，稍似近肉接腰骨

外取穴孔，即是灸處。兩相俱灸，初下火，各灸三壯，明日四壯。每日加一壯至七壯，還從三壯起，至三十日即罷。

上前兩種灸法若點時，拳腳點即拳腳灸，若舒腳點時還舒腳灸。並出第七卷中

積聚方五首

《病源》積聚者，由陰陽不和，腑臟虛弱，受於風邪，搏於腑臟之氣所為也。腑者陽也，臟者陰也，陽浮而動，陰沉而伏。積者陰氣五臟所生，始發不離其部，故上下有所窮已。聚者陽氣六腑所成，故無根本，上下無所留止。其痛無有常處，諸臟受邪，初未能為積聚，留滯不去，乃成積聚。

肝之積名曰肥氣，在左脅下，如覆杯，有頭足，久不癒，令人發瘄瘧連歲月不已，以季夏戊巳日得之，何以言之？肺病當傳肝，肝當傳脾，脾季夏適旺，旺者不受邪，肝欲復還肺，肺不肯受，故留結為積，故知肝之積，以季夏戊巳日得之也。

心之積名曰伏梁，起臍上，大如臂，上至心下，以秋庚辛日得之，何以言之？腎病當傳心，心當傳肺，肺以秋適旺，旺者不受邪，心欲復還腎，腎不肯受，故留結為積，故知伏梁以秋庚辛日得之也。

脾之積名曰痞氣，在胃管，覆大如盤，久不癒，令人四肢不收，發黃疸，飲食不為肌膚，以冬壬癸日得之，何以言之？肝病當傳脾，脾當傳腎，腎以冬適旺，旺者不受邪，脾欲復還肝，肝不肯受，故留結為積，故知痞氣以冬壬癸日得之也。

肺之積名曰賁，在右脅下，覆大如杯，久不癒，令人灑淅寒熱，喘咳發肺癰，以春甲乙日得之，何以言之？心病當傳肺，肺當傳肝，肝以春適旺，旺者不受邪，肺欲復還心，心不肯受，故留結為積，故知息賁以春甲乙日得之也。

腎之積名曰賁豚，發於少腹，上至心下，若豚賁走之狀，上下無時，久不癒，令人喘逆，骨痿少氣，以夏丙丁日得之，

何以言之？脾病當傳腎，腎當傳心，心以夏適旺，旺者不受邪，腎欲復還脾，脾不肯受，故留結為積，故知賁豚以夏丙丁日得之也。此為五積，診其脈緊積聚；脈浮而牢積聚；脈橫者脅下有積聚；脈來小沉實者，胃中有積聚；不下食，食即吐出，脈來細軟附骨者積也。脈出在左，積在左；脈出在右，積在右；脈兩出，積在中央。以部處之，診得肺積，脈浮而毛，按之辟易，脅下氣逆，背相引痛，少氣善忘，目瞑，皮膚寒，秋瘥夏劇，主皮中時痛如蝨緣狀，其甚如針刺之狀，時癢，白色也。診得心積，脈沉而芤，時上下無常處，病悸腹中熱，面赤咽乾煩，掌中熱，甚即唾血，主身瘛瘲，主血厥，夏差冬劇，色赤也。診得脾積，脈浮大而長，飢則減，飽則見，膜起與穀爭，纍纍如桃李，起見於外，腹滿嘔泄，腸鳴，四肢重，手足脛腫厥，不能臥，是主肌肉損色，黃也。診得肝積，脈弦而細，兩脅下痛，邪走心下，足脛寒，脅痛引少腹，男子積疝也，女子病淋也，身無膏澤，喜轉筋，爪甲枯黑，春差秋劇，色青也。診得腎積，脈沉而急，苦脊與腰相引，飢則見，飽則減，病腰痛，少腹裏急，口乾咽腫傷爛，骨中寒，主髓厥，喜忘，色黑也。診得心腹積聚，其脈牢強急者生，脈虛弱急者死。又積聚之脈，實強者生，沉者死。其湯熨針石，別有正方，補養宣導，今附於後。

《養生方》導引法云：以左足踐右足上，除心下積。又云：病心下積聚，端坐柱腰，向日仰頭，徐以口內氣因而咽之，三十過而止，開目。又云：左脅側臥，伸臂直腳，以口內氣鼻吐之，通而復始，除積聚心下不便。又云：以左手按右脅，舉右手極形，除積及老血。又云：閉口微息，正坐向王氣，張鼻取氣，逼置臍下。小口微出十二通氣，以除結聚；低頭不息十二通，以消飲食。令人輕強，行之冬月，令人不寒。又云：端坐拄腰直上，展兩臂，仰兩手掌，以鼻內氣閉之，自極七息，名曰蜀王橋，除脅下積聚。又云：向晨去枕正偃臥，伸臂脛，瞑目閉口不息極，張腹兩足，再息頃間吸，腹仰兩足

倍拳，欲息微定，復為春三夏五秋七冬九，蕩滌五臟，津潤六腑，所病皆癒。腹有病積聚者，張吸其腹，熱乃止，癥瘕散破即癒矣。出第十九卷中

范汪破積丸，療積聚堅癥方

大黃一斤　牡蠣三兩　凝水石一兩　石膏一兩　石鐘乳一兩滑石一兩

上六味搗合下篩，和以蜜丸如梧子，先食服，酒飲任下三丸，日三，不知稍增，以知為度。

又順逆丸，主久寒積聚，氣逆不能食方

大黃十分　黃芩四分　厚朴四分炙　乾地黃四分　桂心四分　滑石四分　杏子二分　黃連四分　麥門冬四分去心

上九味搗合下篩，和以蜜，丸如梧子服十丸，日再服，後食，不知稍增，以知為度，忌蕪荑、生蔥、豬肉。

又捶鑿丸，療腹中積聚，邪氣寒熱，消穀方

甘遂一分　藘花一分　芫花一分　桂心一分　巴豆一分　杏仁一分　桔梗一分

上七味，藘花、芫花熬令香，巴豆、杏仁去皮熬令變色，各搗，下細篩搗合丸，以白蜜搗萬忤，服如小豆一丸，日三行，長將服之。傷寒增服，膈上吐，膈下利，小兒亦服，婦人兼身亦服。名曰捶鑿，以消息之，忌豬肉、蘆筍、生蔥。並出第十三卷中

《延年》療腹內積聚，癖氣衝心，肋急滿，時吐水不能食，兼惡寒方

鱉甲六分炙　防葵四分　人參四分　前胡四分　桔梗四分　檳榔八分　白朮八分　大黃八分　枳實四分炙　厚朴三分炙　當歸四分　附子四分炮　乾薑四分　甘草五分炙　吳茱萸三分

上十五味搗篩，蜜和為丸梧子大，一服十五丸，酒下。日再服，加至三十丸，忌莧菜、豬肉、生冷、魚蒜。

又白朮丸，主積聚癖氣不能食，心肋下滿，四肢骨節痠疼，盜汗不絕方

白朮六分　黃耆六分　牡蠣四分熬　人參六分　茯苓六分　烏頭六分炮　乾薑六分　芍藥四分　當歸六分　細辛四分　麥門冬四分去心　桂心五分　前胡四分　甘草六分炙　防葵三分　鱉甲四分炙　紫菀三分炙　檳榔六分　桔梗三分

上十九味搗篩，蜜和為丸，空肚，酒下二十丸。日再，加至三十丸，忌莧菜、桃李、大醋、豬肉、生蔥。並出第十六卷中

積聚心腹痛方三首

《病源》積者，陰氣五臟所生，其痛不離其部，故上下有所窮已；聚者，陽氣六腑所成，故無根本，上下無所留止，其痛無有常處。此皆由寒氣搏於臟腑，與陰陽氣相擊上下，故心腹痛也。診其寸口之脈沉而橫，脅下有積，腹中有橫積聚痛。又寸口脈細沉滑者，有積聚在脅下，左右皆滿·與背相引痛。又云：寸口脈緊而牢者，脅下腹中有橫積結，痛而泄痢。脈微細者生，浮者死。出第十九卷中

范汪通命丸，療心腹積聚，寒中疠痛，又心胸滿，脅下急繞臍痛方

大黃四分　遠志四分去心　黃耆四分　麻黃四分去節　甘遂四分　鹿茸四分炙　杏仁六十枚　豉一合　巴豆五十枚　芒硝三分

上十味搗合下篩，和以蜜，丸如小豆，先食服三丸，日再，忌蘆筍、野豬肉。一方無鹿茸，黃耆用黃芩。出第十四卷中

又療心腹積聚，食苦不消，胸脅滿除，去五臟邪氣，四物丸方

大戟五分㕮咀，熬令色變　芫花四分熬　杏仁一分　巴豆一百枚去皮心熬

上藥搗合下細篩，以雞子中黃亦可，以蜜和丸如小豆，日三，日增一丸，覺勿復益。欲下頓服七丸，下如清漆陳宿水。婦人乳有餘疾，留飲者下水之後，養之勿飲冷水。長壯者服五丸，先食，忌野豬肉、蘆筍。出第十三卷中

《古今錄驗》匈奴露宿丸，療心腹積聚，膈上下有宿食留飲，神方。出僧深

　　甘草三分炙　大黃二分　甘遂二分　芫花二分熬　大戟二分炙　葶藶子二分熬　苦參一分　硝石一分　巴豆半分去心皮熬

　　上九味細搗，合蜜和丸如小豆，服三丸當吐下。不吐下，稍益至五六丸，以知為度，先少起。忌海藻、蘆筍、菘菜、野豬肉。范汪同，出第十卷中

積聚心腹脹滿方一首

　　《病源》積聚成病，蘊結在內，則氣行不宣通，還搏於腑臟，故心腹脹滿，則煩悶而短氣也。出第十九卷中

　　深師烏頭丸，療心腹積聚脹滿，少食多厭，繞臍痛，按之排手，寒中有水上氣，女人產後餘疾，大人風癲，少小風驚百病者。元嘉中用療數人皆良，有一人服五服藥，即出蟲長一尺餘三枚，復出如牛膽黑堅四枚，中皆有飯食，病即癒方。

　　烏頭七枚炮　乾薑五分　皂莢五分炙兼皮子　菖蒲三分　桂心四分　柴胡三分　附子三分炮　人參三分　厚朴三分炙　黃連三分　茯苓三分　蜀椒五分汗　吳茱萸四分　桔梗三分

　　上十四味搗篩，蜜和為丸，服如梧子二丸，日三。稍加至十五丸，忌豬肉、冷水、醋物、生蔥、羊肉、餳。出第二十三卷中

‖ 臨床新用 ‖

1. 芎蒼香附湯治療上腹脹滿

　　藥物組成：香附 12 克，川芎 9 克，蒼朮 12 克，神麴 15 克，梔子 12 克，白芍 15 克，蒲公英 20 克。氣鬱偏重可重用香附 15 克，酌加木香 9 克，枳殼 12 克，厚朴 12 克；血鬱偏重可重用川芎 12 克，酌加桃仁 6 克，赤芍 12 克，紅花 9 克；

濕鬱偏重可重用蒼朮 15 克，酌加茯苓 12 克，澤瀉 9 克；食鬱偏重可重用神麴 20 克，酌加山楂 12 克，麥芽 12 克；火鬱偏重可重用梔子 15 克，酌加黃芩 12 克，黃連 10 克；痰鬱偏重酌加半夏 9 克，瓜蔞 12 克；脹痛甚重用白芍 30 克，酌加柴胡 12 克，鬱金 12 克；泛酸加吳茱萸 6 克，烏賊骨 20 克；噯氣頻繁加代赭石 30 克，旋覆花 10 克。每日 1 劑，水煎，早晚飯前溫服。結果：68 例中痊癒（症狀消失，1 年以內無復發）40 例，顯效（症狀消失，但 1 年內有復發，再服原方藥）6 例，無效（症狀無改善）3 例，總有效率為 87%（王存榮・山東中醫雜誌，2005，24（4）：197）

2. 辨證治療慢性胃炎脘腹脹滿 38 例

38 例患者經治療顯效 28 例；好轉 8 例；無效 2 例。總有效率 94.7%。

患者，女，45 歲，患慢性胃炎 8 年，症見面色萎黃，納少，脘腹作脹，時伴隱痛，多食則甚，大便時乾時溏，倦怠乏力，時有噯氣，舌淡紅苔薄白，脈細緩。證屬脾胃虛衰，中氣不運。經胃鏡檢查，診斷為淺表性胃炎。

處方：白朮、茯苓、山藥、黨參、黃耆、藿梗各 15 克，白芍、砂仁、廣香、陳皮、柴胡各 10 克。6 劑後腹脹及隱痛消失，繼用上方加減，共服 30 劑，調理而安。停藥 1 月後，再行胃鏡複查，炎症消失，胃黏膜恢復正常，療效滿意。（賀昌木・中國中西醫結合脾胃雜誌，2000，8（5）：299）

積聚宿食寒熱方四首

《病源》積聚而宿食不消者，由腑臟為寒氣所乘，脾胃虛冷，故不能消化，留為宿食也。診其脈來實，心腹積聚，飲食不消，胃中冷故也。出第十九卷中

《千金翼》三台丸，療五臟寒熱積聚，臚脹腸鳴而噫，食

不作肌膚，甚者嘔逆。若傷寒寒瘧已癒，令不復發。食後服五丸，飲多者吞十丸，長服令人大小便調和，長肌肉方。

大黃二兩熬　熟硝石一升　葶藶一升熬　前胡二兩　厚朴一兩炙　附子一兩炮　茯苓半兩　半夏一兩洗　杏仁一升去尖皮熬　細辛一兩

上十味搗篩，蜜和搗五千杵，酒服如梧子五丸。稍加，以知為度，忌豬羊肉、餳、生菜、醋物。深師同，出第二十卷中

《古今錄驗》氣痞丸，療寒氣痞積，聚結不通，繞臍切痛，腹中脹滿，胸逼滿，風入臟，憂患所積，用力不節，筋脈傷，羸瘦，不能食飲，此藥令人強，嗜食益氣力方。

烏頭二分炮　甘草二分炙　葶藶子二分熬　大黃二分　芎藭二分　芍藥二分　甘草二分炙

上七味下篩，蜜和丸如梧子，一服三丸。日再不知，漸至五丸、七丸。一方桂心二分，去甘皮。忌海藻、菘菜、豬肉、冷水等。一方有通草，無甘皮

又小烏頭丸，療久寒積聚心腹，繞臍切痛，食飲不下方

烏頭三兩炮　甘草三兩炙　茱萸半兩　細辛二兩　半夏二兩　附子二兩炮　本二兩

上七味下篩，蜜和丸如梧子大，先食服五丸。日再，不知，稍增之，忌羊豬肉、冷水。

又五通丸，主積聚留飲宿食，寒熱煩結，長肌膚、補不足方

椒目一兩　附子一兩炮　厚朴一兩炙　杏仁三兩　半夏一兩　葶藶三兩熬　芒硝五兩　大黃九兩

上八味搗葶藶子、杏仁使熟，和諸藥末，和以蜜，搗五千杵，吞如梧子二丸，忌豬羊肉、餳、冷水。

療癥方三首

《病源》癥者，由寒溫失節，致腑臟之氣虛弱，而食飲不消，聚結在內，漸染生長，塊假盤牢不移動者，是癥也，言其

形狀可徵驗也。若積引歲月，人則柴瘦，腹轉大，遂至於死。診其脈弦而伏，其瘕不轉動者必死。_{出第十九卷中}

范汪療癥病丸方

射罔二兩熬　蜀椒三百粒汗

上二味搗末下細篩，以雞子白和丸，半如麻子，半如赤小豆。先服如麻子，漸服如赤小豆二丸，不知稍增之，以知為度。_{出第十三卷中}

《集驗》療心腹宿瘕，及卒得癥方

取雄雞一頭飼之令肥，肥後餓二日。以好赤朱溲飯，極令朱多以飼雞。安雞著板上取糞，曝燥末，溫清酒服五分匕，可至方寸匕，日三。若病困急者，晝夜可五六服。一雞少，更飼餘雞取足。_{出第六卷中}

《備急》熨癥方

吳茱萸三升

上一味以酒和煮熱，布裹以熨癥上。冷更炒，更番用之。癥移走，逐熨都消乃止也，《肘後》方云：亦可用射罔五兩，茱萸末，以雞子白和塗癥上。_{出第三卷中}

‖ 臨床新用 ‖

1. 運用血府逐瘀湯治療聚證 50 例

方藥組成：當歸 12 克，桃仁 9 克，紅花 12 克，赤芍 10 克，枳殼 12 克，柴胡 12 克，川芎 12 克，桔梗 9 克，川牛膝 18 克，甘草 6 克，生地 12 克。

加減：氣滯重血瘀輕加鬱金、元胡、川楝子、陳皮、木香等；氣虛血瘀，加黨參（力參）、黃精、白朮等；熱鬱血瘀，加丹皮、焦梔子等；寒凝血瘀加桂心、附子、炮薑、吳茱萸等；若反覆發作，脾氣受傷可加健脾和胃湯（廣木香、砂仁、黨參、土白朮、茯苓、甘草）；如食滯阻於腸道腑氣不通加大

黃、大白、枳實化滯通便。總有效率為 100%。（王旭初等·
河南醫藥訊息 1994.6：43）

2. 棱莪消積飲加減灌腸治療盆腔包塊 400 例

濕熱瘀阻型

常有低熱起伏，腰痠腹痛，包塊質軟，常遇經期或勞累後
加重，帶下量多，色黃，有穢臭味，大便秘結或溏，小便短
赤，伴胸悶納少，口乾而膩，舌紅或暗、苔薄黃膩，脈弦數或
濡數。

氣滯血瘀型

下腹脹痛或刺痛，或自覺腹部有包塊，包塊質軟或硬，固
定不移、拒按，每逢情緒不暢加重，精神抑鬱，面色晦暗，口
乾不欲飲。

月經量或多或少，經質稠或有血塊，經期延後，舌暗邊有
瘀點、苔薄白，脈沉弦或沉緊。

痰濕阻滯型

下肢綿綿作痛，包塊按之柔軟，遇熱或按之痛減，月經停
閉，帶下較多，色白質稀或黏膩。伴見胸脅滿悶，嘔惡痰多，
神疲倦怠，或面浮足腫，大便溏薄，小便清長，或夜尿繁多，
舌苔白膩、舌質暗紫，脈細或沉滑。

寒凝血瘀型

下腹墜脹痛，腰骶痠痛，包塊質堅而固定不移，拒按，得
熱則舒，遇冷後加劇。

月經後期，量少且伴有血塊，伴見畏寒肢冷，周身疼痛，
舌暗或邊有瘀點、苔白膩，脈沉緊或細緊。

3. 藥物組成及治療方法

棱莪消積飲以破血逐瘀、軟堅散結治法而組方。

藥物組成：三棱、莪朮、丹參、香附、昆布、海藻、牡
蠣、穿山甲、路路通。

加減法：濕熱瘀阻型加紅藤、敗醬草、赤芍、魚腥草，以增強清熱利濕之功效；氣滯血瘀型加元胡、川楝子、蒲黃、枳殼，以疏肝理氣，活血袪瘀；寒凝血瘀型加桂枝、小茴香、肉桂，以溫經散寒，化瘀消症；痰濕阻滯型去昆布、海藻，加青皮、木香、檳榔、陳皮、葶藶子，以理氣化痰，破瘀消症；虛甚者加黨參、黃耆。

　　灌腸方法：藥物加水 500mL，濃煎至 100mL，保持在 30℃左右。患者排空膀胱，側臥，用 5 號導尿管將藥物導入肛門，保留灌腸半小時以上。每日一次。總有效率為 90.75%。
（吳秀蘭等・北京中醫藥大學學報，1995.5：46）

暴癥方六首

　　《病源》暴癥者，由臟氣虛弱，食生冷之物，臟既本弱，不能消之，結聚成塊卒然而起，其生無漸，名之暴癥也。本由臟弱，其癥暴生，至於成病，斃人則速。出第十九卷中

　　《肘後》療卒暴癥，腹中有物堅如石，痛如刺，晝夜啼呼，不療之，百日死方。

　　取牛膝根二斤㕮咀，曝令極乾

　　上一味，酒一斗浸之，密器中封口，舉著熱灰中溫之，令味出。先食服五六合至一升，以意量多少。又用蒴藋根，亦準此大良。《千金》、《集驗》、《經心錄》、張文仲同

　　又凡癥堅之起，多以漸生，而有覺便牢大者，自難療也。腹中微有結積，便害飲食轉羸瘦，療多用陷冰玉壺八毒諸大藥，今上取**小小易得者方**。

　　取虎杖根，勿令影臨水上者，可得石餘，淨洗乾之，搗作末，以秫米五斗炊飯內攪之，好酒五斗漬封。藥消飯浮，可飲一升半，勿食鮭鹽，癥當出。

　　亦可但取其根一升，乾搗千杵，酒漬飲之，從少起，日三亦佳，此酒療癥，乃勝諸大藥。張文仲同

又方

大黃半斤　朴硝三兩　蜜一斤

上三味合於湯上煎，可丸如梧子，服十丸，日三。《備急》、文仲、崔氏同，惟崔氏用朴硝半斤，蜜一升半，服二十丸，日再服。余依《肘後》，並出第一卷中

《千金翼》療卒暴癥方

蒜十片去皮，五月五日戶上者　伏龍肝鴨卵大一枚　桂心一尺二寸

上三味合搗，以淳苦酒和之如泥，塗著布上，掩病處，三日消。《肘後》、《千金》同，凡蒜或無桂心，亦得用也。

又方

商陸根搗蒸之，以新布藉腹上，以藥鋪布上，以衣覆，冷即易，取瘥止。數日之中，晨夕勿息。《千金》、《集驗》、《肘後》同，並出第十九卷中

《古今錄驗》療暴得癥方

取菵藘根一小束淨洗，瀝去水細切，以醇酒浸之，取淹根三宿，服五合至一升，日三。若欲速得，可於熱灰中溫令藥味出服之。此方無毒，已癒十六人，神驗。藥盡復作，將服之。出第十卷中

鱉癥方四首

《病源》鱉癥者，謂腹內癥結如鱉之形狀也。有食鱉觸冷不消而生癥者，有食雜冷物不消變化而作者，此皆脾胃氣弱，而遇冷不能克消故也。癥者，其病結成，推之不動移是也。出第十九卷中

《廣濟》療鱉癥，服白馬尿方

白馬尿一升五合溫服之，令盡瘥。

又方

白馬尿一升　雞子三枚破取白

上二味於鐺中煎取三合，空腹服之，不移時當吐出病，無

所忌。《千金》同

又療鱉癥，蟹爪丸方

蟹爪三分　附子六分炮　麝香三分研　半夏六分　生薑四分屑
鱉甲六分炙　防葵六分　鬱李仁八合

上八味搗篩，蜜和為丸如梧子，空肚以酒下二十丸。日再服，以知為度，忌生冷、豬肉、莧菜。並出第二卷中

《集驗》療鱉癥伏在心下，手揣見頭足，時時轉者，並心腹宿癥，及卒得癥方

白雌雞一隻，絕食一宿，明旦以膏熬飯飼之，取其屎。無問多少，以小便和之，於銅器中火上熬令燥，搗篩服方寸匕，日四五服，消盡乃止。常飼雞取屎瘥畢，殺雞單食之。《肘後》同，出第六卷中

米癥方二首

《病源》人有好噎米，噎，謹按：《說文》於革切，笑也。《集韻》無此字，但有飢，乙革切，飢也。今詳噎者，飢而喜食之義也，下同。轉久彌嗜，噎之若不得米，則胸中清水出，得米便止。米不消化，遂生癥結。其人常思米而不能飲食，久則斃人。出第十九卷中

《廣濟》療米癥，其疾常欲食米，若不得米，則胸中清水出方

雞屎一升　白米五合

上二味合炒，取米焦搗篩為散，用水一升，頓服取盡。少時即吐，吐出癥如研米汁碎，若無癥即吐白沫痰水，乃憎米不復食之，無所忌。《千金》同

又療米癥久不療，羸瘦以至死方

蔥白兩虎口切　烏梅三十枚碎

上二味，以水三升宿漬烏梅，使得極濃，清晨啖蔥白隨飲烏梅汁令盡。頃之心腹煩，欲吐，即令出之。三晨療之，當吐去米癥，瘥，無所忌。並出第三卷中

食癥及食魚肉成癥方二首

《病源》有人卒大能食，乖其常分，因飢值生蔥，便大食之，乃吐一肉塊，繞畔有口，其病剛瘥，故謂食癥。特由不幸，致此妖異成癥，非飲食生冷過度之病也。_{出第十九卷中}

《廣濟》療食癥病食蔥瘥方

有一人食飯七升，並羊脂餅番不論數，因於道中過飢，急食生蔥，須臾吐出一實，薄而圓，繞畔有口無數，即以食投之立消，盡飯七升乃止。吐此物後，其人食病便瘥，名食癥，無忌。_{出第二卷中}

《千金》療食魚肉等成癥，結在腹內，並諸毒氣方

狗糞_{五升}

上一味燒灰末之，綿裹以酒一斗漬再宿，濾取清，分十服，日三服。三日令盡，隨所食，癥結即便出矣。_{出第十一卷中}

髮癥方二首

《病源》有人因食飲內誤有頭髮，隨食而入胃成癥，胸喉間如有蟲下上來去者是也。_{出第十九卷中}

《廣濟》療髮癥，乃由人因食而入，久即胸間如有蟲上下去來，唯欲得飲油方。

油_{一升}

上一味以香澤煎之，大錣貯之。安病人頭邊，以口鼻臨油上，勿令得飲，及傅之鼻面，並令有香氣，當叫喚取飲，不得與之。必疲極眠睡，其發癥當從口出飲油。

人專守視之，並石灰一裹，見癥出，以灰粉手足癥抽出，須臾抽盡，即是髮也。初從腹出，形如不流水中濃菜，隨髮長短，形亦如之。無忌。《千金》同

又療胸喉間覺有癥蟲上下，偏聞蔥豉食香，此是髮蟲故也方

油煎蔥豉令香，二日不食，張口而臥，將油蔥豉置口邊，蟲當漸出，徐徐以物引去之，無所忌。_{出第二卷中}

蝨癥方一首

《病源》人有多蝨，性好齧之，所齧既多，而腑臟虛弱，不能消之，不幸變化生癥，而患之者亦少。俗云：患蝨癥人，見蝨必齧之，不能禁止。蝨生長在腹內，時有從下部出，亦斃人。_{出第十九卷中}

《千金》療蝨癥，由齧蝨在腹，生長為蝨癥方

故篦子_{一枚}　故梳子_{一枚}

上二味各破為兩分，各取一分燒作灰，末之。又取一分，以水五升煮取一升，用頓服前末盡。少時當病出，無所忌。

《廣濟》同，出第二卷中

鱉瘕方一首

《病源》鱉瘕者，謂腹內瘕結如鱉狀是也。有食鱉觸冷不消而生者，亦有食諸雜冷物變化而作者，皆由脾胃氣弱，而遇冷即不能克消所致。瘕言假也，謂其形假而推移也。昔曾有人共奴俱患鱉瘕，奴在前死，遂破其腹，得一白鱉，仍故活。

有人乘白馬來看此鱉，白馬忽尿墮落鱉上，即縮頭及腳，尋以馬尿灌之，即化為水。其主曰：吾將癒矣。即服之，果如其言得瘥。故《養生》云：六月勿食澤中水，令人成鱉瘕。_{出第十九卷中}

崔氏療鱉瘕方

大黃_{六銖}　乾薑_{半兩}　附子_{九銖炮}　人參_{九銖}　傾子_{半兩炮}　桂心_{六銖}　貝母_{半兩}　白朮_{一兩}　細辛_{十八銖}　䗪蟲_{大一寸者，七枚熬}

上十味搗下篩，以酒服半方寸匕，日三，忌豬肉、冷水。

出第九卷中

蛇瘕方一首

《病源》人有食蛇不消，因腹內生蛇瘕也。亦有蛇之津液，誤入飲食內，亦令人病瘕。其狀常苦飢，而食則不下喉，噎塞，食至胸內即吐出。其病在腹，摸揣亦有蛇狀，謂蛇瘕也。出第十九卷中

崔氏療蛇瘕，大黃湯方

大黃半兩　芒硝如雞子一枚　烏鰂魚骨三枚　黃芩半兩　甘草如人指，一尺炙　皂莢六枚如豬牙者，炙去皮子

上六味㕮咀，以水六升煮之三沸，下絞去滓，納芒硝。適寒溫，晝服之，十日一劑，煮作如上法。欲服之，宿無食平旦服，當下病也。《千金》同，出第九卷中

蛟龍病方一首

《病源》蛟龍病者云：三月八月蛟龍子生芹菜上，人食芹菜，不幸隨入人腹，變成蛟龍。其病之狀，發則如癲。出第十九卷中

《廣濟》療蛟龍病，三月八月近海及水邊，因食生芹菜，為蛟龍子生在芹菜上，食入人腹，變成龍子，須慎之。其病發似癲，面色青黃，少腹脹，狀如懷妊，**宜食寒食餳方**。

寒食粥餳三升，日三服之，吐出蛟龍有兩頭及尾。開皇六年，又賈橋有人吃餳，吐出蛟龍，大驗，無所忌。《千金方》同，出第二卷中

胸痺方二首

《病源》寒氣客於五臟六腑，因虛而發，上衝胸間則胸痺。胸痺之候，胸中愊愊如滿，噎塞不利，習習如癢，喉裏

澀，唾燥；甚者心裏強痞急痛，肌肉苦痺，絞急如刺，不得俛仰，胸前皮皆痛。手不能犯，胸滿短氣，咳唾引痛，煩悶白汗出，或徹背脊。其脈浮而微者是也。不治數日殺人。其湯熨針石，別有正方，補養宣導，今附於後。《養生方》云：以右足踐地左足上，除胸痺食熱嘔。出第三十卷中

仲景《傷寒論》療胸痺，理中湯方

人參三兩　甘草三兩炙　白朮三兩　乾薑三兩

上四味切，以水八升煮取三升，去滓。溫服一升，日三夜一，頻服三劑癒。張仲景云：胸痺心中痞堅，留氣結於胸，胸滿脅下，逆氣搶心，理中湯亦主之。《千金》同。出第十六卷中

深師療胸痺，麝香散方

麝香四分　牛黃二分　生犀角一分屑末

上三味研服五分匕，日三，忌生冷物、蔥蒜。出第十六卷中

‖ 臨床新用 ‖

胸痺常見的論治方法有：

1. 分證論治

馬靜嫻等根據心絞痛的臨床特點，按臨床證候分為氣陰兩虛證、血瘀痰濁交阻證、寒凝絡阻證、氣滯血瘀證、氣虛痰濁證、陰虛陽亢證和氣虛血瘀證等 7 個證型分別予炙甘草湯合生脈飲加減、溫膽湯或導痰湯加減、瓜蔞薤白半夏湯合枳實薤白桂枝湯加減、血府逐瘀湯加減、瓜蔞薤白半夏桂枝人參湯加減、天麻鉤藤飲加減及血府逐瘀湯加減，與口服心痛定組對照，療程 8 週，結果心絞痛症狀總有效率：治療組 95.83%，對照組 85%；心電圖總有效率：治療組 71.7%，對照組 55%。兩組經統計學處理差異非常顯著（P＜0.01，P＜0.05），治療組療效明顯優於對照組。

2. 審因論治

朱明軍提出心絞痛病位雖然在心，亦常由於其他臟腑功能異常影響及心而發病。《靈樞·厥病》即載有肝心痛、腎心痛、肺心痛、脾心痛等，因而在治療時不能僅從氣血虛實著眼而從心論治，還依據臟腑相關理論，結合病證特點，知常達變，靈活辨證，方能有效控制病情。

（1）心肺同治

心絞痛時時隱作、胸悶氣短則當心肺同治，法取輕靈而用生脈散合升降氣機清靈和血之品如桔梗、枳殼、佛手花、玫瑰花等；若痰濁阻滯，鬱閉肺氣，胸中氣機壅塞，胸陽痺阻，心血亦常瘀閉而致心痛陣作，治應肅肺化痰，調氣行血，方用瓜蔞薤白半夏湯、小陷胸湯、瀉白散等加減。心肺同治法取「氣為血帥」、「氣行則血行」、「輕可去實」，證之臨床常可收效於潛移默化之中。

（2）心脾同治

心絞痛的發作誘因中飲食因素占有重要的地位，如飽餐後誘發心絞痛者極為常見。胃與心以脈相連。脾胃壅滯、痰濕中生，循脈痺阻於心，心絞痛可發於頃刻之間。故採用消食導滯、健脾和胃之法，不治心而收治心之效，用方首推保和湯。另則脾胃氣虛，生化乏源，心血不足，心脈失養，不榮則痛亦是心絞痛發作的常見原因。治宜益氣健脾、頤養心血而選用人參湯、保元湯、歸脾湯之類。

若脾虛中陽失運、濕濁滋生、上逆胸中者可用苓桂朮甘湯、附子理中湯類。亦有胸中隱痛陣作而伴中氣下陷諸證者，方用補中益氣湯。

（3）心肝同治

心主血，肝藏血。心肝係母子關係。若肝氣失條，母病及子則心痛時作，伴疼痛攻竄兩脅、脘腹後背走竄不定、精神抑鬱、煩亂易怒、噯氣太息、脈弦等一系列肝氣鬱結之證。治宜

疏肝解鬱，行氣活血，方選柴胡疏肝散、逍遙散或血府逐瘀湯等加減，使氣機條達、血脈通暢，透過治肝而達到治心的目的。若肝鬱化火，耗傷陰血，心血亦失濡養，則又當補肝養血，清熱安神，可用酸棗仁湯合補肝湯進退。亦有肝鬱化火，濕熱蘊結，肝膽濕熱擾動心神，瘀滯血脈而見胸中憋悶疼痛、心煩易怒、口乾口苦、小便黃赤、舌質紅苔黃膩者，治宜清肝利膽、瀉火安神，方選龍膽瀉肝湯、黃連溫膽湯加減。

（4）心腎同治

腎為五臟之本、陰陽之根。心主陽氣、主血脈、主神志均需腎精、腎陽的資助；若腎中元陽不足則心陽失助亦隨之而衰，心陽不振無力鼓動血脈致心脈瘀阻，則胸痛發作；或心陽虧虛，陰乘陽位，寒邪凝滯，心脈痹阻亦可致胸痛徹背、感寒痛甚，治宜溫腎助陽，方用腎氣丸、烏頭赤石脂丸、麻黃附子細辛湯等。

若腎精不足，陰虛火旺，心失水滋，心腎不交，致心火亢盛、陰血耗傷，心脈失榮亦可致攣急而痛，宜用六味地黃丸、黃連阿膠湯等以滋陰清火、安定心神。

3. 標本同治

陳安民亦認為冠心病是一種虛實互見的疾病，因此專攻、純補的治療方法都不盡相宜，既要看到標實的一面，又要看到正虛的一面。在治療上應通補兼施。

古人有「用補藥必兼瀉邪，瀉邪則補藥得力；一合一闢，此乃玄妙」之說。可見合理運用通補兩法為治療本病的關鍵。對於氣滯血瘀、痰濁痹阻者除用活血、祛瘀、化痰、宣痹等通法外，還可以加用調整臟腑氣血、陰陽盛衰的藥物，乃是重要一環，所謂「治實不忘其虛」。

至於緩解期的治療，側重以治本為主，除採用補氣、養血、滋陰、補腎、健脾等法外，還要適當選用活血化瘀、化痰之藥，即「補虛必顧其實」之意。

胸痺短氣方三首

《千金》論曰：夫脈當取太過與不及，陽微陰弦，即胸痺而痛，所以然者，責其極虛故也。今陽虛知在上焦，所以胸痺心痛者，以其脈陰弦故也。平人無寒熱，短氣不足以息者，實也。仲景《傷寒論》同。胸痺之病，喘息咳唾，胸背痛，短氣，其脈沉而遲，關上小緊數者，**栝樓湯主之方。**

栝樓一枚　薤白一斤　半夏半升洗　生薑四兩　枳實二兩炙

上五味切，以白酨漿一斗煮取四升，服一升，日三。《肘後》、仲景《傷寒論》無生薑、枳實、半夏等三味，同。《小品》云：用水一斗。忌羊肉、餳。

又胸中氣塞短氣，茯苓湯主之方

茯苓三兩　甘草一兩炙　杏仁五十枚

上三味㕮咀，以水一斗煮取五升，溫服一升，日三服，不瘥更合。仲景《傷寒論》同。並出第十三卷中

深師療胸痺連背痛，短氣，細辛散方

細辛　乾地黃　甘草各二兩炙　桂心　茯苓各五兩　枳實炙
白朮　生薑　栝樓實各三兩

上九味搗篩，酒服方寸匕，日三。《古今錄驗》、《千金》同，出第十三卷中

胸痺心下堅痞緩急方四首

《千金》論胸痺之病，令人心中堅痞急痛，肌中苦痺，絞急如刺，不得俛仰，其胸前皮皆痛，手不得犯，胸中愊愊如滿，咽塞習習癢，喉中乾燥，時欲嘔吐，胸滿短氣，咳唾引痛，煩悶自汗出，或徹引背腹痛。不即療之，數日殺人。出第十三卷中

范汪療胸痺，心中痞堅，留氣結於胸中，胸滿脅下，逆氣

搶心，**枳實湯方**。

陳枳實四枚炙　厚朴四兩炙　薤白八兩　桂心一兩　栝樓實一枚

上五味，先以水五升煮枳實、厚朴，取二升半，去滓。納餘藥又煎三兩沸，去滓。分溫三服，除心氣良。《古今錄驗》、《千金》同，此本仲景《傷寒論》方。

《古今錄驗》療胸中隱然而痛，脊膂肩痛方

桂心一分　乾薑一分　人參三分　細辛三分　烏頭一分炮　山茱萸三分　貝母三分

上七味搗下篩，和以蜜丸如小豆大。酒若粥汁吞兩丸，稍稍益，以胸中痛止溫溫為度，忌生蔥、生菜、豬肉、冷水。

又療胸痺偏緩急，薏苡仁散方

薏苡仁五百枚　附子十枚大者炮　甘草三兩炙

上三味搗下篩，服方寸匕，日三，忌海藻、菘菜、豬肉、冷水。

又療胸痺偏緩急，薏苡仁散方

薏苡仁一千五百枚　附子大者十枚炮

上二味搗下篩，服方寸匕。日三。不知稍增之，忌豬肉、冷水。此方出僧深，范汪同，仲景方用薏苡仁十五兩。並出第八卷中

胸痺噎塞方二首

仲景《傷寒論》胸痺之病，胸中愊愊如滿，噎塞習習如癢，喉中澀唾燥沫是也。**橘皮枳實湯主之方**。

橘皮半斤　枳實四枚炙　生薑半斤

上三味切，以水五升煮取二升，分再服。《肘後》、《小品》、文仲、深師、范汪、《古今錄驗》、《經心錄》、《千金》同。出第十五卷中

《千金》通氣湯，療胸滿短氣噎塞方

半夏八兩洗　生薑六兩　桂心三兩　吳茱萸四十枚

上四味切，以水八升煮取三升，去滓，分溫三服，忌羊

肉、餳、生蔥。一方無桂心，用橘皮。出第十三卷中

胸痺咳唾短氣方四首

仲景《傷寒論》胸痺之病，喘息咳唾，胸背痛，短氣，寸脈沉而遲，關脈小緊數者，**栝樓薤白白酒湯主之方。**

栝樓實一枚　薤白切半升

上二味，以白酒七升煮取二升，去滓，溫分再服。深師、范汪同，出第十五卷中

《肘後》論胸痺之病，令人心中堅痞急痛，肌中苦痺，絞急如刺，不得俛仰，其胸前及背皆痛，手不得犯，胸滿短氣，咳唾引痛，煩悶自汗出，或徹引背膂。不即療，數日殺人。

療卒患胸痺方

雄黃　巴豆去皮心熬

上二味先搗雄黃細篩，納巴豆，務熟搗之相和，丸如小豆，服一丸，不覺稍益，忌野豬肉、蘆筍。

又方

枳實炙

上一味搗篩，以米汁先食服方寸匕，日三夜一。

又或已瘥復更發方

取薤根五斤

上一味搗絞取汁，飲之立癒。並出第一卷中

‖ 臨床新用 ‖

1. 顏德馨教授益氣活血法治療胸痺經驗介紹

胸痺多從血瘀論治，以活血化瘀為主，因胸痺多屬本虛標實，故活血同時加入補益之品。胸痺治療但重心脾，蓋心主血而貫宗氣，培補宗氣可使心脈充實而流暢全身。故在化瘀基礎

上，伍用補益心脾之法，不可妄投攻破，正如張錫純所言：「氣血同虛不能流通作痛者，則以補虛通絡為宜，不可唯事開破」。顏教授處方用藥多著眼「通」字，以調暢氣血而安臟腑為治則。自擬益心湯益氣化瘀，活血通脈，用於治療冠心病心絞痛、心肌梗塞等，能較快地緩解症狀，尤其對老年人及心肌炎後遺症患者，屬氣虛血瘀者用之皆效。

　　益心湯藥物組成：黨參、丹參、黃耆各 15 克，葛根、赤芍、川芎各 9 克，決明子各 30 克，石菖蒲 4.5 克，降香 3 克。具有益氣養心，活血通絡功效。主治胸痹心痛，神疲汗出，形寒喜暖，舌淡苔薄白，脈細弱或結代。瘀阻心脈，胸痛劇烈，加三七粉、血竭粉等量和勻，每次 1.5 克，沖服，或加失笑散、乳香、沒藥各 4.5 克；胸部窒悶加枳殼、牛膝各 4.5 克，以調暢氣機，開通胸陽；痰阻氣滯，胸痹及背者，加瓜蔞 15 克，薤白 9 克，以宣痹化飲；氣虛及陽，面青唇紫，汗出肢冷者，加人參 9 克，附子 6 克，以溫陽通脈；氣陰兩虛，口乾苔少者，加麥冬、玉竹各 12 克，五味子 5 克，或配生脈飲、天王補心丹，以益氣養陰，復脈安神。（嚴復‧等，新中醫，2005，37（8）：7）

2. 桂枝甘草湯治療胸痹療效觀察

　　兩組患者常規使用腸溶阿斯匹林片，每天 75 毫克口服，長效異樂定膠囊 50 毫克，硝苯地平緩釋膠囊 40 毫克，每日 1 次，口服，症狀明顯者均臨時含服硝酸甘油，同時臥床休息、吸氧等對症治療。治療組在上述治療基礎上加服桂枝甘草湯，桂枝 30 克，炙甘草 15 克，水煎服，每日 1 劑，分 3 次頻服，2 週為 1 個療程，間隔 1 週行第 2 個療程，連續治療 2 個療程。結果：臨床療效治療組，顯效 24 例，有效 7 例，無效 2 例，總有效率 93.9%；對照組，顯效 15 例，有效 5 例，無效 13 例，總有效率 60.60%。P< 0.01，兩組療效差異顯著。（樊來應‧遼寧中醫雜誌，2005，32（3）：221）

胸痹心痛方四首

仲景《傷寒論》胸痹不得臥，心痛徹背者，**栝樓薤白半夏白截漿湯主之方**。

水栝樓一枚　薤白切三兩　半夏半升洗

上三味，以白截漿一斗煮取四升，去滓。溫服一升，日三‧忌羊肉、餳。《古今錄驗》同，范汪同，出第十五卷中

《千金》療胸痹心痛方

灸膻中百壯，穴在鳩尾上一寸。一云：膺腧中行，直兩乳內間是。忌針。

又療胸脅滿心痛方

灸期門，隨年壯，穴在第二肋端乳直下，不容旁一寸半是。並出第十三卷中

《古今錄驗》小草丸，療胸痹心痛逆氣，膈中飲不下方

小草三分　桂心三分　蜀椒三分汗　乾薑二分　細辛三分　附子二分炮

上六味搗合下篩，和以蜜丸如梧子大，先用米汁服三丸，日三。不知稍增，以知為度，忌豬肉、冷水、生蔥、生菜。范汪同。出第八卷中

‖ 臨床新用 ‖

1. 冠心Ⅱ號治療心絞痛

北京地區冠心Ⅱ號（丹參、川芎、紅花、赤　芍、降香）治療冠心病心絞痛 600 例，有效率達 83%。以後進一步研究，並將冠心Ⅱ號改進劑型為精製冠心片，對 112 例患者採取隨機雙盲法分組，分階段對照臨床觀察，總有效率達 84.4%，心電圖有效率為 40.9%；而安慰劑和對照組分別為 16.1% 和

9.7％，差異十分顯著。上海用複方丹參（丹參、降香）治療冠心病 134 例，症狀有效率為 82.2％，心電圖有效率為 48.6％。

2. 活血化瘀治療冠心病

姚永年用活血化瘀方（丹參、葛根、景天三七各 20 克，桃仁、鬱金、川芎、赤芍各 15 克，紅花 12 克）治療冠心病 80 例，結果臨床症狀顯效 20 例（35％），好轉 46 例（57.5％），無效 6 例（7.5％），總有效率為 92.5％。心電圖檢查，顯效 9 例、好轉 27 例、無效 44 例，有效率為 45％。血壓、血脂均有一定程度下降。

3. 補陽還五湯治療冠心病

張華等用補陽還五湯（黃耆、紅花、川芎、地龍、赤芍、當歸）治療冠心病 102 例，血清脂質過氧化物（LPO）、載脂蛋白 B100（apoB100）、水平及 LPO 氧化物歧化酶（SOD）、apoB100／apoA 比值明顯降低，而血清 SOD、apoA 水平明顯升高，對照組只用西藥（硝苯吡啶 10 毫克、肌苷 0.2 克）兩組緩解心絞痛的療效，補陽還五湯組顯效 42 例（60.0％）、改善 22 例（33.4％）、基本無效 4 例（5.7％）、加重 2 例（2.9％），總有效率 91.4％；對照組依次為 20 例（62.5％）、7 例（21.9）、3 例（9.4％）及 2 例（6.2％），總有效率 84.4％，兩組比較無顯著差異（P＞0.05）。兩組治療前後心電圖改變比較：補陽還五湯組顯效 24 例（34.3％）、改善 36 例（51.4％）、基本無效 8 例（11.4％）、加重 2 例（2.9％），總有效率 85.7％；對照組依次為 4 例（12.5％）、8 例（25.0％）、17 例（53.1％）及 3 例（9.4％），總有效率 37.5％。心電圖顯效率及改善率兩組比較均有顯著性差異（P＜0.05）。

4. 血府逐瘀湯治療冠心病

陸乾人等用血府逐瘀湯加味（當歸、生地、川芎、赤芍、

桃仁、紅花、柴胡、枳殼、甘草、桔梗、牛膝）治療冠心病84例，對胸痛痛有定處、舌紫暗、舌有瘀斑、舌底脈絡瘀滯、血瘀甚者，加丹參、三七粉（吞服）。

結果表明，中藥治療組心電圖療效優於對照組（心痛定片10毫克，潘生丁片50毫克），其中對心電圖 ST－T 的改善與對照組比較差異有顯著性意義（P＜0.05）。

中藥治療組對胸痛、憋氣、胸悶、乏力、心悸症狀的療效均優於對照組。血府逐瘀湯是王清任諸活血化瘀方中應用最廣泛的方劑，冠心病見有胸痛、疼痛固定、舌有瘀斑、瘀點、脈象沉澀，即可應用。

5. 活血Ⅱ號注射液治療冠心病

陳可冀等應用活血Ⅱ號注射液（由丹參、川芎、紅花、赤芍等組成，由西苑醫院製劑室生產）8ml 加入生理鹽水 250ml 靜脈滴注治療老年和老年前期冠心病。

實驗結果：老年和老年前期冠心病患者的血漿 β－T 克水平較同年齡組的正常人顯著增高（P 值分別＜0.05 及 0.01），表明冠心病心絞痛患者的血小板釋放反應增強、血小板功能處於亢進狀態。男性正常人 60 歲以上老年組較老年前期組血漿 β-T 克值有升高，但統計學上無顯著差異；老年及老年前期冠心病患者女性的血漿 β-T 克值略高於男性，統計學上亦無顯著差異。

冠心病患者絕大多數均有舌質黯或有瘀斑、心前區有固定性疼痛等血瘀證候，其 β-T 克水平增高，提示老年瘀證與血小板釋放反應增強有一定關係，靜脈滴注活血Ⅱ號的冠心病患者血漿 β-T 克水平皆有明顯下降（P＜0.05），靜脈滴注對照液組則無明顯改變，提示活血Ⅱ號可能具有抑制血小板釋放反應的作用，抑制血小板釋放反應可能是該藥活血化瘀機理之。

胸痛方二首

范汪療胸痛，枳實散方

枳實八分炙　桂心五分

上二味搗下篩，酒服方寸匕，日三，忌生蔥。深師同

深師療胸痛，枳實散方

枳實四枚炙　神麴一兩熬　白朮一兩

上三味搗篩，酒服方寸匕，日三，忌桃李、雀肉等。出第
十六卷中

賁豚氣方四首

《病源》夫賁豚者，腎之積氣也。起於驚恐憂思所生也。
若驚恐則傷神，心藏神也；憂思則傷志，腎藏志也。神志傷
動，氣積於腎而氣下上游走，如豚之賁，故曰賁豚。其氣乘
心，若心中踴踴，如車所驚，如人所恐，五臟不定，食飲輒
嘔，氣滿胸中，狂痴不定，妄言妄見，此驚恐奔豚之狀也。若
氣滿支心，心下煩亂，不欲聞人聲，休作有時，乍差乍劇，吸
吸短氣，手足厥逆，內煩結痛，溫溫欲嘔，此憂思賁豚之狀
也。診其脈來祝祝一云觸祝者，病賁豚也；腎脈微急沉厥，賁
豚也。其足不收，不得前後。出第十三卷中

《小品》黃帝問金冶子曰：驚為病如奔豚，其病奈何？

金冶子對曰：驚為奔豚，心中踴踴，如事所驚，如人所
恐，五臟不定，食飲輒嘔，氣滿胸中，狂痴欲走，閉眼謬言，
開眼妄語，或張面目，不相取與，眾師不知，呼有所負，賁豚
湯主之。

黃帝曰：善。黃帝問金冶子曰：憂思賁豚，何以別之？

金冶子對曰：憂思賁豚者，氣滿支心，心下煩亂，不欲聞
人之聲，發作有時，乍差乍劇，吸吸短氣，手足厥逆，內煩結

痛，溫溫欲嘔，眾師不知，呼有觸忤，奔豚湯主之。

黃帝曰：善。

師曰：病如奔豚者，氣從少腹起，上衝喉咽，發作欲死，復還生，皆從驚恐得之，腎間有膿故也。

師曰：病有奔豚，有吐膿，有驚怖，有火邪，此四部病者，皆從驚發。得之火邪者，桂枝加龍骨牡蠣湯主之。若新亡財，為縣官所捕迫，從驚恐者，療用鶤頭鈆軷，《千金翼》有飛鳩鉛丹丸，主癲瘲瘲，此意相近。一云角為馬桃末，即羚羊角。復蠡專物未定。未定者，上作方未成。所言奔豚者，病人氣息逆喘，迫上如豚奔走之狀。**奔豚湯主之。**

又療卒傷損，食下則覺胸中偏痛慄慄然，水漿下亦爾，問病與相應，急作此方。

生李根一斤細剉之　麥門冬一升去心　人參二兩　桂心二兩　甘草一兩炙

上五味㕮咀，以水一斗煮取三升，分三服。范汪同

又**奔豚湯**，療虛勞五臟氣乏損，游氣歸上，上走時若群豚相逐憧憧，時氣來便自如坐驚夢，精光竭不澤，陰痿，上引少腹急痛，面乍熱赤色，喜怒無常，耳聾目視無精光方。

葛根八兩乾者　生李根切一升　人參三兩　半夏一升洗　芍藥三兩　當歸二兩　桂心五兩　生薑二斤　甘草炙二兩

上九味切，以水二斗煮得五升，溫服八合，日三。不知稍增至一升，日三，忌羊肉、餳、生蔥、海藻、菘菜等。出第十一卷中

《肘後》療卒厥逆上氣，氣支兩脅，心下痛滿，淹淹欲絕，此謂奔豚，病從卒驚怖憂迫得之。氣從下上，上衝心胸，臍間築築發動有時，**不療殺人方。**

甘草二兩炙　人參二兩　吳茱萸一升　生薑一斤　半夏一升　桂心三兩

上六味切，以水一斗煮取三升，分三服，得病便急合服之。《千金方》桂五兩，甘草三兩，張艾仲同

賁豚氣衝心胸方四首

《廣濟》賁豚氣在心，吸吸短氣，不欲聞人語聲，心下煩亂不安，發作有時，四肢煩疼，**手足逆冷方**。

李根白皮八兩　半夏七兩洗　乾薑四兩　茯苓三兩　人參二兩甘草二兩炙　附子一兩炮　桂心四兩

上八味切，以水一斗煮取三升，絞去滓，分三服，別相去如人行六七里，忌生冷、羊肉、餳、海藻、菘菜、油膩、醋物、生蔥、黏食。范汪同

又療賁豚氣在胸心，迫滿支脅方

生薑一斤　半夏四兩湯　桂心三兩　人參二兩　甘草二兩炙　吳茱萸一兩

上六味切，以水一斗煮取三升，絞去滓，分溫三服，服別相去如人行六七里，忌生蔥、熱麵、羊肉、餳、黏食、海藻、菘菜。范汪同，並出第四卷中

《集驗》賁豚茯苓湯，療短氣，五臟不足，寒氣厥逆，腹脹滿，氣賁走衝胸膈，發作氣欲絕，不識人，氣力羸瘦，少腹起騰踴如豚子，走上走下，馳往馳來，寒熱，拘引陰器，手足逆冷，或煩熱者方。

茯苓四兩　生葛八兩　甘草二兩炙　生薑五兩　半夏一升湯洗人參三兩　當歸二兩　芎藭二兩　李根白皮切一升

上九味切，以水一斗二升煮取五升，服一升，日三夜二服，忌羊肉、餳、海藻、菘菜、醋物等。

又療賁豚氣上衝胸腹痛，往來寒熱，賁豚湯方

甘草二兩炙　芎藭二兩　當歸二兩　半夏四兩湯洗　黃芩三兩生葛五兩　芍藥三兩　生薑四兩　甘李根白皮切一升

上九味切，以水二斗煮取五升，去滓，溫服一升，日三夜二服，忌海藻、菘菜、羊肉、餳等。並出第四卷中

雜療奔豚氣及結氣方六首

深師療憂勞寒熱愁思，及飲食隔塞，虛勞內傷，五臟絕傷，奔氣不能還下，心中悸動不安，**七氣湯方**。

桔梗二兩　人參三兩，一方二兩　芍藥三兩　茱萸七合　黃芩二兩，一方三兩　乾地黃三兩，一方二兩　枳實五枚炙　桂心二兩，一方三兩　乾薑三兩，一方一兩　甘草三兩，一方二兩炙　橘皮三兩　半夏三兩洗，一方一升

上十二味切，以水一斗煮取三升，去滓，分三服，忌海藻、菘菜、羊肉、餳、生蔥、豬肉、蕪荑等。《千金》無桂心、橘皮、桔梗，有厚朴、栝樓、蜀椒。

《集驗》療賁豚氣從下上者，湯方

生葛五兩　半夏五兩洗　黃芩二兩　桂心二兩　芍藥三兩　人參二兩　生薑五兩　甘李根白皮五兩切

上八味切，以水一斗五升煮取五升，去滓，溫分為五服，日三夜二服，忌羊肉、餳、生蔥。出第四卷中

《小品》牡蠣賁豚湯，療賁豚，氣從少腹起撞胸，手足逆冷方

牡蠣三兩熬　桂心八兩　李根白皮一斤切　甘草三兩炙

上四味切，以水一斗七升煮取李根皮得七升，去滓。納餘藥再煮取三升，分服五合，日三夜再，忌生蔥、海藻、菘菜。范汪同

又療手足逆冷，胸滿氣促，從臍左右起鬱冒者，奔豚湯方

甘草四兩炙　李根白皮一斤切　葛根一斤　黃芩三兩　桂心二兩　栝樓二兩　人參二兩　芎藭一兩

上八味切，以水一斗五升煮取五升，去滓。溫服一升，日三夜再，忌海藻、菘菜、生蔥。范汪同

又方，桐君說

伏出雞卵殼中白皮　梨木灰　麻黃去節　紫菀各等份

上四味搗下篩作丸散，隨宜酒服十丸如梧子，散者方寸匕，療三十年喉中結氣咳逆立瘥也。亦可水煮為湯，以意分之。《經心錄》同，並出第一卷中

《千金》奔氣湯，主火氣上奔胸膈中，諸病每發時，迫滿短氣不得臥，劇者欲死，腹中冷濕氣，腸鳴相逐成結氣方。

桂心五兩　生薑一斤　人參三兩　半夏一升洗　吳茱萸一升　甘草三兩炙

上六味切，以水一斗煮取三升，去滓，分為四服，忌羊肉、餳、生蔥、海藻、菘菜。出第十七卷中

‖ 臨床新用 ‖

1. 桂枝加龍骨牡蠣湯治療奔豚氣 62 例

應用桂枝加龍骨牡蠣湯：桂枝 15 克，白芍 15 克，生龍骨 30 克，生牡蠣 30 克，生薑 5 克，大棗 5 枚，甘草 10 克。寒甚苔白，脈遲，遇寒則甚，得溫則舒，重用桂枝 20 克以上，酌加吳茱萸、高良薑、甘松；衝氣上頂，心煩不寧，脈弦，重用龍骨酌情可加磁石、代赭石；心悸難眠，脈數加百合、茯神；兩肋脹滿，善太息，合四逆散，加柴胡、枳實；脈虛，不耐勞累加太子參、黃耆。

結果：62 例中治癒 14 例，有效 46 例，無效 2 例，總有效率 96.8%。（安俊義·中國中西醫結合消化雜誌，2004，12（4）：239）

2. 苓桂朮甘湯加味治療奔豚氣病

方藥：茯苓 60 克先煎，桂枝 30 克，甘草 30 克，大棗 6 枚，生龍牡各 30 克後煎。服上藥 4 劑，其病發作次數減少，每次發作時間減短，再服 8 劑，上症未再發作。（馬亞琴·包頭醫學院學報，1999，15（2）：66）

灸奔豚法

《千金》療奔豚腹腫法

灸章門，一名長平，二穴在大橫外直臍季肋端，百壯。

又主奔豚衝心不得息

灸中極，一名玉泉，在臍下四寸，五十壯。

又主奔豚上下，腹中與腰相引痛者法

灸中府二次，在雲門下一寸，乳上三肋間動脈是，百壯。
一云百五十壯。

又主奔屯上下者法

灸四滿，夾丹田旁，相去三寸，七壯。

又主奔豚法

灸氣海，在臍下一寸半，百壯。

又法

灸關元，在臍下三寸，五十壯，亦可百壯。並出第十七卷中

卷十四

中風及諸風方十四首灸法附

《病源》中風者，風氣中於人也。風是四時之氣，分佈八方，主長養萬物。從其鄉來者，而人中少死病；不從鄉來者，人中多死病。其為病也，藏於皮膚之間，內不得通，外不得泄。其入經脈行於五臟者，各隨臟腑而生病焉。

心中風，但得偃臥，不得傾側。若脣赤流汗者可療，急灸心俞百壯。若脣或青或黑，或白或黃，此是心壞為水，面目亭亭時悚動者，不可復療，五六日而死。

肝中風，但踞坐不得低頭，若繞兩目連額，色微有青，脣青面黃者可療，急灸肝俞百壯。若青黑面，一黃一白，是肝已傷，不可復療，數日而死。

脾中風，踞而腹滿，通身黃，吐成汁出者可療，急灸脾俞百壯。若手足青者，不可復療。

腎中風，踞而腰痛，視脅左右，未有黃色如餅粢大者可療，急灸腎俞百壯。若齒黃赤，鬢髮直，面土色者，不可復療。

肺中風，偃臥而胸滿短氣，冒悶汗出，視目下鼻上下兩邊，下行至口，色白者可療，急灸肺俞百壯。若色黃為肺已傷，化為血，不可復療。其人當安，掇空指地，或自拈衣尋衣縫，如此數日而死。診其脈虛弱者亦風也，緩大者亦風也，浮虛者亦風也，滑散者亦風也。出第一卷中

深師療中風汗出乾嘔，桂枝湯方

桂心　甘草炙，各三兩　大棗十二枚擘

上三味切，以水五升煮取二升半，分三服。一方用生薑五兩，忌生蔥、海藻、菘菜。

又桂枝湯，療中風，身體煩疼，惡寒而自汗出，頭強痛急方

桂心五兩　生薑八兩　甘草二兩炙　葛根八兩　芍藥三兩　大棗十二枚，擘

上六味切，以水七升，煮取二升半，服八合，日三，溫覆取汁。陸伯庸用良，忌生蔥、海藻、菘菜。人玉曰：此仲景桂枝加葛根湯方也。今云頭強痛急，當作項強痛急才是。

又麻黃湯，療中風，氣逆滿悶短氣方

麻黃三兩去節　甘草二兩炙　石膏四兩碎綿裹　杏仁五十枚，去尖皮碎　人參三兩　乾薑五兩　茯苓　防風各四兩　桂心三兩　半夏一升洗

上十味，以水九升煮取三升，先食服一升，日三服，甚良，忌海藻、生蔥、羊肉、餳、菘菜。

又茯苓湯，療中風入腹，心下如刺，不得臥，或在脅下，轉動無常，腹滿短氣，惙惙欲死，此病或中虛冷，或素有宿食，食飲不消，或素風氣在內，今得他邪，復於五臟，故成此病方。

茯苓二兩　芎藭　乾薑　芍藥　白朮　當歸　人參各一兩　枳實三分炙　甘草炙一兩

上九味細切，以水九升煮取三升，日三。若病劇者，可相去如人行五里頃一服。胸中有氣，可加人參二兩。服一劑不差，不過兩劑。忌海藻、菘菜、桃李、雀肉、大醋。並出第九卷中

《千金翼》中風論，聖人以為風是百病之長，深為可憂，故避風如避矢。是以御風邪以湯藥、針灸、蒸熨，隨用一法，皆能癒疾。至於火艾，特有奇能，雖曰針湯散，皆所不及，灸為其最要。昔者，華佗為魏武帝針頭風，但針即瘥。華佗死後數年，魏武帝頭風再發，佗當時針訖即灸，頭風豈可再發？只由不灸，其本不除。所以學者不得專恃於針及湯藥等，望病畢瘥，既不若灸，安能拔本塞源？是以雖豐藥餌，諸療之要，在

火艾為良。

初得風之時，當急下火，火下即定。此煮湯熟，已覺眼明，豈非大要？其灸法先灸百會，次灸風池，次灸大椎，次灸肩井，次灸曲池，次灸間使，各三壯，次灸三里五壯。其炷如蒼耳子大，必須大實作之。其艾又須大熟，從此以後，日別灸之，至隨年壯止。凡人稍覺心神不快，即須灸此諸穴各三壯，不得輕之，苟度朝夕，以致殞斃，誠之哉，誠之哉。

又論曰：學者凡將欲療病，先須灸前諸穴，莫問風與不風，皆先灸之，此之一法，醫之大術，宜深體之，要中之要，無過此術。是以常預收三月三日艾，擬救急危。其五月五日亦好，仍不及三月三日者。又有卒死之人，及中風不得語者，皆急灸之。夫卒死者，氣入五臟，為生平風發，強忍怕痛不灸，忽然卒死，謂是何病？所以皆必灸之，是大要也。

又論曰：夫得風之時，則依此次第療之，不可達越。若不依此，當失機要，性命必危。

又凡初得風，四肢不收，心神昏憒，眼不識人，言不出口。凡中風多由熱起，服藥當須慎酒麵、羊肉、生菜、冷食、豬魚雞、牛馬、蒜，乃可差，得患即服此**竹瀝湯方**。

竹瀝二升　生葛汁一升　生薑汁三合

上三味相和，溫暖分三服。平旦日晡夜各一服訖，覺四體有異似好，以進後方。士弱曰：一云有荊瀝一升。

又方

麻黃去節　防風各一兩半　芎藭　防己　附子炮　人參　芍藥　黃芩　桂心　甘草炙各一兩　生薑四兩　杏仁四十枚，去尖皮　羚羊角二兩屑　竹瀝一升　生葛汁五合，一云地黃汁　石膏六兩碎，綿裏

上十六味切，以水七升煮取一半，乃下瀝汁，煮取二升七合，分溫三服。五日更服一劑，頻與三劑，慎如上法。漸覺稍稍損，次進後方，忌豬肉、冷水、海藻、菘菜、生蔥。

又方

竹瀝二升　防己一兩　麻黃三兩去節　防風　升麻　桂心　芎

蘡　獨活　羚羊角各二兩屑

上九味切，以水四升，並瀝，煮取三升，分為三服。兩日進一劑，進三劑。若手足冷，加生薑五兩，白朮二兩。若未除，次進後方，忌生蔥等如前。

又方

防風　麻黃去節　芍藥各一兩半　防己　桂心　黃芩各一兩　附子三分炮　甘草炙　白朮　人參　芎藭　獨活各一兩　竹瀝一升　羚羊角二兩屑　升麻一兩　石膏二兩碎，綿裹　生薑二兩

上十七味，以水八升煮減半，下瀝，煮取二升半，分三服，相去如人行十里再服。有氣加橘皮、牛膝、五加皮各一兩。若除退訖，可常將服後煮散，忌豬肉、冷水、海藻、菘菜、桃李、生蔥、雀肉等。

又煮散方

防風　獨活　芍藥　黃耆　人參　芎藭　白朮　丹參　薯蕷　茯神　桂心　麥門冬去心　山茱萸　厚朴　牛膝　五加皮　天門冬去心　升麻　羚羊角屑　地骨皮　秦艽　石斛　防己　甘草各四分　麻黃三兩去節　甘菊花　薏苡仁各一升　石膏六兩　橘皮三兩　生薑二兩切　乾地黃六兩　附子三兩炮　遠志三兩去心

上三十三味搗篩為散。每煮以水三升，納藥三兩，煮取一升，綿濾去滓，頓服之，日別一服。覺心中煩熱，以竹瀝代水煮之。《千金》有黃芩、檳榔、藁本、杜仲、犀角，無山茱萸、薯蕷、甘草、麥門冬、附子。

又凡患風人多熱，宜服荊瀝方

荊瀝　竹瀝　生薑汁各五合

上三味相和，溫為一服。每日旦服煮散，午後當服此荊瀝，常作此將息。

防風湯，主偏風，甄權處治安平公方

防風　白朮　芎藭　白芷　牛膝　狗脊　萆薢各一兩　薏苡仁　杏仁去尖皮　人參　葛根　羌活各二兩　麻黃四兩去節　石膏碎綿裹　桂心各二兩　生薑五兩切

上十六味切，以水一斗二升煮取三升，分為三服。服一劑覺好，更服一劑。一劑一度灸之，服九劑湯九度灸之。灸風池一穴，肩髃一穴，曲池一穴，支溝一穴，五樞一穴，陽陵泉一穴，巨墟下廉一穴，合七穴即瘥。仁壽宮備身患腳，奉敕灸環跳、陽陵泉、巨墟下廉、陽輔即起行。大理趙卿患風腰腳不隨，不得跪起，灸上二穴，環跳二穴，陽陵泉二穴，巨墟下廉二穴，即得跪起。庫狄欽偏風不得挽弓，灸肩一穴即瘥。前方忌桃李、生蔥。《千金翼》本方並云針，此云灸者，蓋王道不取針也。

又一切風虛方，常患頭痛欲破者

杏仁九升去尖皮，曝乾

上一味搗作末，以水九升研濾如作粥法，緩火煎，令如麻浮上，匙取和羹，粥酒內一匙服之，每食即服，不限多火。服十日後大汗出，二十日後汗止，慎風冷、豬魚雞、蒜、大醋。一劑後諸風減瘥。春夏恐醋少作服之，秋九月後煎之。此法神妙，可深秘之。並出第十六卷中，《千金》同。

《備急》療若卒覺體中恍恍，皮肉習習，此即欲中風方

急取獨活、桂心各五兩，二味切，以酒三升漬，於火邊灸之使暖。一服五合，日三加至一升良，忌生蔥。《千金》同，出第二卷中

《近效》薏苡仁湯，療諸風方

薏苡仁五合　萎蕤　生薑　茯神各三兩　生犀角末二兩　烏梅七枚　麥門冬去心　竹瀝各三合　白蜜一合

上九味切，以水八升緩煮，取二升七合汁，絞去滓，納竹瀝、白蜜攪調，細細飲之。不須限以回數多少，亦不限食前食後，亦不限晝夜冷暖，盡又合服，亦不限劑數多少。

此飲但合服勿輕，尤佳，以防風候，忌食米、醋油、脂、陳敗、難消等物。

以前方療暴風手足癱廢，言語蹇澀，神情恍惚，游風散走；或出諸四肢麻痺，有所不穩，似緣風候，即合服之。十日服一劑，甚佳。吳升處

‖ 臨床新用 ‖

1. 王順道等透過 CT 或 MRI 確診的 1663 例中風病患者始發態證候的發生與組合規律進行了研究。結果顯示：

①證候得分均值和發生概率依次是風證、痰濕證、火熱證、氣虛證、血瘀證、陰虛陽亢證；

②風證、火熱證、氣虛證的分值和發生概率與功能評分呈顯著的正相關關係；

③共出現 54 種證候組合形態。無證患者占 4.21％，單證存在占 19.78％，二證組合占 31.51％，三證組合占 31.33％，四證組合占 10.76％，五證組合占 2.35％，六證組合占 0.06％；

④證候組合陣形圖和證候相關係數矩陣表明，風、火、痰是中風病發病時的主要病因病機。

同時透過調查分析性別、年齡、職業、伴發疾病、既往史對 1663 例中風病始發態患者證候得分均值和發生概率的影響。結果顯示：男性痰濕證顯著高於女性；年齡對證候有顯著影響，並與氣虛證、痰濕證、血瘀證呈顯著正相關關係；職業對證候無規律性影響；伴發疾病評分與風證、火熱證、痰濕證、氣虛證、陰虛陽亢證呈顯著正相關關係。提示臨床辨證、證候研究、新藥研製中要重視和考慮上述因素的影響。

2. 梁偉雄等收集 221 例中風急性期的病人，進行了中風病中醫證候分佈規律的調查和研究，根據症狀、舌象、脈象的頻數分佈，發現前人把中風病的病因病機綜合為風、火、痰、瘀、氣、虛 6 類是有其臨床基礎的。研究結果顯示血瘀證和痰證是中風病發病時的主要病因病機，風證、火熱證是中風病組合中的主要證候。對該組病例覆蓋率較高的主要有痰瘀互結證，氣虛血瘀證，陰虛風動、血瘀內停證，風火夾痰證，風火上擾、痰瘀互結證 5 類證候，認為可以作為判定中風急性期證候分型的參考依據。

3. 劉艷驕等採用臨床流行病學（DME）的方法，探討肥胖人痰濕體質與腦中風的相關性。結果發現：被調查的 320 例腦中風病人中，屬痰濕體質者為 190 人，占 59.38％，其中肥胖人痰濕體質的發生率為 95.26％，發生年齡 45～55 歲。同時還調查了生命體徵、體型特點、發胖程度、體型因素、飲食因素、兼挾證候、以及癱瘓部位等，初步揭示了肥胖人痰濕體質是發生腦中風的相關因素。

4. 劉志龍透過 665 例中風患者的主要症狀、舌象、脈象以及證型的綜合分析，認為中風的病機特點是以虛為本，以實為標，本虛標實。「虛」是貫穿始終的最基本病機，包括元氣虛和肝腎陰虛，缺血中風以氣虛為主，而出血中風以肝腎陰虛（肝陽上亢）為主；「實」則以瘀、痰、火為主，「瘀」的表現以缺血中風更為明顯，痰象以出血中風多見，且發現出血中風「火熱」多盛。標實多因本虛引起，本虛標實的實，結果都表現為「風」。

5. 劉洪興等根據天人相應學說研究了 1183 例腦梗塞發病與季節、氣溫、月廓盈虧的關係。發現冬春季節發病高於夏秋季（P＜0.01），與氣溫呈負相關並與月廓盈虧有一定的關係。參照月曆逐日發病情況與月廓盈虧關係圖看出，其發病狀如潮汐有一定週期變化。

卒中風方七首

《千金》芎藭湯，主卒中風，四肢不仁，善笑不息方

芎藭六分 杏仁二十枚，去尖皮碎 黃芩 當歸炙 石膏碎，綿裹 麻黃去節 桂心秦艽炙 甘草炙 乾薑各四分

上十味切，以水九升煮取三升，分為三服，忌海藻、菘菜、生蔥。

又主卒中風，四肢不仁，善笑不息方

芎藭六分 黃芩 當歸 桂心秦艽 乾薑 甘草炙 麻黃去

節　黃連各四分　杏仁二十枚，去皮尖，碎

上十味切，以水九升煮取三升，溫服一升，日三，大汗，忌生蔥、海藻、菘菜、豬肉。並出第八卷中

崔氏小續命湯，療卒中風欲死，身體緩急，口目不正，舌彊不能語，奄奄惚惚，神情悶亂。諸風服之皆驗，不令人虛，方出《小品》。余昔任戶部員外，忽嬰風疹，便服此湯。三年之中，凡得四十六劑，風疾迄今不發。余曾任殿中少監，以此狀說向名醫，咸云此方為諸湯之最要。

麻黃去節　人參　黃芩　芍藥　芎藭　甘草炙　杏仁去尖皮，碎　桂心各一兩　防風一兩半　附子一枚大者，炮　生薑五兩

上十一味切，以水九升煮取三升，分為三服，甚良。不瘥，合三四劑必佳。取汗隨人風輕重虛實也。有人腳弱，服此方至六七劑得瘥。有風疹家，天陰節變輒合之，可以防瘖也，忌豬肉、冷水、海藻、菘菜、生蔥。《千金》有防己一兩，如惚恍有加茯神、遠志。若骨節煩疼本有熱者，去附子倍芍藥服之。

又續命湯方。太府梁卿得效

麻黃去節　茯神　生薑各三兩　附子炮　防己　甘草炙各一兩半　芎藭　細辛　白蘚皮　杏仁去皮尖，碎　人參　羌活　桂心各三兩

上十三味切，以水八升煮取二升八合，去滓，分三服，服別相去八九里許。覆取汗，可服三劑，間五日一進，慎如藥法。本方云：間五日一進，若老弱虛羸，非間十日以上不可頻服。忌豬肉、冷水、海藻、菘菜、生蔥、生菜、大醋。並出第六卷中

《備急》療卒得中風，急悶亂欲死方

灸足大指下橫文，隨年壯。

又不能語者方

灸第三或第五椎上，百五十壯。並出第六卷中

《古今錄驗》小續命湯療卒中風欲死，身體緩急，目不停，舌強不能語；諸中風，服之皆驗，不令人虛方。

大附子一枚炮　芍藥一兩　生薑五兩　芎藭一兩　甘草一兩炙

麻黃三兩去節　白尤一兩　木防己一兩　防風六分　黃芩一兩　桂心一兩　人參一兩

上十二味㕮咀，以水一斗三升煮取三升，分三服，甚良大善。可作三四劑必佳，忌豬肉、海藻、桃李、生蔥、菘菜。出第十四卷中

‖ 臨床新用 ‖

1. 卒中風的治則治法述要

（1）平肝清熱、潛陽息風法

染清華等用平肝法熄風湯（即腦溢安顆粒劑），方藥由羚羊角（今以山羊角代用）、鉤藤、天麻、石決明、生地、白芍、牛膝、三七等組成，治療出血性中風。他們採用平肝熄風湯和西藥對 200 例急性腦出血肝風證患者進行治療。結果表明：平肝熄風湯組基本痊癒和顯效率為 83.3％，總有效率為 93.3％，血腫全部吸收率為 83.3％；西藥組則分別為 40％，70％和 36.7％；進行重複臨床療效驗證具有重現性。提示本方對患者症狀的改善，受損神經功能的恢復，血腫的吸收，以及臨床綜合療效均優於西藥組。

黃燕等以腦脈 II 號口服液（水牛角、龍膽草、牛膝、天竺黃、虎杖、乾地龍等）治療腦出血，CT 檢查顯示治療後血腫吸收情況好於甘露醇與能量合劑治療組。

（2）益氣活血法

李先濤等用腦栓康（黃耆 10 克、水蛭 1.5 克、桃仁 3 克、大黃 3 克、葛根 10 克等）膠囊，治療隨機雙盲分配的氣虛血瘀型急性缺血性中風患者 34 例，服藥 4 週。透過與安慰劑對照組 tPA、keto-PgF1.AT III、NO、cgRP、TXB2.ET、PAI 等指標檢測比較分析，認為血管內皮細胞分泌和釋放的舒血管活性物質含量（或活性）下降，縮血管活性物質含量（或活性）升

高，可能是急性缺血性中風氣虛血瘀證發病的病理基礎。中醫益氣活血法能有效地促進和刺激內皮細胞分泌和合成，具有舒血管活性物質 NO、PgI$_2$ 的作用。

吳蘭珠用補陽還五湯（黃耆 150 克、赤芍、當歸、川芎、桃仁、紅花、地龍等），肝腎陰虛明顯者加女貞子、山萸肉、黃精等，日 1 劑×8 週，治療缺血性中風（發病 10 天內）80 例，臨床總有效率 96.25%，鈉泵 oKasNa 評價及血液流變學改善均優於西藥對照組。

（3）通腑法

藍恭洲以白虎承氣湯治療腦卒中 120 例，基本痊癒 70 例，顯效 34 例，有效 10 例，無效 6 例，總有效率 95%，對照組總有效率 91.7%。薛金發以水蛭、大黃、桃仁、丹參、三七、益母草、葶藶子為方治療腦溢血 33 例，基本痊癒 7 例，顯效 11 例，有效 12 例，無效 2 例，死亡 1 例，總有效率 91%。侯倩以單味大黃配合基礎西醫治療，治療腦出血急性期 25 例，治癒 8 例，顯效 7 例，有效 8 例，無效及死亡各 1 例，總有效率 92%，對照組總有效率 60%。

（4）解毒開竅法

林亞明自擬解毒化瘀滌痰湯（酒炒大黃、白薇、木芙蓉葉、大青葉、竹葉、蘆根、魚腥草、炒水蛭、桃仁、紅花、膽南星）配合清開靈注射液、安宮牛黃丸、蘇合香丸等治療丘腦出血 21 例，療效顯著優於對照組。曹曉嵐等應用顱腦 CT 掃瞄對清開靈注射液治療腦出血進行治療前後對比觀察，發現其液化吸收率達 96.7%，血腫完全消失者占 76.92%，表明清開靈注射液能促進顱內血腫液化吸收，減輕腦水腫。

（5）活血化瘀法

活血化瘀法治療中風病，是近十多年來研究中風病的熱點之一，且取得了較大的成績，尤其是一些活血化瘀中成藥在急性腦梗塞中的應用得到醫學界的一致認可。活血化瘀法治療出血中風已突破急性期的禁忌，其可行性也正在驗證中。徐木林

觀察到腦寧濃縮液（懷牛膝、代赭石等）有持續穩定的降壓、促進神經功能恢復、改善微循環、控制和防止因脫水治療引起的血液高黏滯綜合徵的作用。彭宇竹探討了不同時期使用複方丹參注射液治療腦出血，結果表明複方丹參注射液類活血化瘀藥物治療腦出血應儘早使用。

（6）綜合療法

劉茂才等認為，對於高血壓性中、大量腦出血，應採取綜合療法，結合現代醫學的手術長處清除血腫，以儘快清除占位效應，同時，在中醫辨證施治的指導下，應用中醫藥的綜合療法治療隨機對照 43 例患者，療效優於對照組（40 例）。

2. 中風病辨證治療

（1）方之勇等將急性中風 852 例，分為陰虛血瘀型（71例）、痰熱血瘀型（730 例）、氣虛血瘀型（51 例）3 類；陰虛血瘀型予龍骨、牡蠣、生地、地龍、川芎、鉤藤、牛膝、菖蒲等，痰熱血瘀型予大黃、陳皮、半夏、竹茹、枳實、菖蒲、地龍、牛膝、當歸等，氣虛血瘀型予黃耆、當歸、川芎、地龍、菖蒲、牛膝、雞血藤、麥冬等；並用針刺及其他對症處理，總有效率 89.6％。指出在辨治中風時，須長期運用活血化瘀藥物，中風急性期辨證論治最主要依據是舌診。

（2）黃培新等按中華全國中醫藥學會內科學分會 1986 年修訂的《中風病中醫診斷、療效評定標準》、分型辨治基礎上加靜脈滴注活血化瘀針劑治療中風病 248 例，總有效率達 84.27％，從不同證候分析，認為氣虛血瘀證療效最好，達 92.63％，而元氣敗脫、心神散亂證及風火上擾清竅證預後較差，其次為肝陽暴亢、風火上擾證和陰虛風動證。

四時中風方四首

《古今錄驗》療中風發三春，脈浮短者多凶，大而長可

療，青龍湯方

甘草一兩炙　麻黃二兩去節　桂心七寸　大棗二十枚，擘　生薑
芍藥各二兩

上六味切，以水六升煮取二升半，分為再服。初服覆取
汗，後即止，忌海藻、菘菜、生蔥等物。

又療中風發三夏，脈沉緊，惡寒不汗煩，三陽湯方

當歸一兩　生薑二兩　甘草五分，炙　麻黃五兩，去節　杏仁四
十枚，去尖皮，碎　石膏二兩碎，綿裹

上六味切，以水六升煮取半分，再服，忌海藻、菘菜等
物。

又療中風發三秋，脈浮大而洪長，扶金湯方

葛根三兩　獨活二兩　附子一兩炮四破　石膏二兩碎，綿裹

上四味切，以水八升煮取三升，服九合，晝二夜一，忌豬
肉、冷水等物。

又療中風發三冬，脈浮大者，溫脾湯方

芎藭二兩　石膏四分碎，綿裹　甘草四分炙　黃芩三兩　杏仁十
四枚，去尖皮，碎　麻黃六分去節　蜀椒二分，去目閉口汗　防風四分
桂心五分

上九味切，以水八升煮取三升，分三服，忌海藻、菘菜、
生蔥等物。

中風發熱方三首

深師十一味防風湯，療中風發熱無汗，肢節煩，腹急痛，
大小便不利方

防風　當歸　麻黃去節　甘草炙，各三分　茯苓　天門冬去心
附子炮　乾地黃　白朮　山茱萸二兩　黃芩五分

上十一味咬咀，以水九升煮取二升半，去滓，分服七合，
日三。大小便不利，納大黃、人參各二分，大棗三十枚擘，生
薑三兩，忌海藻、菘菜、豬肉、蕪荑、大醋、桃李、雀肉等。

又**防風湯**，療中風發熱，頭痛面赤，吸吸苦熱，惡風煩悶，身中悁悁而疼，其脈浮而數者方。

防風　白朮　桂心　蜀椒汗　黃芩　細辛　芍藥　人參　甘草炙，各一兩　麻黃三兩去節　石膏二兩，碎綿裹　大棗三十枚擘

上十二味切，以水九升煮取三升，分三服，忌海藻、菘菜、桃李、生蔥、生菜。出第三卷中

范汪療中風發熱，大戟洗湯方

大戟　苦參

上二味等份，搗篩藥半升，用醋漿一斗，煮之三沸，適寒溫洗之，從上下，寒乃止。小兒三指撮之，醋漿四升，煮如上法。《肘後》同，出第一卷中

賊風方十二首

《病源》賊風者，謂冬至之日，有疾風從南方來，名曰度風。此風至能傷害於人，故言賊風也。其傷人也，但痛不可抑按，不得動轉，痛處體平無熱，傷風冷則骨解深痛，按之乃應骨痛。但覺身體內凜凜冷，欲得熱物熨痛處即小寬，時有汗久而不去，重遇冷風相搏，乃結成瘰癧及偏枯；遇風熱氣相搏，乃變作附骨疽也。出第一卷中

深師療賊風入腹，五臟四肢心胸急痛，背反寒，咽乾口噤戴眼方。此故是大續命湯，藥分兩不同。

麻黃三兩去節　石膏碎綿裹　當歸　芎藭　甘草炙　乾薑　桂心各二兩　黃芩一兩　杏仁三十枚，去尖皮

上九味㕮咀，以水、酒各五升合煮，取四升，分為四服，忌海藻、菘菜、生蔥。

又秦艽湯，療賊風入腹，搶心拘急，四肢不隨，腹滿欲死者方

桂心　防風　黃芩　乾薑　茱萸　秦艽　甘草各一兩炙

上七味切，以水五升煮取一升半，分再服。湯令熱，不瘥

更作，忌海藻、菘菜、生蔥。

又**竹瀝湯**，療大虛挾風，及賊風入腹，腹中拘痛，煩亂恍惚，妄語迷惑不知人，口噤不開，手足緩縱，飲食不作肉，臥驚見屋中光，口乾惡風，時時失精，夢寐沉重，及婦人產後餘病，體虛受風，躁憒欲死方。

秦艽　甘草炙　防風　當歸各二兩　茵芋　烏頭炮　乾薑
細辛　人參　黃芩　桂心　天雄炮　木防己　茯苓　白朮各一兩

上十五味切，以竹瀝一斗半煮取五升，隨病加後藥。胸逆滿加前胡二兩半，半夏二兩洗，尤附子炮各一兩。腹中痛加芍藥二兩，椒一兩汗。煩加知母一兩。口乾加麥門冬一兩去心。體瘁加麻黃二兩去節。有方不用朮、附子，用半夏二兩。忌海藻、菘菜、豬肉、冷水、生蔥、生菜、桃李、雀肉、醋物等。

又**大續命湯**，療毒風賊風，身體不能自收，不知痛處，咽中卒不得語；若拘急腰痛，引頸目眩，不得見風，坐欲卻倒，覺即反張，脊不著席，脈動不安，恍惚恐懼欲啼，上氣嘔逆，面腫方。

杏仁三十枚，去皮尖，碎　芎藭　石膏碎，綿裹　甘草炙　桂心
當歸　麻黃去節　黃芩各一兩　乾薑一兩

上九味切，以水六升，酒三升合，煮取三升，分為四服。取微汗，汗出粉之，勿見風，忌海藻、菘菜、生蔥。

又**茵芋酒**，療賊風濕痹，身體不能自動，四肢偏枯，火炙不熱，骨節皆疼，手足不仁，皮中淫淫如有蟲行，搔之生瘡，癮疹起手，不得上頭，頭眩瞑；甚者狂走，曆節腫及諸惡風，悉主之方。

茵芋　烏頭炮　天雄炮　石楠　女葳　附子炮　躑躅花熬
秦艽　木防己　防風各二兩

上十味㕮咀，以絹囊盛之，清酒三斗漬之。夏三日，春秋五日，冬七日，平旦服一合，不知稍增之，可至二合。以意消息，忌如常法。

又**甘草湯**，療心腹絞痛，賊風入腹，脹滿拘急，不得氣

息；並轉筋，寒中下重，溫中止痛，利大小便方。

甘草炙　防風各一兩半　吳茱萸　乾地黃　芍藥　當歸　細
辛　乾薑各一兩

上八味㕮咀，以水五升煮取三升，分再服良，忌海藻、菘
菜、生蔥、菜、蕪荑。

又**烏頭膏**，療賊風，身體不隨偏枯，口喎僻，及傷風寒，
身強直方。

烏頭炮　野葛五兩去心　莽草一斤

上三味㕮咀，以好酒漬令淹漸，再宿三日漬之，以不中水
豬肪五斤煎成膏，合藥，作東向露灶，以葦薪煎之，三上三
下，藥成去滓。有病者向火摩三千過，汗出即癒。若觸露鼻中
塞，對火摩頭頂，鼻中即通，藥不可令入口眼也。並出第九卷中

《千金》療賊風所中，腹內攣急方

麻黃四兩去節　甘草一兩炙，切　石膏如雞子大碎之，綿裹　鬼箭
羽削團如雞子大

上四味，以東流水二杯煮取一杯，頓服之，忌海藻、菘
菜。又大岩蜜湯，主賊風，腹巾絞痛，並飛屍遁疰，發作無
時，發則搶心，脹滿脅下，如刀錐刺，並主少陰傷寒方。

甘草　乾地黃　細辛　乾薑　當歸　羊脂青羊脂更勝　桂心
茯苓　吳茱萸　芍藥各一兩　梔子十五枚擘

上十一味切，以水八升煮取三升，去滓。內脂，溫分三
服，忌海藻、菘菜、生蔥、生菜、蕪荑、醋物。深師同，《小品》
治中惡。一方無掛心，有防風。

又**烏頭湯**，主寒疝，腹中絞痛，賊風入腹，攻五臟，拘急
不得轉側，叫呼，發作有時，使人陰縮，手足厥逆方。

烏頭十五枚炮　芍藥四兩　甘草二兩炙　大棗十枚擘　生薑一斤
桂心六兩

上六味切，以水七升煮五味取三升，去滓。別取烏頭去皮
四破，蜜二升，微火煎，令減五六合，內湯中兩三沸，去滓。
服一合，日三，間食，強人三合，以如醉狀為知，不知漸增。

忌海藻、菘菜、豬肉、冷水、生蔥。深師同

又倉公當歸湯，主賊風口噤，角弓反張，身體強直方。

當歸　細辛　防風各六分　獨活三分　麻黃十分去節　附子四分炮去皮

上六味切，以清酒八升，水四升合，煮取四升，分為四服。口不開者，按口下湯，一服當蘇，再服小汗，三服大汗，忌豬肉、生蔥。《廣濟》同，並出第八卷中

《古今錄驗》續命湯，療中風賊風入腹，角弓反張，口噤舌不停，目視不見，不能語，舉身不仁，或心腹絞痛方。

甘草炙　黃芩各二兩　防風一兩半　生薑五兩　人參　芎藭　芍藥　麻黃去節　木防己各一兩　大附子一枚炮

上十味切，以水一斗二升煮取三升，分為三服。一日令汗，可服三劑，不令人虛。本方有十三味，見藥止有十味。忌海藻、豬肉、菘菜、冷水、魚等物。出第十卷中

曆節風方十首

《病源》曆節風之狀，短氣自汗出，曆節疼痛不可忍，屈伸不得是也。由飲酒腠理開，汗出當風所致。亦有血氣虛，受風邪而得之者。風曆關節，與血氣相搏交擊，故疼痛；血氣虛則汗出，風冷搏於筋，則不可屈伸，為曆節風也。出第二卷中

深師大風引湯，療男女曆節風大虛，手腳曲戾，或變狂走，或悲笑，言語錯亂，無所不療方。

茯苓　防風　當歸　白前　乾薑　甘草炙各二兩　大豆一升　生薑　獨活各三兩　遠志去心　附子炮　人參各一兩　大棗三十枚

上十三味切，先以水一斗五升煮豆、棗取一斗，去滓。內諸藥，煮取三升，分為五服。忌海藻、菘菜、豬肉、醋物、蒜、麵、生菜等物。出第九卷中

《千金》論曰：夫曆節風著人久不療者，令人骨節蹉跌，變成癲病，不可不知。古今以來，無問貴賤，往往苦之，此是

風之毒害者也。療之雖有湯藥，而並不及松膏、松節酒。若羈旅家貧不可急辦者，宜服諸湯，猶勝不療，但於痛處灸三七壯，佳。

又防己湯，療風發曆節，四肢疼痛，如捶鍛不可忍者方

防己　茯苓　白朮　桂心　生薑各四分　人參二兩　烏頭七枚炮　甘草三兩炙

上八味切，以苦酒一升，水一斗合，煮取三升半，一服八合，日三夜一。當覺熱痹忽忽然，慎勿怪也。若不覺，復合服，以覺乃止。凡用烏頭，皆去皮熬令黑，乃堪用。不然至毒人，宜慎之。忌醋物、桃李、雀肉、生蔥、豬肉、冷水、海藻、菘菜。《古今錄驗》同

又大棗湯，療曆節疼痛方

大棗十五枚擘　黃耆四兩　附子一枚炮　生薑一兩　麻黃五兩去節　甘草一尺炙

上六味切，以水七升煮取三升，服一升，日三。忌豬肉、冷水、海藻、菘菜。《古今錄驗》同

又療曆節諸風，百節痠疼不可忍方

松脂三十斤，煉五十遍，不能五十遍，二十遍亦可用

上一味以煉蘇三升，溫和松脂三升，熟攪令極調，且空腹以酒服方寸匕，日三。數食麵粥為佳，慎血腥、生冷、醋物、果子，百日瘥。

又松節酒，主曆節風，四肢疼痛猶如解落方通按：酘音投，酒再釀也。

松節四十斤細剉，以水四石煮取一石　豬椒葉四十斤細剉，以水四石煮取一石

上二味澄清，合漬乾麴五斗候發，以糯米四石五斗釀之，依家醞法四酘，勿令寒冷熱，第一酘時下後諸藥。

柏子仁五兩　磁石十二兩末　獨活十五兩　天雄五兩炮　茵芋四兩炙　防風十兩　秦艽六兩　芎藭五兩　人參四兩　萆薢五兩

上十味細切，納飯中炊之。下酘為池，酘足訖，封頭四十

日，押取清，適性服之。勿令至醉吐，忌豬肉、冷水。

又方

松膏一升搗，酒三升浸七日，服一合。日再，數劑即癒。

又方

松葉三十斤，酒二石五斗，漬三七日，服一合，日五六。

並出第八卷中

《延年》療曆節風，四肢頭面腫方

黃耆十二分　獨活八分　生地黃切，三升曝乾　豆豉一升熬　鼠粘子三升曝乾

上五味搗篩為散，一服方寸匕，飲汁下，日二服，加至二三匕。忌蕪荑、蒜、麵、豬肉。一方無鼠粘子。

又療曆節風流入腰腳方

獨活六兩　玄參四兩　犀角屑　升麻各三兩　生地黃切，三升曝乾　豉三合熬　鼠粘根切，三升曝乾

上七味搗篩為散，服方寸匕，飲汁下，日二服，加至二三匕。忌蕪荑、蒜、麵。並出第十卷中

《古今錄驗》防風湯，主身體四肢節解疼痛如墮脫，腫按之皮急一作陷。頭眩短氣，溫溫悶亂如欲吐方。

防風　桂心　知母各四兩　白朮　生薑各五兩　芍藥　甘草各三兩炙　附子二枚炮

上八味切，以水一斗煮取三升，分為三服。忌生蔥、豬肉、海藻、菘菜、桃李、雀肉等。出第四卷中，《千金》有半夏、杏仁、芎藭，為十味，無附子。

‖ 臨床新用 ‖

二妙散為主治療曆節風 22 例報告

藥物：蒼朮 12 克，黃柏 12 克，當歸 15 克，赤芍 15 克，沒藥 10 克，元胡 12 克，豬苓 15 克，土茯苓 20 克，連翹 30

克，海桐皮 12 克，甘草 10 克。總有效率達 95.5%。（姚太順·中國中醫骨傷科雜誌，1998，6（6）：25）

中風角弓反張方七首

《病源》風邪傷人，令腰背反折，不能俯仰，似角弓者，由邪入諸陽經故也。_{出第一卷中}

《肘後》療中風，無問男子婦人，中風脊急，身痙如弓，紫湯方

雞屎_{二升}　大豆_{一升}　防風_{三兩切}

上三味，以水三升先煮防風取三合汁，豆、雞屎二味鍋中熬之，令黃赤色，用酒二升淋之，去滓。然後用防風汁和，分為再服，相去如人行六七里。衣覆取汗，忌風。_{出第二卷中}

《小品》大岩蜜湯，療中風，身如角弓反張，並主卒心腹絞痛方

茯苓　芎藭　當歸　甘草_{各一兩炙}　桂心_{二兩半}　梔子_{十四枚}擘　吳茱萸_{三兩}　細辛　乾薑　乾地黃_{各二兩}

上十味切，以水八升煮取三升，分為三服，相去如行十里頃。若痛甚者，加羊脂三兩，當歸、芍藥、人參各一兩。心腹脹滿，堅急者，加大黃三兩。忌醋、生蔥、生菜、海藻、菘菜、蕪荑等。_{出第四卷中}

《千金》小岩蜜湯，主惡風，角弓反張，飛屍入腹，絞痛悶絕，往來有時，筋急少陰傷寒，口噤不利方

大黃_{二兩}　雄黃_{一兩}　青羊脂　乾薑　桂心　芍藥　甘草_炙細辛　乾地黃_{各四分}　吳茱萸_{三兩}　當歸_{四兩}

上十一味切，以水二斗煮取六升，分六服。重者加藥，用水三斗，煮取九升，分十服。忌海藻、菘菜、生蔥、生菜。_{深師同}

又療半身不隨，手足拘急，不得屈伸，體冷，或智或癡，身強直不語，或生或死，狂言不可名狀，角弓反張，或欲得

食，或不用食，**大小便不利方。**

　　人參　桂心　當歸　獨活　黃芩　乾薑各三分　甘草二分炙
石膏六分碎，綿裹　杏仁四十枚，去皮尖，碎

　　上九味切，以井華水九升煮取三升，分二服，日二。覆取
汗，不汗更合服之。忌海藻、菘菜、生蔥等物。

　　又療賊風口噤，角弓反張痓者方

　　當歸　防風各三分　獨活六分　麻黃去節，五分　附子一枚炮
細辛二分

　　上六味切，以酒五升，水二升，煮取三升，服一升。口不
開，尺按口下湯。一服當開，二服小汗，三服大汗。又單服荊
瀝。忌豬肉、冷水、生菜。並出第八卷中

‖ 臨床新用 ‖

單味羚羊角粉治療小兒發熱抽風遠期療效觀察

　　筆者根據中醫理論，結合臨床實踐，從「治未病」著手，
即在抽風之症控制後，服用羚羊角粉 10 天，以平心肝肺之餘
熱，從本論治，以防復犯。透過對 21 例患兒長期療效觀察，
取得滿意效果。

　　高某，男性，7 歲。患兒自 3 歲起，每逢發熱超過 38.5℃
即抽風，均採用物理降溫、鎮靜劑、輸液治療，熱退後，一切
如常。年內頻頻發作，西醫屢作腦電圖，報告各波型正常，檢
血鈣亦正常。曾多方治療，未見效果。

　　此次發熱兩天，抽風又作，見頭痛咳嗽，痰黃不暢。診為
風熱外感，肺熱未清，進以桑菊飲加味 3 劑，每日 1 劑，水煎
服，另服羚羊角粉 0.2 克。三日後複診，外感已除，肺熱已
清。投以羚羊角粉 2 克，分 10 次水沖服，每日 1 次。後未再
復發。（嚴可斌‧上海中醫藥雜誌，1994，6：25）

風口噤方十首

《病源》渚陽經筋皆在於頭，三陽之筋，並絡入於頷頰，夾於口。諸陽為風寒所客則筋急，故口噤不開。診其脈遲者生。<small>出第一卷中</small>

深師竹瀝湯，療卒中惡風噎倒悶，口噤不能語，肝厥方

淡竹瀝<small>一斗</small>　防風　葛根<small>各一兩</small>　菊花　細辛　芍藥　白朮　當歸　桂心　通草　防己　人參<small>各一兩</small>　甘草<small>炙</small>　附子<small>炮</small>　茯苓　玄參<small>各一兩</small>　秦艽　生薑<small>各二兩</small>　楓寄生<small>三兩</small>

上十九味切，以淡竹瀝一斗煮藥取四升，分為四服。忌海藻、菘菜、豬肉、生菜、生蔥、醋、桃李、雀肉等物。

又**甘竹瀝湯**，療卒中惡風噎倒悶，口噤不能語，肝厥、屍蹶，死不識人，閉目，灸針不知痛，風狂，宜服此湯方。

甘竹瀝<small>一斗</small>　生薑<small>三兩</small>　防風　甘草<small>炙各三兩</small>　防己　麻黃<small>去節</small>　人參　黃芩　白朮　細辛　茵芋　秦艽　桂心<small>各一兩</small>　附子<small>一枚，大者炮</small>

上十四味㕮咀，以湯漬藥令赤，合竹瀝煮取四升，分為四服。忌海藻、菘菜、桃李、雀肉、生蔥、生菜、豬肉、冷水。

<small>並出第十九卷中</small>

《千金》**排風湯，主諸毒風氣邪風所中，口噤悶絕不識人，身體疼煩，面目暴腫，手足腫方**

犀角末　羚羊角　貝齒末　升麻末

上四味，各一兩和勻，以方寸匕為一分，水二升半內四匕，煮取一升，去滓，服五合。

殺藥者以意增之，若腫和雞子傅上，日三。老小以意，亦可多合用之。<small>深師同</small>

又療中風口噤不能言者方。

防己<small>二兩</small>　葛根<small>三兩</small>　桂心　麻黃<small>去節各二兩</small>　甘草<small>炙</small>　防風　芍藥<small>各一兩</small>　生薑<small>四兩</small>

上八味切，以水六升煮取二升，分為三服，瘖能言皆療，忌海藻、菘菜、生蔥。

又方

服淡竹瀝一斗。

又方

白朮四兩切　酒二升

上二味合煮取一升，頓服之，忌桃李、雀肉。

又方

服荊瀝一升

又方

豉五升，綿裹　吳茱萸一升

上二味，以水七升同煮取三升，漸漸飲之。並出第八卷中

《備急》陶隱居效驗方，療人卒中風，口不開，身不著席，大豆散方

大豆二升，熬令焦　乾薑　椒汗，各三兩

上三味為散，酒服一錢匕，日一。汗出即瘥，大良。文仲同

又方

若口噤不開，大豆五升，熬令黃黑。以五升酒漬，開口灌之，取汗。《肘後》同。並出第二卷中

風口喎方九首

《病源》風邪入於足陽明、手太陽之經，遇寒則筋急引頰，故使口喎僻，言語不正，而目不能平視。診其脈浮而遲者可療。《養生方》云：夜臥當耳勿得有孔，風入耳中，喜口喎。出第一卷中

《廣濟》療風著口面喎，語不多轉方

生地黃汁一升　竹瀝一升　獨活三兩切

上三味相和煎取一升，頓服之。未正更進藥一劑，無所忌。出第一卷中

深師續命湯，療中風口僻噤諸疾，卒死不知人，補虛起死神方

人參　木防己　麻黃去節　芍藥　芎藭　甘草炙　黃芩　白朮各一兩　桂心　防風各二兩　大附子一枚炮　生薑五兩

上十二味切，以水一斗二升煮取三升，分為三服，不瘥復作。忌海藻、菘菜、豬肉、生蔥、桃李、雀肉。

又療中風，面目相引偏僻，牙車疼急，舌不得轉方

牡蠣熬　礬石燒令汁盡　附子炮　灶中黃土

上四味等份搗篩，以三歲雄雞冠血和藥，敷其急上，預持鑑及水著邊照，才欲復故便洗去血，不速去便過不復還也。
《肘後》、范汪同，出第九卷中

《千金》附子散，主中風，手臂不仁，口面僻方

附子炮　桂心各五兩　細辛　防風　人參　乾薑各六兩

上六味搗下篩，酒服方寸匕，日三，稍稍增之，忌豬肉、冷水、生蔥、生菜。

又口喎不正方

取空青如豆一枚，含之即癒。范汪同

又療卒中風口喎方

以葦筒長五寸，以一頭刺耳孔中，四畔以麵密塞之，勿令洩氣。一頭內大豆一顆，並艾燒之令燃，灸七壯即瘥。患右灸左，患左灸右。《千金》不傳

又方

灸手交脈三壯，左灸右，右灸左。其煙如鼠矢形，橫安之，兩頭放火也。

又方

炒大豆三升令焦，以酒三升淋取汁，頓服之。

又方

大皂莢五兩，去皮子下篩，以三年大醋和，右喎塗左，左喎塗右，乾更塗。並出第八卷中

‖ 臨床新用 ‖

1. 自擬正容湯治療口眼喎斜 98 例報告

方藥：黃耆 30 克，地龍 15 克，赤芍 15 克，川芎 12 克，當歸 15 克，桃仁 10 克，紅花 10 克，製白附子 12 克，全蟲 10 克，白僵蠶 10 克，蜈蚣三條，烏梢蛇 15 克，尋骨風 15 克，防風 10 克，荊芥 3 克，每日一劑，水煎服。患者服藥最少者 3 劑，最多者 15 劑，平均 9 劑；98 例中治癒 95 例，好轉 2 例，無效 1 例；總有效率為 98.97%，治癒率為 96.94%。（王貴富·河南中醫藥學刊，1996.11（3）：43）

2. 補陽還五湯加減治療口眼喎斜

筆者用補陽還伍湯加減治療 20 例由絡脈空虛風邪損害引起口眼歪斜，即外周性面癱，均獲痊癒。治法：主要以疏風和營，通絡止痙，佐以清熱解毒。

方藥：黃耆、當歸、川芎、赤芍、地龍、桃仁、白僵蠶、金錢草、板藍根、全蠍、忍冬藤、蒲公英、葛根、膽星、羌活、紅花。若患側耳後翳風穴有壓痛者加金錢草、板藍根、蒲公英以清熱解毒。頭項不適有微熱者，加葛根、羌活、忍冬藤。

某男，19 歲，學生。於晚飯後，合衣而睡，不慎風邪入中。翌晨起床後，發現口眼歪斜，右眼瞼不能閉合，涎水較多，順口角流淌，並有流眼淚，微微發熱，舌尖稍紅，舌苔黃，脈弦略數。因室內濕熱不均，調攝失度，風邪乘虛入中絡脈所致。治以疏風和營，通絡止痙，佐以清熱解毒。

方藥：黃耆 25 克，當歸 15 克，川芎 15 克，地龍 15 克，桃仁 10 克，白僵蠶 15 克，金錢草 20 克，蠍 15 克，蒲公英 15 克。3 劑。病情稍有好轉，微熱退，舌苔薄白，脈沉弦，其餘症狀同前。前方繼服 9 劑，恢復正常。（胡東華·河北中西醫

結合雜誌，1997，6（2）：232）

3. 中醫治療中風口眼喎斜 36 例

治療中風分本虛、標實症。在標為風火痰濕壅盛，中臟腑分閉症和脫證，中經絡者用祛風通絡活血和營，用牽正散加味配合經絡針灸。

方藥組成：白附子 10 克，僵蠶 10 克，全蠍 12 克、烏 10 克，草烏 10 克、膽南星 12 克，川芎 10 克，白芷 10 克、防風 10 克、赤芍 15 克，當歸 12 克，甘草 5 克。針灸加電脈衝，以通絡話血，促使面神經主管面肌，表情橫紋肌群恢復。主穴：下關、頰車、四白、地倉、承漿、陽白、翳風，配穴：合谷、曲池。頭痛加太陽、攢竹。結果：36 例中痊癒 19 例，占 53%，顯效 8 例，有效 6 例，無效 3 例，總有效率 92%.（苗萌‧現代中西醫結合雜誌，2004，13（21）：2859）

中風失音不語方八首

《病源》喉嚨者，氣之所以上下也。會厭者聲之戶，舌者聲之機，唇者聲之扇也。風寒客於會厭之間，故卒然無音。皆由風邪所傷，故謂風失音不語。《養生方》云：醉臥當風，使人發瘖。出第一卷中

《廣濟》療風失音不得語方

羌活十分　甘草炙　人參二分　荊瀝　竹瀝　生地黃汁各二升大附子一枚炮八分

上七味切，諸藥內三汁中，煎取一升六合，去滓，分溫二服。未瘥，四五日更進一劑，取微利。忌熱麵、海藻、菘菜、豬肉、冷水、蕪荑、魚、蒜、黏食。出第一卷中

深師防風湯，療中風兩目不開，不能言，短氣欲死方

防風　甘草炙　黃芩　茯苓　當歸各一兩　杏仁五十枚，去尖皮秦艽半兩　生薑五兩　乾薑三十枚擘　麻黃二兩去節

上十味㕮咀，以清酒水共四升，煮取三升，分三服，發汗。忌海藻、菘菜、大醋。

又四逆湯，療卒中風不能言，厥逆無脈，手足拘急者方

山茱萸　細辛　乾薑炙各一兩　甘草三兩炙　麥門冬一升去心

上五味切·以水七升煮取二升，分為四服，忌海藻、菘菜、生蔥菜。出第九卷中

《肘後》療卒不得語方

以苦酒煮芥子，薄頸一用，以衣包之，一日一夕乃解，即瘥。范汪、《千金》同

又方

煮大豆煎其汁，令如黏含之。亦但濃煮飲之。並出第一卷中，范汪同

《千金》厥失音論曰：風寒之氣客於中，滯不能發，故瘖不言。及喉疼失聲，皆風邪所為也，入臟皆能殺人。凡屍蹷如死，脈動如故，陽脈下墜，陰脈上爭，氣閉故也。**療之方。**

取灶突墨彈丸大，漿和飲之。

又方

濃煮桂汁服之一升，覆取汁，亦可未桂著舌下，漸咽汁，忌生蔥。范汪同

又方

濃煮豉汁含之，亦佳。並出第八卷中

中風不得語方二首

《病源》脾脈絡胃夾咽，連舌本，散舌下，心之別脈系舌本，今心脾二臟受風邪，故舌強不得語也。出第一卷中

《救急》療中風身體緩急，口目不正，舌強不能語，奄奄忽忽，神情悶亂，諸風服之皆驗，不令人虛，**湯方。**

麻黃去節　防己　黃芩　桂心　芍藥　甘草炙，各一兩　防風　人參各六分　附子一枚炮　生薑二兩

上十味切，以水九升先煮麻黃三沸，去沫，內諸藥煮，取二升五合，去滓。空腹分為三服，服別相去十里。能言別服十劑，諸風悉癒，禁生冷及風、勞、酒。出第六卷中，《千金》有芎藭、杏仁，為十二味。

《古今錄驗》療卒不得語方

取人乳汁半合，以著美酒半升中合攪，分為再服。《肘後》、范汪同出第十卷中

‖ 臨床新用 ‖

1. 中風不語的辨證施治

中風不語是中風三大後遺症之一，屬現代醫學腦血管病範疇。卒中病人，經搶救脫險後有些病人半身不遂、口眼歪斜基本恢復，但仍言語賽澀，口角流涎。筆者在臨床每多治癒。

張某，男，60歲。素有頭暈史，患高血壓多年，嗜菸酒，喜打麻將，常徹夜不眠。某夜打麻將時忽覺頭暈，遂倒在桌前，呼之不應，肢體不利，以腦溢血入院。經搶救治療 7 天余，病情穩定，但口眼歪斜，嘴角流涎，言語賽澀，神清失語，舌端難伸，胸膈滿悶，痰涎湧盛，喉中痰鳴，右側肢體不遂，便秘，脈弦滑，舌質紅苔黃膩。治宜熄風清熱除痰，活血通絡，豁痰開竅，以資壽解語湯和滌痰湯、小陷胸湯三方化裁，藥用天麻 10 克，南星 10 克，白附子 10 克，菖蒲 12 克，遠志 12 克，羌活 6 克，天竺黃 10 克，生地 15 克，大黃 10 克（後下），厚朴 10 克，珍珠母 30 克，甘草 10 克。水煎服，每日 1 劑。上方服 6 劑，痰涎漸平，痰鳴消失，舌端顫動稍有好轉，胸脘滿悶減輕，肢體稍有力，言語有明顯恢復，能吐單字但吐字不清，大便略溏，上方去大黃加丹參 30 克，僵蠶 12 克，以增強活血通絡之功。（祝桂榮·中醫函授通訊，2000，19（5）：37）

2. 滌痰開竅法治療中風不語 112 例

運用中藥滌痰開竅法治療，基本方：石菖蒲、遠志、鬱金、枳實、竹茹、半夏、橘皮各 10 克，茯苓 12 克，大黃 6 克，安宮牛黃丸 1 粒。每日 1 劑，水煎，分 2 次服。若辨證為肝陽上亢者用天麻鉤藤飲；屬氣虛血瘀者，用補陽還五湯；屬脾胃虛弱者，用參苓白朮散；屬腎氣不足則合用左歸丸、右歸丸之屬。另外，可配合理療、按摩和語言訓練療法。結果：臨床治癒（肢體活動恢復正常，語言正常）4 例；顯效（肢體活動明顯改善，語言可一般表達）29 例；有效（肢體活動稍改善，說話成句而表達不全）26 例；無效（症狀體徵、語言功能均無改善）16 例。總有效率為 85.6%（鐘福榮·湖北中醫雜誌，2001，23（1）：18）

中風身體手足不遂方二首

《病源》風身體手足不遂者，由體虛腠理開，風氣傷於脾胃之經絡也。足太陰為脾之經，脾與胃合；足陽明為胃之經，為水穀之海也。脾候身之肌肉，主為胃消行水穀之氣，以養身體四肢。脾氣弱則肌肉虛，受風邪所侵，故不能為胃通行水穀之氣，致四肢肌肉無所稟受；而風邪在經絡，搏於陽經，氣行則遲，機關緩縱，故令身體手足不遂也。診其脈，脾脈緩者為風痿，四肢不用。又心脈、腎脈俱至，即難以言，九竅不通，四肢不舉，腎脈來多即死也。其湯熨針石，別有正方，補養宣導，今附於後。

《養生方》導引法云：極力左右振兩臀，不息九通，癒臀痛勞倦，風氣不遂，振兩臀者，更互蹍踩，猶言蹶，九通中間，僵伏皆為之，名蝦蟆行氣不已。癒臀痛勞倦，風氣不遂，患久行不覺痛癢，作種種形狀。

又云：僵臥合兩膝，布兩足，生腰氣，振腹七息，除壯熱

疼痛，兩脛不遂。

又云，療四肢疼悶，及四肢不遂，腹內積氣，狀席必須平而且穩，正身仰臥，緩解衣帶，枕高三寸握固。握固者，必兩手各自以四指把手拇指，舒臂令去身各五寸，兩腳豎指，相去五寸。安心定意，調和氣息，莫思餘事，意專念氣，徐徐漱醴泉。漱醴泉者，以舌舐略唇口牙齒，然後嚥唾，徐徐以口吐氣，鼻引氣入喉。須微微緩作，不可卒急強作，待好調和，引氣吐氣，勿令自聞出入之聲。每引氣心心念送之，從腳趾頭使氣出。引氣五息六息，一出之為一息，數至十息，漸漸增益，能至百息二百息，病即除癒，不用食生菜及魚肥肉。大飽食後，喜怒憂恚，不得輒行氣，唯須向曉清靜時行氣佳，能癒萬病。出第一卷中

《千金》療心虛寒，性氣反常，心手不遂，語聲冒昧。其所疾源，萬風損心，白朮釀酒，**補心志定氣方。**

白朮切　地骨根皮　荊實各三升　菊花

上四味切，以水三石煮取一石五斗，去滓。澄清取汁，釀米兩石，用麴如常法，以酒熟隨多少能飲，常取小小半醉，忌桃李。出第八卷中

《古今錄驗》小續命湯，療中風入臟，身緩急不遂，不能語方

麻黃去節　桂心各三兩　甘草炙　人參　芍藥　芎藭　黃芩

防風　當歸　石膏各二兩碎綿裹　白朮一兩　生薑五兩　附子二枚炮　杏仁三十枚去皮尖

上十四味切，以水一斗煮取三升，分三服。若不瘥，可服三四劑，一方石膏三兩，忌海藻、菘菜、生蔥、桃李、豬肉。出第四卷中

中風半身不遂方八首

《病源》風半身不遂者，脾胃氣弱，血氣偏虛，為風邪所

乘故也。脾胃為水穀之海，水穀之精，化為血氣，潤養身體。脾既弱，水穀之精，潤養不周，致血氣偏虛，而為風邪所侵，故半身不遂也。

診其脈寸口沉細，名陽中之陰，苦悲傷不樂，惡聞人聲，少氣，時汗出，臂偏不舉。又寸口偏絕者則不遂，其兩手盡絕者不可療。出第一卷中

深師療風半身不遂，口不能言，十物獨活湯方

獨活四兩　桂心五兩　生葛根八兩　甘草炙　防風　當歸各二兩　生薑十兩　芍藥　附子一兩炮　半夏一升洗

上藥切，以水一斗煮取三升，分為三服，日三，大驗。忌海藻、菘菜、生蔥、豬肉、羊肉、餳。出第九卷中

《千金》療卒暴風口面僻，半身不遂不轉，竹瀝湯方

竹瀝三升　防風　防己　升麻　桂心　芎藭　羚羊角屑各二兩　麻黃四兩去節

上八味切，以水四升，合竹瀝煮取二升半，分為三服，三日服一劑。常用，忌生蔥。《廣濟》同，《集驗》無羚羊角，餘同

又療心虛寒風，半身不遂，骨節離解，緩弱不用，便利無度，口面喎斜，**薑附湯方**。

乾薑　附子炮，各八兩　麻黃去節　芎藭　桂心各四兩

上五味切，以水九升煮取三升，三日一劑，忌豬肉、生蔥、冷水。崔氏同

又療大風半身不遂方

蠶沙兩石

上一味熟蒸，作直袋三枚，各受七斗，即熱盛一袋著患處，如冷即取餘袋。一依前法，數數換，百不禁，瘥止，須羊肚、釀、粳米、蔥白、薑、豉、椒等爛煮熟吃，日食一枚，十日止。《千金》不傳。並出第八卷中

《古今錄驗》療大痺，一身不遂，或半身一手一臂，口不能言，習習不知人，不覺痛癢，**續命湯方**。

麻黃三兩去節　防風二兩　石膏碎，綿裹　黃芩　乾地黃　芎

藭　當歸　甘草炙，各一兩　杏仁四十枚，去皮尖　桂心二兩

上十味㕮咀，以水一斗煮取四升，服一升，日再服之。當汗出，氣下自覆，當慎護風寒，不可見風，並療上氣咳逆，面目大腫，但得伏不得臥更善。忌海藻、菘菜、生蔥、蕪荑。

又獨活湯，療風，半身不遂，口不能語方

獨活四兩　生葛根半斤　芍藥三兩　防風二兩　半夏一斤洗　桂心五兩　當歸　附子炮　甘草炙，各二兩　生薑十兩

上十味切，以水一斗五升煮取三升，服一升，日三。一方去半夏，用麻黃三兩去節。忌羊肉、餳、生蔥、海藻、菘菜、豬肉、冷水等。

又**八風續命湯**，療半身不遂，手腳拘急，不得屈伸，體冷，或痴或智，身強直不語，或生或死，狂言不可名狀，或角弓反張，或欲得食，或不用食，或大小便不利，皆療之方。

麻黃八分去節　人參　桂心　當歸　獨活　甘草炙，各三兩　石膏六分碎，綿裹　黃芩　乾薑各三分　杏仁四十枚，去皮尖

上十味切，以井花水九升煮取三升，分為二服，日二。覆令汗，汗解，食白糜慎風，不汗復更服，唯汗得瘥。忌生蔥、海藻、菘菜。

又**八風九州湯**，療男子婦人寒冷不自愛護，當風解衣，汗出臥冷濕地，半身不遂，手足苦冷，或不遂，或俯仰屈伸難，周身淫痺，四肢不收，狀如風狂，飲食損少方。

麻黃四兩去節　甘草炙　乾薑　附子炮　防風　獨活各三兩　石膏綿裹　茯苓　白朮　芎藭　柴胡　當歸　人參各二兩　杏仁四十枚去皮尖　細辛二兩

上十五味切，以水一斗、清酒五升漬三夜，煮取四升，分為三服，一日令盡。

若病人羸瘦者，用水煎服藥訖。厚覆當汗出微微，去上衣，汗解以粉粉之。忌生菜、海藻、菘菜、醋、桃李、豬肉、雀肉。並出第四卷中

‖ 臨床新用 ‖

1. 自擬方治中風半身不遂 120 例

益氣化瘀湯藥物組成：黃耆 40 克，當歸 20 克，赤芍 20 克，地龍 30 克，川芎 20 克，桃仁 20 克，紅花 10 克，製馬錢子 0.6 克，蜈蚣 3 條，丹參 40 克，川牛膝 30 克，首烏 30 克。偏癱日久者加全蠍 20 克，土元 20 克，烏梢蛇 20 克；血壓高者加生杜仲 30 克，葛根 30 克，山楂 60 克；頭痛甚者加細辛 6 克，石膏 40 克，白芷 15 克，口眼歪斜者合牽正散；言語賽澀者合解語丹或加遠志 20 克，菖蒲 20 克；上肢不遂重者加桂枝 10 克，薑黃 20 克，桑枝 30 克，雞血藤 30 克；下肢不遂重者加川斷 30 克，寄生 30 克，狗脊 20 克，杞果 20 克；痰涎壅盛者合溫膽湯；胸悶者加全瓜蔞 30 克，薤白 20 克，半夏 20 克；心煩不眠者加梔子 20 克，竹茹 20 克，酸棗仁 30 克，合歡皮 40 克。效果：120 例經治 30 天～50 天，結果痊癒（臨床症狀消失，行走如常，肢體無不適感）9 例，好轉（臨床症狀有所好轉，行走較穩）30 例。總有效率 100%（孫曉靈·國醫論壇，1995，3：34）

2. 二草耆蛭湯加減治中風半身不遂 37 例

組方：豨薟草 30 克，透骨草 12 克，耆菜巴巴葉 40 克，沙糖根 15 克，水蛭 4 克（研粉兌服）。偏癱日久者加全蠍 10 克，烏梢蛇 20 克，五加皮 15 克；面色無華，唇甲蒼白血虛者加全當歸 15 克，熟地 15 克，大棗 15 克；體瘦口乾陰虛者加西洋參 15 克，生地 10 克，玄參 10 克；體胖乏力氣虛有濕者加條參 20 克，茯苓 40 克，澤瀉 15 克；血壓高者加杜仲 15 克，葛根 30 克，夏枯草 12 克；血脂增高者加澤瀉 15 克，山楂 15 克，三棱 12 克；血糖增高者加葛根 10 克，花粉 12 克；頭痛者加白芷 12 克，川芎 15 克，白附子 15 克；口眼歪斜者

加白附子 20 克，白僵蠶 15 克，全蠍 10 克；言語賽澀者加遠
志 12 克，石菖蒲 20 克，絲瓜絡 12 克；上肢不遂重者加桑枝
30 克，薑黃 12 克；下肢不遂重者加桑寄生 20 克，狗脊 15
克，川牛膝 12 克，杜仲 12 克；患者關節僵硬，屈伸不利者加
伸筋草 12 克；痰涎壅盛者加膽南星 12 克，法夏 12 克，鮮竹
瀝 20 毫升；胸悶痛者加全瓜蔞 20 克，薤白 15 克，檀香 4
克；心煩不寐者加焦梔子 12 克，淡竹葉 12 克，夜交藤 15
克，合歡皮 15 克；患肢腫脹者加紅參 10 克，五加皮 15 克，
澤瀉 30 克；大便秘結者加大黃 10 克，瓜蔞 15 克。結果：37
例經治療 20～60 天，基本治癒 10 例；顯效 19 例；好轉 8
例。（李曉玲·中國民族民間醫藥雜誌，1997，25：11）

癧瘓風方四首

《廣濟》療癧瘓風及諸風，手足不遂，腰腳無力方

驢皮膠五兩，炙令微起

上一味，先煮蔥豉粥一升別貯。又香淡豉二合，以水一升
煮豉去滓，內膠更煮六七沸，膠烊如飴。頓服之及暖，吃前蔥
豉粥，任意多少。如吃令人嘔逆，頓服三四劑即止。風並瘓，
忌熱麵、炙豬肉、魚、蒜。

又療熱風癧瘓常發者方

羌活二斤　穀子一升五合，水中取沉者

上二味搗篩為散，酒服方寸匕，日三服。稍加之，無忌。

並出第一卷中

文仲療癧瘓風方

生地黃汁　淡竹瀝　荊瀝各一升　防風四分　獨活八分　附
子一枚，中形正者炮

上六味切三味，以和地黃等汁，煮取半升去滓，空腹分再
服取暖，隔日一劑。若虛三日一劑，服可絕根，大神驗，忌豬
肉、蕪荑。《備急》同，出第八卷中

元侍郎希聲集療癱瘓風，神驗方

側子一兩去皮　五加白皮四兩　磁石一斤綿裹　甘菊花一斤　漢防己　羚羊角屑　杏仁去皮尖，各三兩　乾薑一方作乾葛　芍藥　麻黃去節各四兩　薏苡仁一升　防風　芎藭　秦艽　甘草炙，各一兩

上十五味切，以水一斗二升煮麻黃，去上沫，內諸藥煎取三升，分溫三服，相去十里久。

將息取汗訖，敷粉勿當風。慎熱物及豬魚、蒜、酒。出第一卷中

風痱方三首

《病源》風痱之狀，身體無痛，四肢不收，神智不亂。一臂不隨者，風痱也。時能言者可治，不能言者不可治也。出第一卷中

《千金》療風痱方，風痱者，卒不能語，口噤，手足不隨而不強直是也。方。

伏龍肝五升末，冷水八升和攪，取其汁飲之能盡，佳。范汪同，兼主中惡，出第八卷中

《古今錄驗》西州續命湯，療中風痱，身體不自收，口不能語，冒昧不識人，不知痛處，但拘急中外皆痛，不得轉側，悉主之方。

麻黃六兩去節　石膏四兩碎，綿裹　桂心　當歸　甘草炙各二兩　芎藭　乾薑　黃芩各一兩　杏仁四十枚，去皮尖

上九味切，以水一斗九升，先煮麻黃再沸，吹去沫，後下諸藥，煮取四升。初服一升，稍能自覺者，勿熟眠也。可臥厚覆，小汗出已，漸漸減衣，勿復大覆，不可復服瘥。前服不汗者，更服一升，汗出即癒。汗後稍稍五合一服，飲食如常，唯忌生蔥、海藻、菘菜。深師、胡洽、《集驗》、文仲、《肘後》、《千金》同。

又**續命湯，治中風痱，身體不能自收，口不能言，冒昧不**

知人，不知痛處，或拘急不得轉側，姚云與大續命同，兼療產婦大去血者及老人小兒方。

甘草炙　桂心　當歸　人參　石膏碎，綿裹　乾薑各二兩　麻黃三兩，去節　芎藭一兩　杏仁四十枚，去皮尖

上九味㕮咀，以水一斗煮取四升，服一升當小汗，薄覆脊，憑几坐，汗出則癒。不更服，無所禁，勿當風。並療但伏不得臥，咳逆上氣，面目浮腫，忌海藻、菘菜、生蔥。范汪方主病、及用水升數、煮取多少並同。汪云是仲景方，本欠兩味。出第八卷中

‖ 臨床新用 ‖

風痱治驗

陳某，男，84 歲。高年體胖，有高血壓病史。春季發眩仆一次，嗣後漸覺兩足軟弱，行走不便，耽延數月，遂致臥床不起，針藥雜投，也難見效，乃於同年夏月來我處診治。診見：兩足軟弱，不能站立，二便失禁，神情呆滯，語言謇澀，面色潮紅，但納食尚佳。舌淡胖、苔白少津，脈浮大而兩尺尤甚。血壓偏高，脈症合參，當屬「風痱」。實因高年陰虛陽衰，水虧乎下，而陽浮於上，上實下虛，故眩仆足廢。治擬壯陽益火，滋腎化痰，熄風潛陽。宗河間地黃飲子出入：生熟地各 20 克，淡附片、乾石斛、川黃柏、山萸肉各 10 克，甘杞子 12 克，巴戟天、懷牛膝、菟絲子各 15 克，九節菖蒲 5 克，遠志肉 6 克。5 劑。兩足較前有力，扶持能行走，語言漸流利，惟二便仍失禁。乃宗上方，加熟地 20 克，淡附片、益智仁、山萸肉、乾石斛、桑螵蛸各 10 克，甘杞子 12 克，巴戟天、懷牛膝、懷山藥各 15 克，九節菖蒲，遠志肉各 6 克。5 劑。三診：兩足力充，能拄杖行走，語言轉清，二便能控制，原方續服以增其效。（項葛霖・浙江中醫雜誌，1997，6：414）

偏風方九首

《病源》偏風者，風邪偏客於身一邊也。人體有偏虛者，風邪乘虛而傷之，故為偏風也。其狀或不知痛癢，或緩縱，或痹痛是也。其湯熨針石，別有正方，補養宣導，今附於後。

《養生方》導引法云：一手長舒合掌，一手捉頤挽之向外，一時極勢二七，左右亦然。手不動，兩向側勢急挽之二七，去頭骨急強，頭風腦旋，喉痹，膞內冷注偏風。又云：一足踏地，一手向後長舒弩之，一手提湧泉，急挽足，弩手挽一時，極勢，左右換易二七，去上下偏風，陰氣不和。出第二卷中

《廣濟》療偏風，麻子湯方

大麻子一升，淨擇水漬一宿　麻黃去節　防風　生薑　橘皮
荊芥　芎藭各三兩　桂心二兩　石膏五兩碎，綿裹　竹葉洗　蔥白各
一握　豉心一合　蜀椒三十枚，汗去目　杜仲五兩　獨活四兩

上十五味切，以水二斗煮麻子令牙出，去滓取一斗，先煮麻黃三沸，去沫。納諸藥，煎取三升去滓。空腹頓服之，令盡。覆取汗，以粉粉身，勿衝風。此藥補，必不虛人，亦不利。有患風疢及大風者，不過三四劑。忌生蔥、生菜、熱麵、蕎麥、豬魚、筍，一切陳臭物。

又偏風不隨，服補麻子湯後，次服枳實丸方

枳實炙　防風　羌活　人參　羚羊角各六分屑　甘菊花　乾
葛　薏苡仁　桂心各四分　茯苓　升麻　黃連　乾地黃各八分

上十三味搗下篩，蜜和為丸，以酒空腹服如梧子二十丸，加至三十丸，日再。忌生蔥、醋物、豬肉、冷水、蕪荑、生菜、熱麵、蕎麥、雞魚、蒜筍、陳臭物。並出第一卷中

《千金》甘草湯，療偏風積年不瘥，手腳枯細，口面喎僻，精神不足，言語倒錯方

甘草炙　桂心　芎藭　麻黃去節　人參　當歸　芍藥各一兩
獨活三兩　秦艽一兩半　茯神　生薑各四兩　防風一兩半　附子炮

側子炮，各二枚　白朮　黃芩　細辛各一兩　甘菊花一升　淡竹瀝四升

上十九味切，以水一斗煮麻黃，去沫。取汁七升，內諸藥，並瀝，和煮取三升，分為四服。前三服訖，間一杯粥，更後服，待藥勢自汗。忌海藻、菘菜、桃李、雀肉、豬肉、冷水、生蔥、大醋物等。

又方

青松葉一斤，搗令汁出，清酒一斗，漬二宿，近火一宿。初服半升，漸至一升，頭面汗即止。並出第八卷中

《備急》徐玉療偏風半身不遂，兼失音不語方

取杏仁生吞，不去皮尖，日別從一七漸加至七七，週而復始，食後即以竹瀝下之。任意多少，日料一升取盡。文仲同，出第二卷中

《延年》療偏風半身不遂，冷痹痒等方

桃仁一千七百枚，去尖皮，以好酒一斗三升，並大升斗，浸經二十一日。出桃仁曝乾，搗令極細，堪作丸即止，日別再服，服別三十丸。還將浸桃仁酒服之，禁食豬肉、蒼耳，餘並不禁。

又小續命湯，主偏風半身不遂，口眼喎斜，不能言語，拘急不得轉側方

麻黃去節　防己　附子炮去皮　芎藭　桂心　黃芩　芍藥　人參　甘草炙，各一兩　杏仁四十枚，去皮尖　生薑四兩切　防風一兩半

上十二味切，以水八升煮取二升六合，分為三服。隔五日更服，頻進十劑。病不癒，乃至二十劑。忌海藻、菘菜、生蔥、豬肉、冷水。並出第十二卷中

又急療偏風，膈上風熱經心臟，恍惚神情，天陰心中惛惛，如醉不醉方

淡竹瀝三升，若熱多用竹瀝，冷多用荊瀝　羚羊角二分屑　石膏十分碎，綿裹　茯神六分切

上四味，以水一斗合竹瀝，煮取一升五合去滓，食後欲

消，分為三服。常能服之，永不畏風發，忌醋物。《經心錄》、文仲同

又方

生附子一兩　無灰酒一升

上二味口㕮咀，附子內酒中，經一七日，隔日飲之一小合。有病出，無所怪，特忌豬肉、生冷、醋滑。並出第一卷中

風猥退方二首

《病源》風猥退者，四肢不收，身體疼痛，肌肉虛滿，骨節懈怠，腰腳緩弱，不自覺知是也。皮肉薄弱，不勝四時之虛風，故令風邪侵於分肉之間，流於血脈之內，使之然也。經久不瘥，則變成風水之病。出第一卷中

《千金》療猥退，半身不遂，失音不語方

杏仁三升，去尖皮洗，入臼搗二升，令碎研。如寒食粥法，取汁八升，煎取四升，口嘗看香滑即熟，反此為不熟，唯熟為佳。停極冷，然後納好麴一升。

炊時，以前所留一升杏仁肉，取四升搗，下水一斗六升，煎取八升，第一遍酘也。次一炊，復取杏仁三升，研取一斗二升汁，煎取六升，第二酘也。次一炊準第二酘取杏仁汁多少，為第三酘也。疑米不足，別更取二升杏仁，研取八升，煎取四升，重斟酘炊米酸。若猶不足，研杏仁二升，取八升汁，煎取四升更酘之，以熟為限。一石米杏仁三斗，所以節次研杏仁者，恐並煎汁醋故也。若冬日任意並煎，準計三斗杏仁取一石六斗，煎取八斗四升漬麴，以外分之酘饋酒熟，封四七日開，澄取清，然後押糟，糟可乾末，和酒服之，大驗。士弱氏口：酘音豆，酘酒也。饋音分，一蒸飯也。

又方

蓖麻子脂一升　酒一升

上二味，銅缽盛著，酒中一日煮之令熟，服之。並出第八卷中

《千金翼》療猥退風方

蒼耳子五升，苗亦得　羊桃二升切　蒴藋切　赤小豆各二升半
鹽二升

上五味，以水兩石五斗煮，取五斗。適寒溫，內所患之
腳，漬深至絕骨，勿過之，一度炊二斗米頃出之，慎風冷，汗
從頭出。出第八卷中

風軃曳及攣躄方二首

《病源》風軃曳者，肢體弛緩不收攝也。人以胃氣養於肌
肉經脈也。胃若衰損，其氣不實，氣不實則經脈虛，經脈虛則
筋肉懈惰，故風邪搏於筋而使軃曳也。出第一卷中

范汪療中風躄不能起，逐水消食，平胃下氣方。

百部四分　烏頭炮　牛膝　白朮各一分

上四味搗下篩，以酒服方寸匕，日三。稍增，可至三匕，
良。忌豬內、冷水、桃李。出第二十卷中

**《古今錄驗》療風懿不能言，四肢不收，手足軃攣，獨活
湯方**

獨活四兩　生薑六兩　甘草炙　桂心　生葛根　芍藥　栝樓
各二兩

上七味㕮咀，以水五升煮取三升，服一升，日三。忌海
藻、菘菜、生蔥。出第四卷中

柔風方二首

《病源》血氣俱虛，風邪併入，在於陽則皮膚緩，在於陰
則腹裏急。柔風之狀，皮外緩，腹裏急，四肢不能自收，裏急
不得伸息者，柔風候也。出第一卷中

深師療柔風，體疼白汗出，石膏散方

石膏二兩研　甘草一兩炙

上二味搗篩為散，以酒服方寸匕，可以七服，武家黃素
方。出第九卷中

《古今錄驗》療中柔風，身體疼痛，四肢緩弱欲不隨，**獨
活葛根湯**。產後中柔風，亦用此方。

羌活　桂心　乾地黃　葛根　芍藥各三兩　生薑六兩　麻黃
去節　甘草炙各二兩

上八味切，以清酒三升、水五升，煮取三升，溫服五合，
日三。忌生蔥、蕪荑、海藻、菘菜。范汪同，出第八卷中

許仁則療諸風方七首

許仁則療諸風病方，此病多途，有失音不得語，精神如醉
人，手足俱不得運用者；有能言語，手足不廢，精神昏恍，不
能對人者；有不能言語，手足廢，精神昏亂者；有言語手足精
神俱不異平常，而發作有時，每發即狂言浪語，高聲大叫，得
定之後，都不自醒者；有諸事不異尋常，發作有時，每發即狂
走叫喚者；有時每發即作牛羊禽獸聲，醒後不自覺者；有諸事
不異尋常，發作有時，發即頭旋目眩，頭痛眼花，心悶輒吐，
經久方定者；有諸事不異平常，發作有時，每發即熱，頭痛流
汗，不能自勝舉者。此等諸風，形候雖別，尋其源也，俱失於
養生。本氣既羸，偏有所損。或以男女，或以飲食，或以思
慮，或以勞役，既極於事，能無敗乎？當量已所歸而捨割之。
靜思息事，兼助以藥物，亦有可復之理。風有因飲酒過節，不
能言語，手足不遂，精神昏恍，得病經一兩日，宜合**生葛根等
三味湯服之方**。

生葛根一挺，長一尺，徑三寸　生薑汁一合　竹瀝二大升，如不可
得，宜用竹根一大升切，以水一大斗緩少煎，取二大升以代竹瀝，如竹根不可
得，以竹葉細切一大升，以水一大斗如上法煎取二大升，以代竹瀝。如無竹葉宜
細切弩條一大升，以水一大斗煎取二大升代之。

上藥先取生葛根淨洗刷，使搗極碎且空，搾取汁令盡訖，

又搗。即以竹瀝潑灑極搾取汁，汁盡又搗。潑灑不限遍數，以葛根粉汁盡為度。用生薑汁綿濾之，細細緩服之，不限遍數，及食前食後。如覺腹內轉作聲又似痛，即以食後溫服之。如此經七日以後，服附子等十味湯。

又附子湯方

附子二枚，共秤重一兩半者，炮　生薑　乾薑各三兩　桂心一兩　石膏六兩碎。綿裹　生犀角屑　地骨白皮　白朮　獨活　芎藭各二兩

上藥切，以水八升煮取二升半，去滓，分溫三服，服相去如人行十里久服，服湯後如覺欲汗，少覆之，令汗出。須臾歇汗後，以藥末粉身。其湯須服五六劑，問三四日服一劑。其方一劑後量患進退，臨時加減藥物。熱多加生麥門冬一兩去心，冷多加桂心一兩，有痛加當歸二兩，不能食加人參二兩，大便澀加檳榔七枚，合皮子用之。忌豬肉、生蔥、桃李、雀肉等。

又療風熱未退，服湯日數未滿，病後未堪服丸，宜合**薏苡仁等十二味飲服之方**。

薏苡仁一升　葳蕤五兩　生麥門冬二兩去心　石膏八兩碎，綿裹　杏仁六兩，去尖皮，碎　烏梅四十枚擘　生薑八兩　生犀角屑　地骨皮各三兩　人參二兩　竹瀝一升　白蜜二合

上藥切，以水一斗煮十味，取三升去滓，納竹瀝、白蜜攪調，細細飲之，不限冷暖及食前後。若熱多即食前冷飲，冷多即食後暖飲，如服丸藥以飲送彌佳。

又風熱未退，頻服湯飲，力不能攻，宜合**苦參十二味丸服之方**。

苦參　乾薑　芎藭各六兩　玄參　丹參　人參　沙參　白朮各五兩　地骨皮　獨活各四兩　薏苡仁二升　蜀升麻二升

上藥搗篩，蜜和為丸，用薏苡仁飲下之。初服十五丸，日再服，稍稍加至三十丸如梧子大。若覺冷，即去玄參、沙參，加桂心四兩，細辛三兩。若覺熱，別加十兩生地黃。若覺有痛處，去沙參，加當歸六兩。若覺有氣，去玄參，加橘皮四兩。

若大便澀，加大檳榔仁二十枚。忌桃李、生蔥、生菜、蕪荑。

又至九月以後，二月以前，宜合五加皮等八味藥酒，細細用**下前丸飲之方**。

五加皮　薏苡仁　大麻仁熬，各五升　丹參五兩　生薑　生地黃各四斤　桂心五兩　大豆一斗熬

上藥切，以絹袋盛，用無灰清酒六斗，浸六七日。細細取下前丸，初服一二合，再服稍稍加至五六合，能至一升亦佳，忌生蔥蕪荑。

又預防熱病急黃賊風，乾葛散方

乾葛　乾地黃各三斤　新香豉心一升

上三味，曝令乾，搗篩為散，每食後服一方寸匕。日再服，稍稍加至三匕。牛乳、蜜湯、竹瀝、粥飲、梅漿，任意下之。

又依前乾葛等三味散服之，雖覺熱氣少退，熱未能頓除，宜合**黃連等八味散服之方**。

黃連　黃芩　乾薑　蜀升麻　知母　乾地黃各一斤　梔子仁　大青各半斤

上藥搗篩為散。每服後，飲服一方寸匕，日再服，稍加至二匕。若能食飲適寒溫，男女節勞逸，候體氣服前方，乃至終身無熱病、急黃、暴風之慮。忌豬肉、冷水、蕪荑。吳升同，並出上卷中

張文仲療諸風方九首

元侍郎希聲集張文仲方九首，奉敕語張文仲等，諸患風氣，醫人處方多不同，可共諸名醫修一本進來。仍令殿中監王方慶專勾當，臣文仲言：臣准敕諸名醫集諸方為一卷，風有一百二十種，氣有八十種，風則大體共同，其中有人性各異，或冷熱，庸醫不識藥之行使，或冬藥夏用，或秋藥冬用，多殺人。唯腳氣、頭風、大風、上氣，此四色常須服藥不絕，自余

諸患看發，即依方吃藥。夫患者但春夏三四月、秋八九月，取利一行甚妙。臣所進此方，不問四時皆得服。輕者服小方，重者服大方，藥味雖同，行使殊別。謹上如後。**桑枝煎**，療偏風及一切風方。

桑枝剉一大升，不用全新嫩枝

上一味，以水一大斗煎取二大升，夏月井中沉，恐醋壞。每日服一盞，空腹服盡。又煎服，若豫防風，能服一大升，終身不患偏風，無忌。

又療風飲子方

羌活三兩　桂心半兩　人參一兩　蜀升麻　茯神　防風　生薑合皮切　生犀角屑各二兩

上八味切。以水一大升煮取二大合，分溫三服。如熱下竹瀝一盞，一無禁忌，唯忌生蔥、醋。

又方，仲云：四時俱服神方，**十九味丸**。

防風　羌活　五加皮　芍藥　人參　丹參　薏苡仁　玄參　麥門冬去心　乾地黃　大黃　青木香各六分　松子仁　磁石各八分研　檳榔子十分　枳實炙八分　牛膝八分　茯神八分　桂心八分

上十九味搗篩，蜜和為丸如梧子，以酒服十五丸，日再服，稍稍加至三十丸為度，忌豬肉、魚、蒜、生蔥、醋、蕪荑。

又療一切風及偏風發四肢，口目喎戾，言語蹇澀。其湯不虛人，勝於續命湯，故錄傳之，**特宜老人用之方**。

生地黃汁　竹瀝　荊瀝以上三味汁，各取一升五合　羌活　防風各二兩　蜀附子大者一枚，生用去皮八九破，重一兩者有神

上六味切，納前三瀝汁中，寬火煎取一升五合，去滓溫分二服，服別相去八九里。風甚頻服五六劑，驗不可論，特宜老小等。無問冬夏，並同服之，無忌。隔三日服一劑，益佳，忌豬肉、蕪荑。

又煮散方

茯神六兩　防風　牛膝　枳實炙　防己　秦艽　玄參　芍藥

黃耆　白蘚皮　澤瀉　獨活各四兩　桂心三兩　五味子一升碎　人參四兩　薏苡仁一升碎　麥門冬一兩去心　羚羊角二枚，屑　石膏一斤碎，綿裹　甘草三兩炙　磁石二十四兩綿裹

上二十一味，切如麻豆，分作二十四帖。每日取一帖，著杏仁十四枚，去尖碎，以水三升煮取一升，去滓空腹頓服。每春中夏初，服禁生冷，忌醋、生蔥、海藻、生菜。

又療一切風，乃至十年二十年不差者方

牛蒡根細切，一升　生地黃細切　牛膝細切　枸杞子微碎，各三升

上四味，取無灰酒二升漬藥，以疏絹袋盛之。春夏一七、秋冬二七日，每服皆須空腹，仍須稍稍令有酒色。

又寒水石煮散方

寒水石　石膏　滑石　白石脂　龍骨各八兩　桂心　甘草炙　牡蠣各三兩，熬　赤石脂　乾薑　大黃各四兩　犀角一兩，屑

上十二味搗，以馬尾羅篩之。將皮囊盛之，急繫頭，掛著高涼處。欲服以水一升煮五六沸，內方寸一匕藥煮七八沸，下火澄清，瀉出頓服。服之，每日服亦得，百無所忌。小兒服之，即以意斟酌多少，忌生蔥、海藻、菘菜。

又五粒松酒方。冬十月以去服

五粒松葉七斤，並大片　麻黃七兩去節　防風　黃耆　獨活秦艽各二兩　牛膝四兩　生地黃一斤　芎藭二兩

上九味切，以無灰清酒四大斗漬。春七日、冬二十日、夏五日，日別二三度服。服別大合四合以來，忌如藥法。

又釀酒法

糯米一升　麴一升半　防風半斤切　蒼耳子三升

上四味，以水八升煎取六升，米麴一時拌於瓷器中，盛暖著一週時即熟。若須重釀，任情覺冷，加五味子一升。並出上卷中

卷十五

風狂方九首

《病源》風狂者，由風邪入並於陽所為也。風邪入血，使人陰陽二氣，虛實不調。若一實一虛，則令血氣相併，氣並於陽，則為狂發，或欲走，欲自高賢，稱神聖是也。又肝藏魂，悲哀動中則傷魂，魂傷則狂妄不精明，不敢正當人，而攣筋兩脅骨不舉，毛瘁色夭，死於秋。皆由血氣虛受風邪，致令陰陽氣相併所致，故名風狂。

《千金方》療狂邪發惡，或披頭大叫欲殺人，不避水火方

苦參為末，以蜜丸如梧子大，每服十丸，薄荷湯下。

又方，**療癲狂不識人**

人屎燒灰，酒調服之。

又方，**療風狂百病**

麻仁四升，水八升，猛火煮令牙生，去滓，煎取七升，且空心服。或發或不發，或多言語，勿怪之，但令人摩手足須定，凡進三服。

《千金翼》療癲狂不識人

伏龍肝為末，水調方寸匕，日進三服。

《肘後方》療風狂喪心

取葶藶一升，搗三千杵，取白犬倒懸之，以杖杖血出，盛取以和葶藶末，丸如麻子大，一丸三服，取瘥。

又方

莨菪子二升，酒五升浸之，出曝乾，再漬盡酒止搗，服一錢匕，日三，勿多服益狂。

又方

防葵為末，酒服一刀圭至二三，身潤又小不仁為候。

又方

自縊死者，繩燒三指撮服之。

又主狂言恍惚方

灸天樞百壯。並出第十四卷中，《銅人經》天樞俠臍二寸。

‖ 臨床新用 ‖

1. 祛痰安神解鬱活血法治療狂症 48 例

48 例患者均具有不同程度的失眠、語言和行為異常，興奮狂躁，定向力低下，口渴便乾，舌紅苔黃厚膩，脈實。除少數患者在迫不得已情況下暫予氯丙嗪等西藥鎮靜外，停用西藥。以中藥祛痰安神，解鬱活血治療。

基本處方為：石菖蒲、膽南星各 10 克，茯神、丹參各 20 克，鬱金、鈎藤（後下）、酸棗仁各 15 克，黃連、琥珀各 6 克，辰砂 3 克，其中辰砂與琥珀研細混勻分早晚沖服，餘藥水煎服，每日 1 劑。隨證加減：失眠重者，加夜交藤，合歡皮；口渴索飲重者，加玄參、麥冬；肝火盛以面青日赤易怒為主者加龍膽草、連翹；氣血痰阻以頭身痛劇或經血暗紅為主者，加香附、川芎。此外，囑家人加強監護，避免情志刺激，並輔以思想開導或心理治療。經治療，48 例患者中治癒 34 例（占70.83%），好轉 9 例（占 18.75%），無效 5 例（占10.42%）。（張宗端·四川中醫，1999.2：19）

2. 大黃片為主治療狂證 58 例

中醫診斷皆屬狂證，臨床表現夜不寐 41 例，妄言妄語 32例，興奮躁動傷人毀物 19 例，喜怒無常 15 例，行為怪異或孤僻 24 例，大便秘結 25 例，舌苔黃膩、質暗紅 31 例，脈弦數

28 例。按中國中西醫結合學會精神疾病專業委員會制訂的精神分裂證分型標準，以氣滯血瘀型為多，計 28 例；其次為痰火內擾型 17 例；陰虛火旺型 8 例；其他型 5 例。

治療方法：初用大黃片（本院製劑，每片含生藥 2 克）5 片，日 2 次，若副反應不明顯，3 天後加為 10 片，日 2 次，同時合併小量氯丙嗪或氯氮平，用量不超過 250m 毫克/日。（孫玲等・實用中西醫結合臨床，2002.10：29）

風驚恐失志喜忘及妄言方六首

深師人參湯，療忽忽善忘，小便赤黃，喜夢見死人，或夢居水中，驚恐惕惕如怖，目視䀮䀮，不欲聞人聲，飲食不得味，神情恍惚不安，定志養魂方。

人參 甘草炙，各二兩 半夏一兩洗 龍骨六兩 遠志八兩 麥門冬一升洗，去心 乾地黃四兩 大棗五十枚擘 小麥一升 阿膠三兩炙 膠飴八兩 石膏四兩碎，綿裹

上十二味切，以水三斗煮小麥令熟，去麥納藥，煮取七升，去滓，納膠飴令烊。一服一升，日三夜一，安臥當小汗彌佳。忌海藻、菘菜、羊肉、蕪荑。

又**龍骨湯**，療宿驚失志，忽忽喜忘，悲傷不樂，陽氣不起方。

龍骨 茯苓 桂心 遠志去心，各一兩 麥門冬去心，二兩 牡蠣熬 甘草炙，各三兩 生薑四兩

上八味㕮咀，以水七升煮取二升，分為二服，忌海藻、菘菜、醋、生蔥。

又**鐵精散**，療驚恐妄言，或見邪魅，恍惚不自覺，發作有時，或如中風方。

鐵精 茯苓 芎藭 桂心 猬皮炙，各三兩

上五味搗下篩，以酒服錢五匕，日三。不知，稍增至一錢以上，知之為度。忌醋物、生蔥等。並出第九卷中

《古今錄驗》道士陳明進茯神丸，一名定志小丸。主心氣不定，五臟不足，甚者憂愁悲傷不樂，忽忽喜忘，朝差暮劇，暮差朝發，發則狂眩。加茯神為茯神丸，不加茯神為定志丸，二分合少可兩度合方。

菖蒲　遠志去心　茯苓各二分　人參三兩

上四味搗下篩，服方寸匕，後食，日三。蜜和丸如梧桐子，服六七丸，日五亦得。一方加茯神一兩半，牛黃五銖為六味，茯苓、遠志、菖蒲各一兩，忌醋物、羊肉、餳。《千金》同

又定志紫葳丸，療五驚喜怒不安方

紫葳六分　遠志十五分，去心　白龍骨七分　牛黃一兩　甘草十分炙　虎頭皮十二分，炙令焦　人參　桂心　白朮各八分　防風七分　麥門冬去心熬　雷丸各五分　柴胡六分

上十三味，個別搗下篩，蜜和丸如梧桐子大。先食服十丸，日三甚良，忌海藻、菘菜、桃李、生蔥。並出第五卷中

《千金》療驚勞失志方

茯神五兩　甘草炙　桂心各一兩　龍骨　麥門冬去心　防風牡蠣熬　遠志去心，各二兩　棗二十枚擘

上九味切，以水八升煮取二升，分為二服，日再服。忌海藻、菘菜、生蔥、醋物。出第十四卷中，一云：主驚悸，心神錯亂，或是或非，言語無度，茯神湯。

‖ 臨床新用 ‖

1. 桂枝龍骨牡蠣湯治驚恐症驗案

孫某，女，29歲，自述腰痛、全身乏力、心慌氣短、夜寐不安、多夢易驚、白帶增多、不思飲食，經多方求醫服用鎮靜安眠之中西藥物頗多，均無效而前來我院就診。余觀其面黃肌瘦、少氣懶言，問其病史便淚流滿面，言丈夫去世半年，近月餘夜間夢與丈夫交歡如前，稍有聲音即驚恐不已，醒則白帶濕

衣，夜夜如此，畫則全身乏力、心慌氣短。心電圖正常，診其脈沉細微，舌質紅無苔，投歸脾湯三劑未見明顯好轉。二診以桂枝龍骨牡蠣湯加山藥 30 克，服上藥自覺症狀好轉，但仍有夢交和白帶，驚恐較前大減，仍按原方再服五劑，病已告癒，隨訪至今未復發，身體恢復正常。（王義忱·北京中醫，1999，4：36）

2. 大補元煎治療驚恐 16 例臨床小結

劉某，男，28 歲。恐懼心理不時侵襲，伴身倦乏力，頭重腳輕，多有惡夢，脫髮，健忘，驚悸，食慾不振。望其面色蒼白，精神萎頓，舌質稍暗，苔薄白，脈細。方用大補元煎合保湯，加酸棗仁治之。

處方：熟地黃 10 克，山藥 20 克，山茱萸 15 克，杜仲 15克，肉桂 10 克，甘草 6 克。7 劑，文火久煎，每日服 3 次。（胡敏棟·甘肅中醫，1999，9（5）：23）

風邪方八首

《病源》風邪者，謂風氣傷於人也。人以身內血氣為正，外風氣為邪，若其居處失宜，飲食不節，致腑臟內損，血氣外虛，則為風邪所傷。故病有五邪，一曰中風，二曰傷暑，三曰飲食勞倦，四曰中寒，五曰中濕，其為病不同。風邪者發則不自覺知，狂惑妄言，悲喜無度是也。出第二卷中

《廣濟》療風邪狂亂失心，安神定志方

金銀薄各一百和合　石膏研　龍齒研　鐵精研　地骨皮　茯神　黃芩　生乾地黃　升麻　茯苓　玄參　人參各八分　虎睛一具，微炙　牛黃　生薑屑各四分　麥門冬十分去心　枳實炙　甘草炙　葳蕤　芍藥各六分　遠志去心　柏子仁　白蘚皮各五分

上二十四味搗篩，以蜜和為丸。食訖，少時煮生枸杞根汁，服和梧桐子二十丸，日二服，漸加至三十丸，不利。忌熱

麵、海藻、菘菜、蕪荑、炙肉、醋、蒜、黏食、陳臭、油膩。
出第一卷中

深師鎮心丸，療老小心氣不足虛弱，時苦小語，勞則劇，風邪百病並主之方。

銀屑一分半研　牛黃九銖　丹砂研　甘草炙　麥門冬去心　遠志去心各五分　防葵　人參　防風　細辛　茯神　椒汗　附子炮　紫石英研，各四分　桂心　乾薑各六分　菖蒲　紫菀各三分

上十八味搗下篩，以白蜜和丸如梧子大。先食服三丸，日三。不知，稍稍增之。忌海藻、菘菜、生菜、豬肉、生蔥、生血、醋物、餳等。丹砂，一作丹參。

又**五石鎮心丸**，療男女風虛，心氣不足，風邪入臟，夢寤驚恐，心悸諸病悉主之方。

紫石英研　白朮各一兩　茯苓　海蛤　菖蒲　白石英　杏仁去皮尖，熬　硫黃研　遠志去心　細辛　牛黃　鐵精研　卷柏　阿膠炙各四分　麥門冬去心　蓯蓉　鐘乳研　銀屑研　大豆卷　當歸　乾薑各五分　大棗五十枚　人參　防風　薯蕷　甘草炙各七分　澤瀉六分　白薇　前胡各二分　石膏研　乾地黃　芍藥　桔梗　柏子仁　桂心　烏頭炮各三分　秦艽六分　半夏八分洗　大黃五分，三斗米下蒸　黃耆六分

上四十味搗下篩，棗膏蜜和為丸如梧子大，一服十丸，不知增之。忌海藻、菘菜、豬羊肉、餳、生蔥、桃李、羊血、蕪荑、醋物。並出第十卷中

《肘後》**麻子湯**，療風邪感結眾殃，恍惚不安，氣欲絕，水漿不入口方。

麻子五合熬　橘皮　芍藥　生薑　桂心　甘草炙各三兩　半夏五兩洗　人參一兩　當歸二兩

上九味切，以水九升煮取三升，分為三服，忌海藻、菘菜、羊肉、餳、生蔥等物。《古今錄驗》同，出第三卷中

《千金翼》**續命湯**，療大風，風邪入心，心痛達背，背痛達心，前後心痛，去來上下，或少腹脹滿微痛，一寒一熱，心

中煩悶，進退無常，面或青或黃，皆是房內太過，虛損勞傷，交通會後汗出，汗出未除，或因把肩，或出當風，因而成勞。五俞大傷，風因外入，下有水，因變成邪。雖病如此，然於飲食無退，坐起無異，至卒不知，是五內受風故也。名曰行尸，宜預備此方。

麻黃六分去節　大棗十枚擘　桂心　防風　細辛　芎藭　甘草炙　芍藥　人參　秦艽　獨活　黃芩　防已各一兩　附子炮　白朮各三分　乾薑五分

上十六味切，以水一斗三升先煮麻黃令一沸下之，去沫。納諸藥，煮取五升，去滓，內棗煎取三升，分為三服。老小人病服五合，強人可取微汗，忌生蔥、海藻、菘菜、生菜、豬肉、冷水、桃李、雀肉等物。

又**鎮心丸**，療胃氣厥實，風邪入臟，喜怒愁憂，心意不定，恍惚喜忘，夜不得寐，諸邪氣病悉主之方。

秦艽一兩　柏實　當歸　乾漆熬　白薇　杏仁去皮尖熬　芎藭各三分　澤瀉一兩　乾地黃六分　防風　人參各四兩　甘草一兩　白朮　薯蕷　茯苓　乾薑各二分　麥門冬去心二兩　前胡四分

上十八味搗下篩，以蜜和為丸如梧子大。先食飲服十丸，日三，不知稍增之。忌桃李、雀肉、海藻、菘菜、蕪荑、醋物。並出第十六卷中

崔氏療風邪虛悸，恍惚悲傷，或夢寐不安，鎮心湯方

茯神　半夏洗　生薑各四兩　羚羊角屑　當歸　人參　防風　芎藭　杏仁去皮尖　桔梗各二兩　龍齒碎，綿裹　石膏碎，各三兩綿裹　防己　桂心各一兩半　竹瀝一升

上十五味切，以水一斗煮減半，納竹瀝，煎取二升八合，去滓，分溫三服，相去如人行十里久。忌醋物、羊肉、豬肉、餳、生蔥等物。

又**別離散**，療男子女人風邪，男夢見女，女夢見男，交歡日久成勞，愁悲憂恚，怒喜無常，日漸羸瘦，連年歲月，深久難療，或半月或數月，日復發者方。

楊上寄生三兩炙　菖蒲　細辛　附子炮　乾薑　薊根一云苧根
天雄炮　桂心各一兩　白朮二兩　茵芋二兩炙

上十味合搗下篩，以酒服方寸匕，日三。不飲酒，用童子
小便調服，合藥勿令婦人、雞犬見之，勿令病人見合藥，見者
令邪氣不去，禁之為驗。忌生蔥、生菜、豬羊肉、桃李、雀
肉、餳等物。《小品》同，並出第七卷中

五邪方五首

深師五邪丸，療心驚恐夢寤愁憂，煩躁不樂，心神錯亂，
邪氣經入五臟，往來煩悶，悲哀啼泣，常如苦怖，吸吸短氣，
當發之時，恍惚喜臥，心中踥踥，忽然欲怒，癲倒手足，冷清
氣乏，鬼邪氣所中，涉於臟腑，食即嘔逆，除氣定心神方。

芎藭　龍角無角用齒　茯苓　紫石英研　防風　厚朴炙　鐵
精研　甘草炙，各四分　遠志六分，去心　丹參　大黃　梔子仁
桂心　細辛　菖蒲　椒開去目　人參　乾薑　附子炮　吳茱萸各
五分　芥子三分　禹餘糧七分研

上二十二味搗下篩，和以蜜丸如梧子大。未食，服二十
丸，夜服十丸，棗湯下，不知增之。忌海藻、菘菜、生蔥、生
菜、豬羊肉、餳等物。

又**五邪湯**，療風邪恍惚，悲涕泣狂走，如有神之狀，身體
強直或疼痛，口噤候痺，水漿不通，面目變色，甚者不識人
方。

菖蒲　秦艽　桂心　當歸　禹餘糧　人參　附子炮　黃芩
甘草炙　遠志去心　防風各一兩　龍骨　赤石脂　茯苓　芍藥
芎藭　防己各二兩

上十七味搗下篩作粗散，調和取水二升。一方取東流水煮
小沸，納散二兩，煮取一升五合，未食服五合，日再夜一。分
作十二裹，重裹令密，勿令洩氣。忌羊肉、餳、海藻、菘菜、
醋物。並出第八卷中

范汪五邪湯，療五邪氣入人體中，鬼語諸妄有所語，悶亂恍惚不足，意志不定，發作來往有時方。

人參　白朮　茯苓　菖蒲　茯神各三兩

上五味切，以水一斗煮取三升，先食服八合，日三，忌桃李、雀肉、羊肉、餳、醋物。並出第四十二卷中

《古今錄驗》五邪湯，主邪氣啼泣，或歌或哭方

禹餘糧研　防風　桂心　芍藥　遠志去心　獨活　甘草炙　人參　石膏碎，綿裹　牡蠣熬　秦艽各一兩　白朮　防己　菖蒲　雄黃研　茯神　蛇蛻皮炙，各一兩

上十七味搗粗篩，以水一升半，納三方寸匕，煮二沸，去滓服之，日四服。忌生蔥、海藻、菘菜、桃李、雀肉、餳、醋等。深師用黃丹，不用雄黃，餘同

又茯神湯，主五邪氣入人體中，見鬼妄語，有所見聞，心悸動搖，恍惚不定方。

茯神二兩　人參　茯苓各三兩　赤小豆四十枚　菖蒲三兩

上五味，以水一斗煮取二升半，分為三服，忌醋、羊肉、餳。深師、《千金》、《翼》同，並出第四卷中。

風驚悸方九首

《病源》風驚悸者，由體虛心氣不足，心之經為風邪所乘也。或恐懼憂迫，令心氣虛，亦受風邪，風邪搏於心，則驚不自安，驚不已則悸動不定。其狀目睛不轉而不能呼。診其脈動而弱者，驚悸也。動則為驚，弱則為悸。出第一卷中

《廣濟》療熱風驚悸，安心，久服長年，鎮心丸方

茯神　人參　龍齒研　升麻　石膏研　黃芩　茯苓　麥門冬八分，去心　銀薄二百番研　虎睛一具炙　枳實炙　白薇　玄參　芍藥　葳蕤　甘草炙，各六分　生薑二分

上十七味搗篩，蜜和丸。每食訖少時，以飲服如梧子大十五丸，日二服，漸漸加至三十丸，不利。忌海藻、菘菜、醋、

蒜、麵、黏食、陳臭等物。出第一卷中

深師大定心丸，療恍惚驚悸，心神不安，或風邪因虛加藏，語言喜忘，胸脅滿，不得飲食方。

人參　桂心各三兩　白朮　防己　茯苓　乾薑　防風　大黃　茯神　桔梗　白薇各一兩　牛膝十銖　遠志二兩去心　銀屑六銖

上十四味搗合下篩，以蜜丸如梧子大。先食服五丸，日三，不知稍稍增之。一方無牛膝，而有茱萸一兩，銀屑十銖，餘悉同。忌生蔥、醋物、豬肉、桃李、雀肉等。

又補心湯，療心氣不足，其病苦滿，汗出心風，煩悶善恐，獨苦多夢，不自覺者，咽喉痛，時時吐血，舌本強，水漿不通，手掌熱，心驚悸，吐下血方。

麥門冬三兩，去心　紫石英五分　紫菀二兩　桂心一尺，一方二兩　茯苓四兩，一方一兩　小豆二十四枚，一方六合　人參半兩　大棗二十五枚擘　甘草五寸炙，一方一兩

上九味切，以水八升煮取二升四合，羸人分作三服，強人再服，心王之時，有血證可服耳。一方說用藥兩數不盡同，注之在下，煮取多少服亦同，忌海藻、菘菜、生蔥、醋物。並出第十卷中

《千金》療心虛寒，陰陽寒損，心驚掣悸，語聲寬急混濁，口喎冒昧，好自笑，歷風傷心，**荊瀝湯方**。

荊瀝三升　麻黃去節　白朮　芎藭各四兩　防風　桂心　升麻　茯苓　遠志去心　人參　羌活　當歸各三兩　防己　甘草炙，各二兩　母薑切，一升取汁

上十五味切，以水一斗先煮麻黃兩沸，去沫，次下諸藥，煮取三升絞去滓，下荊瀝、薑汁，煎取四升，分為四服，日三夜一。忌海藻、菘菜、醋、生蔥、桃李、雀肉等物。

又大鎮心丸，療心虛驚悸，夢寤恐畏方。

紫石英　茯苓　防風　人參　甘草炙　澤瀉各八分　秦艽　黃耆　白朮　薯蕷　白薇各六分　麥門冬　當歸各五分　桂心　遠志去心　柏子仁　石膏　桔梗　大黃　大豆卷各四分熬　椒汗去

目　芍藥　乾薑　細辛各三分

　　上二十四味，酒服如梧子大十五丸，日再。一方用棗膏丸。忌海藻、菘菜、生蔥、豬肉、生菜、桃李、雀肉等。

　　又**小鎮心散**，療心氣不足，虛悸恐畏，悲思恍惚，心神不定，惕惕而驚方。

　　人參　遠志去心　赤小豆　附子炮　桂心　細辛　乾薑　防風　龍齒炙　菖蒲　乾地黃各二兩　茯苓　白朮　黃耆各四兩

　　上十四味搗篩為散，以酒服兩方寸匕，日三。忌羊肉、餳、桃李、雀肉、生蔥、生菜、豬肉。並出第十四卷中

　　崔氏療熱風驚掣，心忪恐悸，風邪狂叫妄走者，服此湯亦瘥，**朱四頻用之極效方。**

　　茯神三兩　杏仁三兩，去皮尖切　升麻　白蘚皮　沙參各二兩　龍齒六兩炙　寒水石一斤碎，綿裹　石膏二十兩碎，綿裹　生麥門冬去心，四兩

　　上九味切，以水一斗二升煎取三升，去滓，分溫為三服，相去十里。若甚者減水三升，納竹瀝三升，先用水煮九沸，然後納竹瀝，煮取三升，服如上法，忌醋物。出第六卷中

　　《古今錄驗》茯神湯，療風經五臟虛驚悸，安神定志方

　　龍骨一兩　乾薑一兩半　細辛一兩半　白朮一兩　茯神三兩　人參　遠志去心　甘草炙　桂心　獨活各二兩　酸棗仁一兩　防風二兩

　　上十二味切，以水九升煮取三升，分為三服，忌海藻、菘菜、桃李、雀肉、生蔥、生菜、醋物。

　　又**大竹瀝湯**，療大虛風氣，入腹拘急，心痛煩冤，恍惚迷惑不知人，或驚悸時怖，吸吸口乾，澀澀惡寒，時失精明，曆節疼痛，或緩或不攝，產婦體虛，受風惡寒，慘慘憒憒，悶心欲絕者。並療風痓，口噤不開，目視如故，耳亦聞人語，心亦解人語，但口不得開，劇者背強反折，百脈掣動，悉主之方。

　　秦芁　防風　茯苓　人參各二兩　茵芋　烏頭炮　黃芩　乾薑　當歸　細辛　白朮各一兩　天雄一枚炮　甘草三兩炙　防己二兩

　　上十四味切，以竹瀝一斗、水五升，煮取四升，分服一

升，羸人服五合佳。此湯令人痺，寧少服也。茵芋有毒，令人悶亂目花，虛人可半兩良。風輕者用竹瀝三升，水七升。小重者竹瀝五升，水五升。風大劇停水，用竹瀝一斗。忌醋、生菜、海藻、菘菜、桃李、雀肉等。_{並出第一卷中}

風驚恐方三首

《病源》風驚恐者，面體虛受風，入乘腑臟。其狀如人將捕之，心虛則驚，肝虛則恐，足厥陰為肝之經，與膽合；足少陽為膽之經，主決斷眾事。心肝既虛而受風邪，膽氣又弱而為風所乘，故驚恐如人將捕之。出第一卷中

《廣濟》療心虛熱風上衝頭面，心繫急，時時驚，四肢煩，腰膝冷，邪氣發，神不定，**犀角丸方**。

犀角屑　防風　人參　升麻　防葵　檳榔仁_{各五分}　青木香　光明砂_研　牛膝_{各八分}　龍齒_炙　鐵精_{各六兩}　露蜂房_炙　銀箔_{研各三分}

上十三味搗篩，蜜和為丸如梧子，酒下二十丸，至二十五丸，日再服，不利，忌生血物、熱麵、蕎麥、炙肉、葵蒜、黏食等。出第一卷中

深師續命湯，療大風，風邪入心，或心痛徹背，背痛徹心，去來上下驚恐，小腹脹滿微痛，乍寒乍熱，心中悶狀如微溫，進退無常，面青或白或黃，虛勞邪氣入百脈，百病皆療之方。

人參　甘草_炙　乾薑　麻黃_{去節}　獨活　當歸　芎藭　石膏_{碎，綿裹，各二兩}　附子_{一枚炮}　桂心　白尤　細辛_{各三分}　防風_{五分}　芍藥_{二分}　秦艽_{一兩}　杏仁_{四十枚，去尖皮}　黃芩_{一兩}

上十七味，以水一斗煮麻黃十餘沸，納諸藥，煮取四升半，去滓，納棗十枚，煎取三升，分五服。老小者五合，此以下以意消息，調和六腑，安五臟無不損除。無芎藭，防己代之。無獨活，天雄代之。無附子，烏頭代之。湯成之後，服湯

以椒十枚置湯中，溫令暖服之，此與十二味西州續命湯療同，俱療癲邪大風。西中有十二味者，中有大棗三十枚，忌海藻、生蔥、豬肉、桃李、生菜、雀肉等。

又療五臟六腑血氣少，亡魂失魄，五臟晝夜不安，惚惚善悲，心中善恐怖，如有鬼物，此皆發於大驚，及當風從高墜落所致，療之**十黃散方**。

雄黃五分熬　人參五分　蜀椒五分汗　大黃四分　硃砂三分研
乾薑四分　黃柏二分　山茱萸二分　細辛二分　黃耆三分　澤瀉三分
　黃連一分　蒲黃一分　桂心三分　麻黃去節一分　黃孫一分，牡蒙也，一方云黃昏　黃環三分　黃芩三分

上十八味搗篩為散，未食溫酒服一方寸匕，稍增至二匕。服此散體中筋力強者，不須增人參。氣力羸虛，可增人參五分。忌豬肉、冷水、生菜、生蔥、生血物等。並出第八卷中，崔氏同，《千金》無椒、硃砂、乾薑。

風癲方七首

《病源》風癲者，由血氣虛，風邪入於陰經故也。人有血氣少則心虛，而精神離散，魂魄妄行，因為風邪所傷，故邪入於陰則為癲疾。又人在胎時，其母卒大驚，精氣並居，令子發癲，其發則仆地，吐涎沫，無所覺是也。原其癲病，皆由風邪故也。《養生方》云：夫人見十步直牆，勿順牆而臥，風利吹人，必發癲病及體重。人臥春夏向東，秋冬向西，此是常法。其湯熨針口，別有正方，補養宣導，今附於後。《養生方》導引法云：還向反望，不見七通，治咳逆胸中病，寒熱癲疾，喉不利，咽乾咽塞。又云：以兩手承轆轤倒懸，令腳反在其上元，癒頭眩風癲。坐地舒兩腳，以繩絆之，以大繩絆訖，拖轆轤上來下去，以兩手挽繩，使腳上頭下，不使離地，自極十一通，癒頭眩風癲。久行，身臥空中，而不墜落。出第二卷中

《集驗》風癲論曰：凡癲病發則仆地，吐涎沫無知，若強

掠如狂及遺糞者，難療無方。出第三卷中，《千金》同。

《千金》療風癲方

葶藶子熬研　鉛丹　栝樓　虎掌各三分　烏頭三分　白朮一分
鴟頭一枚炙　鐵精　竹茹各一兩　椒汗　大戟炙　甘遂　天雄各
二分炮

上十三味末之，以蜜和如梧子大，服二丸，日二。忌桃
李、雀肉、豬肉、冷水。《經心錄》同，名鴟頭丸。

又芎藭湯，主風癲，引脅牽，痛發作，則吐，耳如蟬鳴
方。

芎藭　藁本　竹茹各五兩

上三味切，內酒一斗煮取三升，頓服。酒一升，羸者二
服，取大汗。深師同

又方

生天門冬十斤　生地黃三十斤

上二味取汁作煎服之，忌鯉魚、蕪荑。

又天門冬酒，通治五臟六腑，大風洞虛，五勞七傷，癥結
滯氣，冷熱諸風，耳聾頭風，四肢拘攣，猥退曆節風，萬病皆
主之。久服延年輕身，齒落更生，髮白再黑方。

天門冬與百部相似，天門冬味甘，兩頭方；百部細長而味
苦，令人利。門冬汁一斗，漬麴二升令發，以米二斗，醞之。
春夏極冷下飯，秋冬溫如人肌，酒熟取清服一盞，常令酒相
接，勿至醉吐，慎生冷、醋滑、雞、豬、魚、蒜，特忌鯉魚，
亦忌油脂。此是一斗汁法，餘一石二石亦準此，以為大率。

服藥十日，覺身體大癢，二十日更大癢，三十日乃漸止，
此是風氣出去故也。四十日即覺心豁然大快，似有所得。五十
日更覺大快，當風坐臥，覺風不著人身，中諸風悉盡。用米
法，先淨淘米，暴炕令乾，臨欲用時，更別取天門冬汁漬米，
灑炊之，餘汁拌飯。

取天門冬汁法，淨洗天門冬，乾漉去水，切之搗，押取汁
三四遍，令滓乾如草乃止。此酒初熟味酸，仍作臭泔腥氣，但

依式服之，久停即香美，餘酒不及也。封四七日佳，凡八月九月即少少事，至十月合，擬到來年五月三十日以來，相續服之。春三月亦得合，入四月不得合。服酒時，若得散服，更得力倍速，散方如左。

天門冬去心皮，曝乾搗篩，以上件酒服方寸匕，日三，加至三匕。久服長生，凡酒亦得服之。

又療風癲方

茯神　白龍骨研　龍齒研　龍角研　龍膽　蔓荊子　鐵精研　乾薑各十分　人參　遠志去心　黃連　大黃各八分　芎藭　白芷　黃芩　當歸各六分　桂心五分去皮

上十七味末之，蜜和丸，湯服十五丸如梧子大，日二。稍稍加之，以知為度。忌醋物、豬肉、冷水、生蔥。並出第十四卷中

《古今錄驗》療風癲，六生散方

菖蒲　蒴藋一作藋蘆　防風　茵芋　商陸根　蜀附子炮各二兩

上六味搗下篩，酒服錢五匕，日再服。不知稍增，以知為度。忌豬肉、冷水、羊肉、餳、牛犬肉、蒜等。

又侯氏黑散，療風癲方

菊花四十分　防風　白朮各十分　茯苓　細辛　牡蠣熬　鐘乳研　礬石泥裹燒半日，研　人參　乾薑　桂心　芎藭　當歸　礬石如馬齒者，燒令汁盡研，各三分　黃芩五分

上十五味搗合下篩，以酒服方寸匕，日三，忌桃李、雀肉、胡荽、青魚鮓、醋物、生蔥、生菜。並出第十卷中。張仲景此方更有桔梗八分，無鐘乳、礬石以溫酒下之，禁一切魚肉大蒜。常宜冷食，六十日上，即藥積在腹中不下也。熱食即下矣，冷食自能助藥力。

五癲方三首

《病源》五癲者，一曰陽癲發時如死人，遺尿有頃乃解。二曰陰癲，坐小時臍瘡未癒，數洗浴，因此得之。三曰風癲發，則眼目相引，牽縱反強，羊鳴，食頃方解，由熱作汗出當

風，因以房室過度，醉飲飽滿行事，令心意逼迫短氣，脈悸得之。四曰濕癲，眉頭痛，身重，坐熱沐頭，濕結腦沸未止得之。五曰馬癲，發作時，反目口噤，手足相引，身熱，坐小時膏氣腦熱不和，得之皆然。

診其脈，心脈微澀為癲疾；並脾脈緊而疾者，癲脈也。腎脈急甚為骨癲疾。脈洪大而長者癲疾，脈浮大附陰者癲疾，脈來牢疾者癲疾。

三部脈緊急者癲可療。發則仆地吐涎沫無所知，若強掠起，如狂及遺糞者難療。脈虛則可療，實則死。脈緊弦實牢者生，脈沉細小者死。脈搏大滑，久久自已。其脈沉小急疾不可療，小牢急亦不可療。_{出第二卷中}

《古今錄驗》莨菪子散，療五癲，反側羊鳴，日翻吐沫，不知痛處方。

豬卵_{一具陰乾百日}　莨菪子_{三升}　牛黃_{八分研}　鯉魚膽_{五分}　桂心_{十分研}

上五味切，以清酒一升漬莨菪子，曝令乾，盡酒止，乃搗合下篩，酒服五分匕。日再，當如醉。不知稍增，以知為度，忌生蔥等。

又鐵精散，療五癲方

鐵精_{一合研}　芎藭　防風_{各一兩}　蛇床子_{五合}

上四味合搗篩，酒服一錢匕，日三，有效。_{文仲、范汪同}

又療五癲，牛癲則牛鳴，馬癲則馬鳴，狗癲則狗吠，羊癲則羊鳴，雞癲則雞鳴，五癲病者，腑臟相引，盈氣起寒厥，不識人，氣爭瘛瘲吐沫，久而得蘇，**雄黃丸方**。

鉛丹_{二兩，熬成屑}　珍珠　雄黃_研　水銀_熬　雌黃_{一方無，各一兩}　丹砂_{半兩研}

上六味搗和以蜜，又搗三萬杵，乃丸。先食服胡豆大三丸，日再。驚癇亦癒良，忌生血物。《千金》范汪同云：各五兩，小兒三丸如小豆。_{並出第六卷中}

癇方三首

《廣濟》療癇疾積年不瘥，得熱即發水銀丸方

水銀紙裏煉　麥門冬去心　烏蛇脯炙　鐵精研　乾地黃各八分
龍角研　人參　防風　黃芩　升麻各六分　熊膽四分研

上十一味搗篩，蜜和丸如梧子。食後以生驢乳汁下二十
丸，漸漸加至三十丸，日再。不利，忌蕪荑、生菜、熱麵、蕎
麥、炙肉、蒜、黏食。出第一卷中

《千金》大鎮心丸，主諸癇，醫所不救方

虎睛一具，酒漬一宿炙　防風　秦芎　防葵　龍齒研　黃芩
雄黃　防己　山茱萸　茯苓　鐵精研　鬼臼　人參　大黃　銀
屑研　乾薑　牛黃研，各四分　寒水石六分研　羌活　升麻　遠志
白蘚皮　細辛　白薇　貫眾　麝香　鬼箭各三分　茯神　石膏
研　天雄炮，各二分　蛇蛻皮一尺炙　蜂房二分炙

上三十二味搗篩，蜜和，酒服十五丸，日二服，加至三十
丸。忌醋物、生菜、豬肉、冷水。出第十四卷中。崔氏云：療風癇及風
邪。有鴟頭三枚炙，無茯苓。餘並同

《救急》療癇，少老增減之方

竹茹一握　衣中白魚七頭

上二味以酒一升煎取二合，頓服之。出第八卷中

‖ 臨床新用 ‖

癲癇是腦部某些神經元突然過度的異常放電引起的腦功能
短暫紊亂，且有反覆發作傾向。由於過度放電神經元的部位不
同和擴散的範圍不同，臨床上可表現為運動、感覺、意識、行
為和植物神經等不同障礙，或兼而有之。癲癇發作為常見的神
經症狀，據國內外調查，癲癇的患病率為 0.5％，在神經科疾
病中僅次於中風。中醫癇證即指本病。

中醫中藥治療癲癇雖然大部分還不如西藥有效、速效和方便，但因沒有西藥的毒副反應，具有標本兼治的優點，因此長期來被廣泛應用，並為中西醫結合治療癲癇開闢了廣闊的前景，尤其對於不能耐受西藥毒副反應或西藥不能控制發作者以及在癲癇持續狀態，採用中西醫結合療法可減少西藥用量，取得較滿意的療效。

大量的臨床資料和實驗研究已表明中藥有抗癲癇作用，其特點為作用較緩和、持久，無毒性，很少副反應，而抗實驗性動物驚厥作用與西藥苯妥英鈉、苯巴比妥等相似。臨床上中西藥合用，能提高療效，表明有協同作用。

柴胡桂枝龍骨牡蠣湯治療難治性癲癇有一定療效，還提示中藥治療癲癇可能有多種機制，例如影響腦內鈣、鎂等離子濃度，抗自由基作用等。鑒於癲癇是一種慢性發作性疾病，需要長期服藥治療，而目前還沒有一種理想的藥物，中西醫結合療法可能使中西藥物優缺點互補，還能迅速有效地控制癲癇發作，長期維持用藥，如能單用中藥或加用極小量西藥，則可使西藥的毒副反應減至最小程度。

風癇及驚癇方五首

《廣濟》療風癇卒倒，嘔沫，無省覺方

麻黃去節　大黃　牡蠣熬　黃芩各四兩　寒水石　白石脂　石膏研　赤石脂　紫石英　滑石研，各八兩　人參　桂心各二兩　蛇蛻皮一兩，炙　龍齒六兩，研　甘草三兩，炙

上十五味搗篩為散，八兩一薄，以絹袋盛散藥。用水一升五合，煮取一薄，取七合絞去滓，頓服之，日一服。一方水二升煮散方寸匕，取一升去滓，服之。少小百日服一合。熱多者日二服，三五日一服亦得。

本方無麻黃、龍齒、蛇蛻皮，忌海藻、菘菜、生蔥、熱麵、蕎麥、豬肉、蒜膩、黏食。

又方

吊藤皮　麻黃去節各二分　龍齒六分研，綿裹　銀一斤　寒水石
梔子擘　知母　石膏碎，綿裹　杏仁去皮尖研，各十二分　升麻十分
黃芩十分　蛇蛻皮七寸炙　蚱蟬四枚去足翅，炙　柴胡十分　芍藥
沙參各八分　生葛汁五分　蜜七合　牡牛黃如大豆粒十枚，煎成研下之

上十九味切，以水六升、淡竹瀝二升合，煮取二升四合絞
去滓，內杏仁脂、葛汁蜜，於微火煎，攪不停手，令餘二升三
合成。三四歲一服二合，五六歲一服二合半，日再服，稍增。
兒若大便澀者加大黃十分，慎熱麵、炙肉、魚蒜、黏食、油
膩、冷水。並出第一卷中

**深師療大人風及少小驚癇瘛瘲，日數十發，發所不能療，
除熱方**

龍骨　大黃　乾薑各四兩　牡蠣三兩熬　滑石　赤石脂　白
石脂　桂心　甘草炙，各三兩

上九味搗下篩，葦囊盛。大人三指撮，以井華水二升煮三
沸，藥成。適寒溫，大人服一升，未滿百日服一合。未能飲
者，綿裹箸頭納湯中，著小兒口中，以當乳汁。熱多者日四
服，無毒，以意消息之，忌海藻、菘菜、生蔥。一方無大黃、赤石
脂、桂心、甘草。出第九卷中

崔氏療暴得驚癇立驗方。朱四云極效

吊藤皮　茯神　黃芩　升麻　白蘚皮　沙參各二兩　龍齒三
兩　石膏八兩　蚱蟬七枚，去翅炙研，湯成內　寒水石六兩碎，研裹
甘竹瀝二升湯熟內之

上十一味切，以水九升煮取三升，溫分三服，相去六七里
久。若小孩子患，藥各減，量取多少細細飲之，立瘥，忌醋物

又療大人風引，少小驚癇瘛瘲，日數十發，醫所不能療，
除熱鎮心，**紫石湯方**。

紫石英　滑石　白石脂　石膏　寒水石　赤石脂各八兩
大黃　龍骨　乾薑各四兩　甘草炙　桂心　牡蠣熬，各三兩

上十二味搗篩，盛以葦囊，置於高涼處。大人欲服，乃取

水二升先煮兩沸，便內藥方寸匕。又煮取一升二合，濾去滓，頓服之。少小未滿百日服一合，熱多者日二三服，每以意消息之。紫石湯一本無紫石英，紫石英貴者可除之。永嘉二年，大人、小兒頻行風癇之病，得發例不能言。或發熱半身掣縮，或五六日或七八日死，張思惟此此散，所療皆癒，忌海藻、菘菜、生蔥。此本仲景《傷寒論》方，《古今錄驗》、范汪同，並出第六卷中

‖ 臨床新用 ‖

陳百平以明・李健齋的五生丸衍化而擬癲癇 2 號片（由生川烏 30 克，生白附子 30 克，生南星 30 克，生半夏 30 克，生白芍 30 克，生黑大豆 60 克組成）治療各種類型癲癇患者 500 餘例，無一有毒性反應，總有效率 78.6%。

胡建華用「定癇鎮痛合劑」（由生鐵落 60 克，丹參 30 克，製南星 12 克，石菖蒲 9 克，炙遠志 4.5 克，炙地龍 6 克，甘草 9 克組成）同時加服蠍蜈片（全蠍、蜈蚣等份組成）或星蜈片（生南星 1 份，蜈蚣 3 份製成）治療 30 例因單用西藥無效的癲癇病人，結果顯效 12 例，占 40%；有效 8 例，占 26.7%；無效 10 例，占 33.3%，總有效率為 66.7%。

湯鐵城用家傳秘方（檳榔、黑丑、皂莢、酒大黃、製南星）治療癲癇 30 例，追訪 5 年未發者 24 例，好轉 5 例，無效 1 例。

王宗起自擬「癲癇丸」（巴豆霜、杏仁、赤石脂、代赭石）治療 324 例，結果 1 年未發者 247 例，診斷減輕者 59 例，無改善者 18 例。

中國醫學科學院首都醫院神經科用黑白二丑丸，每日 6～18 克，分 2～3 次服，治療癲癇 115 例，總有效率 56.7%。

中國中醫研究院廣安門醫院應用已故老中醫趙心波的「化痰止抽二號方」（由青礞石 10 克，地龍、全蠍、鉤藤、天麻

各 6 克,膽南星 7.2 克,二丑 15 克,法半夏、桃仁、紅花各 5
克,沉香、生大黃各各 3 克,人工牛黃 0.3 克,白礬 8 克組
成)治療痰火偏盛癲癇 75 例,總有效率為 89.4%。

風毒方五首

《廣濟》療風毒發,即眼睛疼腳縱,中指疼連肘邊,牽心
裏悶,兩肋脹少氣力,喘氣急欲絕,不能食,**黃耆丸方**。

黃耆　黃連各七分　防風　甘草炙,五分　五加皮　白蘚皮
枳實炙,各四分　升麻　車前子　苦參炙　麥門冬去心　葶藶子熬
巨勝各六分

上十三味搗篩,蜜和丸如梧子,空腹以酒浸大豆下二十
丸,漸加至三十丸,日二服。不知增之,忌海藻、菘菜、豬
肉、冷水、熱麵、炙肉、蕎麥。並出第一卷中

**深師芍藥湯,療中毒風腫,心腹痛達背,迫氣前後如痤痛
方**

芍藥　細辛　桂心　甘草炙　當歸　吳茱萸　獨活各二兩
乾地黃二兩　生薑五兩　桃仁四十枚,去皮尖,碎

上十味切,以水九升煮取三升,分為四服。宜利者加大黃
二兩,忌海藻、菘菜、生蔥、蕪荑、生菜。並出第九卷中

**《備急》虎骨酒,療男子女人骨體疼痛,風毒流灌臟腑及
至骨肉方**

虎骨一具,炭火炙令黃色,刮削去脂血,搥碎取盡,搗篩
得數升,絹袋盛,清酒六升浸五宿。隨多少稍稍飲之,日二三
杯,酒盡更添。文仲同

又**續命湯**,療毒風,其病喉咽塞氣噎,或口不能言,或身
體緩縱,不能自勝,不知痛處,拘急腰背強引頭,恍恍惚惚,
不得臥轉側,綿絕欲死,此毒風所作方。

麻黃三兩去節　石膏碎,綿裹　乾薑各二兩　防風一兩　當歸
芎藭　甘草炙　黃芩　桂心各二分　杏仁二十枚,去尖皮,碎

上十味切，以水九升煮取三升，分服，小取汗。若口噤不能飲，絞口與湯不過二三劑，忌海藻、菘菜、生蔥。並出第九卷中

《千金》逐風毒·石膏湯方

石膏如雞子大三枚碎，綿裹　麻黃三兩，去節　杏仁三十枚，去皮尖，碎　雞子二枚　甘草一尺指許大，炙

上五味切，以水三升，破雞子內水中洋，令相得納藥，煮取一升服之。覆取汗，汗不出，燒石熨令汗出，良，忌海藻、菘菜等物。並出第八卷中

風多汗及虛汗方五首

深師療風多汗惡風，四味防風散方

防風五分　澤瀉　牡蠣熬　桂心各三分

上藥搗下篩為散，先食，酒服方寸匕，日再，忌生蔥。

又療風汗出少氣方。趙子高法

防風十分　白朮九份　牡蠣三分熬

上三味搗篩為散，以酒服方寸匕，日三，增至二三匕。惡風倍防風，少氣倍朮，汗出，面腫倍牡蠣。忌桃李、雀肉、胡荽、火蒜、青魚鮓等物。並出第九卷中

《延年》療風虛止汗，石膏散方

石膏研　甘草炙，各四分

上二味合搗，下篩為散。先食，以漿水服方寸匕，日三，夜再服，忌海藻、菘菜等。

又療風虛汗出不止方

秦艽　附子炮　石斛　菖蒲　白朮　桂心各三分　麻黃根防風各五分

上八味搗為散·以酒服方寸匕，日三。忌羊肉、餳、豬肉、冷水、桃李、雀肉、生蔥。並出第五卷中

《刪繁》療大虛汗出欲死，若白汗出不止方

麻黃去節　附子炮，各一兩　牡蠣一兩熬

上三味搗下篩。以一合藥，白粉一升，合和令調，以粉汗上。一方粉二升。忌豬肉、冷水。_{出第九卷中}

風熱方六首

《病源》風熱者，風熱之氣，先從皮毛入於肺也。肺為五臟上蓋，候身之皮毛，若膚腠虛，則風熱之氣，先傷皮毛，乃入肺也。其狀令人惡風寒戰，目欲脫，涕唾出，候之三日內及五日內，目不精明者是也。

七八日微有青黃膿涕，如彈丸大，從口鼻內出為善也。若不出則傷肺變咳，唾膿血也。_{出第二卷中}

《延年》黃連丸，主風熱氣，發即頭面煩悶，不能食，兼眠睡不安方

黃連十二分　人參　茯神各六分　葳蕤四分　豉一合，熬　生薑屑，三分

上六味搗篩，蜜和為丸如梧子，一服十丸，食上飲汁下，日二服。加至十五丸、二十丸，忌豬肉、冷水、醋物。

又**葳蕤飲**主風熱，項強急痛，四肢骨肉煩熱方。

葳蕤三兩　羚羊角屑　人參各二兩　蔥白切，一升　豉一升，綿裹

上五味切，以水五升煮取二升，去滓納豉，煎取一升五合，去豉，分溫三服，如人行八九里，取微汗即瘥，忌蒜、麵脂、魚。_{文仲處}

又**葳蕤丸**，主虛風熱，發即頭熱悶，不能食方。

葳蕤六分　人參　白朮各五分　甘草四分，炙

上四味搗篩，蜜和為丸如梧子，一服十丸，食上飲汁下，日三服，加至十五、二十丸。忌桃李、海藻、菘菜、雀肉等物。_{文仲處，並出第十卷中}

《千金翼》防風丸，主肺間風熱，旦朝好噴嚏方

防風　茯神各三分　天門冬四分去心　芎藭　白芷　人參各二分

上六味搗篩，蜜和丸如梧子，酒服十丸，日二服，加至十五丸，忌鯉魚、鮮物。_{蔣孝璋處}

又**葳蕤丸**，主熱間衝頭面，妨悶方。

葳蕤　黃連_{各八分}　防風　人參_{各六分}　茯神_{五分}　豆豉_{三分，熬}

上六味搗篩，蜜和為丸如梧子，一服十五丸，飲汁下，日二服，加至二十丸。若冷用酒下之，忌豬肉、冷水、醋物、蒜、熱麵。_{出第十八卷中}

《近效》療熱風衝頂，熱悶方

訶梨勒_{一枚取大者}　芒硝_{三合}　醋_{一升}

上三味搗訶梨勒為細末，並芒硝於醋中，攪令消，摩塗熱處，日一二度。_{張文仲處、《必效》、范汪同}

頭風及頭痛方十首

《病源》頭面風者，是體虛陽經脈為風所乘也。諸陽經脈，上走於頭面，運動勞役，陽氣發洩，腠理開而受風，謂之首風。病狀頭面多汗惡風，病甚則頭痛。又新沐中風，則為首風。又新沐未乾，不可以臥，使頭重身熱，反得風則煩悶。診其脈，寸口陰陽表裏互相乘，如風在首久不瘥，則風入腦，則變為頭眩。

《養生》云：飽食仰臥，久成氣病頭風。又云：飽食沐發作頭風。又云：夏不用露面臥，露墮面上，令面皮厚，喜成癬。一云：作面風。其湯熨針石，別有正方，補養宣導，今附於後。

《養生方》導引法云：一手拓頤向上極熱・一手向後長舒，急弩四方顯手掌，一時俱極勢四七，左右換手皆然。振頤手兩向，共頭欹側，轉身二七，去臂膊頭風，眠睡。

又云：解發東向坐，握固不息一通，舉手左右導引，手掩兩耳治頭風，令髮不白，以手復挍五通脈也。又云：熱食枕手

臥，久成頭風目。又云：端坐伸腰，左右傾頭，閉目，以鼻內氣，除頭風，自極七息止。又云：頭痛以鼻內徐吐出氣，三十過休。又云：欲治頭痛閉氣令鼻極，偃臥乃息汗出乃止。又云：又兩手頭後，極勢振搖一七，手掌翻覆安之二七，頭欲得向後仰之，一時一勢，欲得欹斜四角急挽之三七，去頭掖膊肘風。出第二卷中

《千金》療頭風方

附子一枚，中形者，炮裂　鹽附子大

上二味作散，沐頭畢，以方寸匕摩頂上，日三，忌豬肉、冷水等。

又方

服荊瀝，不限多少，取瘥。

又方

又搗蒴藋根二升，酒二升，漬服汁。

又方

蔓荊子二升，酒一斗，絹袋盛浸七宿，溫服三合，日三。

又方

臘月烏雞屎一升，炒令黃末之，絹袋盛，酒三升浸，溫服之，多少任性，常令醺酣。

又方

七月七日麻勃三升，麥子一碩末，相和蒸之，沸湯一碩五斗，三遍淋之煮，取一石。神麴二十斤，漬之令發，以黍米兩石五斗釀之，熟封三七日，服清一升。百日中身澀皮八風、五臟骨髓伏風，百病悉去。

又方

生油二升，鹽一升末，油煎一宿，令消盡，塗頭，石鹽尤良。

又方

大豆三升，炒令無聲。先以一斗二升瓶盛九升清酒，乘豆熱，即傾著酒中，密泥頭七日，溫服之。並出第十三卷中

《延年》療風熱頭痛掣動方

防風　黃芩　升麻　芍藥各二兩　龍骨　石膏碎各四兩　乾葛
三兩　竹瀝二升

上八味切，以水六升和瀝，煮取二升六合去滓，分溫三
服，日晚再，忌蒜麵、豬肉、油膩。

又療風勞氣，吐逆不能食，四肢骨節痠疼，頭痛頂重方

茯苓三兩　枳實炙　橘皮　人參　芍藥各二兩　生薑四兩

上六味切，以水五升煮取三升，去滓，分溫三服，日晚
再，忌麵蒜、醋物。並出第十卷中

‖ 臨床新用 ‖

1. 加味散偏湯治療頭痛 30 例

30 例患者辨證為風寒、瘀阻或痰瘀互結之偏正頭風痛，治
療方法以祛風寒、化痰祛瘀、通絡止痛為法。

予加味散偏湯：白芷 6 克，白芍 15 克，白芥子 6 克，香
附 10 克，川芎 30 克，柴胡 9 克，甘草 3 克，鬱李仁 10 克，
僵蠶 10 克。三叉神經痛辨為肝膽火隊者，酌加龍膽草、玄參、
天麻、生地；拘攣制痛酌加全蠍、蜈蚣、石菖蒲。女性經期前
後易發作者，為熱入血室，宜加清透涼血之品如桑葉、薄荷、
丹皮、生地等；青春期發作者，為陰陽未充、生長發育迅速，
多陰不足，宜加養血益陰之當歸、生地、麥冬、鉤藤；疼痛劇
烈者加延胡索、川楝子以止痛。上藥水煎服，每日 1 劑。總有
效率為 93.33%。（李玉梅・中國中醫急症，2005.5：459）

2. 益氣活血化瘀法治療頑固性頭痛 90 例

益氣活血化瘀法進行辨證治療。

基本方：黃耆 30 克，　本、川芎各 20 克，當歸、赤芍各
15 克，葛根、紅花、白芷、乳香、沒藥各 10 克，防風、羌活

各 12 克，細辛 5 克，全蠍 6 克，蜈蚣 2 條。加減：伴四肢麻
木者，加雞血藤 30 克，地龍 15 克；有外傷史者，加三七 10
克；有中風史者，加夏枯草 12 克，鉤藤 12 克，地龍 15 克；
外感引發者，加荊芥 10 克；痛甚病久者，重用蘇木 30 克，加
上鱉蟲 10 克，蟬蛻 10 克；經行痛甚者，加玫瑰花 15 克；緩
解期，酌加山茱萸 10 克，五味子 12 克，人參 10 克；便秘，
加大黃 10 克；寒重，加附子 10 克；熱重，加生石膏 20 克；
久治不癒者本方水煎，去渣後兌入白酒 15 克，另以月月紅 4
克，麝香 0.1 克，共研細末，分 2 次用上述之酒液沖服。每日
1 劑，水煎 2 次，混合藥液分早晚 2 次服。總有效率為 91.1%。
（黃國榮等・中醫研究，2005.5：35）

3. 芎蜈蠲痛湯治療血管神經性頭痛 86 例療效觀察

芎蜈蠲痛湯組成：川芎 20～40 克，蜈蚣 1 至 2 條（研末
沖服），沙參 30 克，蔓荊子、防風各 6 克，羌活 10 克，細辛
6 克。每日 1 劑，水煎 2 次，早晚各服 1 次。

藥物加減：氣血虧虛加黃耆、當歸；痰濕盛加陳皮、半
夏、膽南星；頭脹眩暈加天麻、牡蠣、懷牛膝；煩熱口苦加梔
子、丹皮、杭菊；肝腎不足加枸杞、山茱萸；前額痛加白芷；
後頭痛加葛根；巔頂痛加藁本；兩側痛加柴胡；頭痛劇烈者加
全蠍、水蛭、當歸。總有效率為 93.1%。（胡任等・甘肅中
醫，1995.3：19）

風頭眩方九首

《病源》風頭眩者，由血氣虛，風邪入於腦，而引目系故
也。五臟六腑之精氣皆上注於目，血氣與脈並上為系，上屬於
腦後，出於項中。逢身之虛，則為風邪所傷，入腦則腦轉而目
系急，目系急故成眩也。診其脈洪大而長者風眩，又得陽維浮
者，暫起目眩也。風眩久不瘥，則變為癲。其湯熨針石，別有

正方，補養宣導，今附於後。

《養生方》導引法云：以兩手拘右膝著膺，除風眩。又云：凡人常覺脊背倔強，不問時節，縮咽膊內，仰面努髀，並向上頭，左右兩向接之，左上三七一住，待血行氣動住，然始更用，初緩後急，不得先急後緩。若無病人，常欲得旦起、午時、日沒三辰，別二七，徐寒熱病，脊腰頸項痛，風痺，口內生瘡，牙齒風頸頭，眩，眾病盡除。又云：大寒不覺暖熱，久頑冷，患耳聾目眩病，久行即成法，法身五六不能變也。又云：低頭不息六通，治耳聾目癲眩，咽喉不利。又云：大前側牢，不息六通，愈耳聾目眩。隨左右聾伏，並兩膝耳著地，牢強意多，用力至大，極愈耳聾目眩病。久行不已，耳聞十方，亦能倒頭則不眩也。出第二卷中

《千金》療風頭眩口喎，目痛耳聾，大三五七散方

天雄　細辛各三兩　山茱萸　乾薑各五兩　薯蕷　防風各七兩

上六味搗篩為散，清酒服五分匕。日再，不知稍稍加之。忌豬肉、生菜。

又療頭風目眩耳聾，小三五七散方

天雄三兩炮　山茱萸五兩　薯蕷七兩

上三味搗篩為散，以清酒服五分匕。日再，不知稍增，以知為度。忌豬肉、冷水。並出第十三卷中

崔氏療忽頭眩運，經久不瘥，四體漸羸，食無味，好食黃土方

白朮三斤　麴三斤

上二味搗篩酒和，並手捻丸如梧子，曝乾，飲服二十枚，日三。忌桃李、雀肉等。

又療風眩翻倒無定方

獨活六兩　枳實炙三兩　石膏碎，綿裹　蒴藋各四兩

上四味切，清酒八升煮取四升，頓服之。以藥滓熨覆取汗，覺冷又內鐺中溫令熱，熱又熨之，即瘥。文仲、《肘後》、《千金》同

《外臺祕要》精選

又療頭痛眼眩心悶，陰雨彌甚方

當歸　山茱萸各一兩　防風　柴胡　薯蕷各二兩　雞子二枚，
熟去皮打黃，碎

上六味搗下篩，用前雞黃和散，令調酒服方寸匕，日三。
並出第六卷中

《延年》薯蕷酒，主頭風眩不能食，補益氣力方

薯蕷　白朮　五味子碎　丹參各八兩　防風十兩　山茱萸二升
碎　人參二兩　生薑屑，六兩

上八味切，以絹袋盛，酒二斗五升浸五日，溫服七合，日
二，稍加，忌桃李、雀肉等。出第十卷中

《古今錄驗》九江太守獨活散，療風眩厥逆，身體疼痛，
百節不隨，目眩心亂，反側若癲，發作無常方。

獨活四分　白朮十二分　防風八分　細辛　人參　乾薑各四分
蜀天雄炮　桂心各一分　栝樓六分

上九味搗合細篩，且以清酒服半方寸匕，日再，忌桃李、
雀肉、豬肉、冷水、生菜、生蔥等物。

又防風湯，療風眩嘔逆，水漿不下，食輒嘔，起即眩倒，
發作有時，手足厥方。

防風　白朮　防己　乾薑　甘草炙，各一兩　附子炮　桂心
各半兩　蜀椒一百枚汗

上八味切，以水四升煮一升半，分為三服，忌豬肉、冷
水、生蔥、海藻、菘菜、桃李、雀肉等。出第四卷中

《近效》白朮附子湯，療風虛頭重眩。若極不知食味，暖
肌補中益精氣。又治風濕相搏，骨節疼痛，不得屈伸，近之則
痛劇，汗出短氣，小便不利，惡風不欲去衣，身體微腫者方。

白朮三兩　附子二枚，炮　甘草二兩，炙　桂心四兩

上四味切，以水六升煮取三升，分為三服，日三。初服得
微汗即解，能食復煩者，將服五合以上癒。忌海藻、菘菜、豬
肉、生蔥、桃李、雀肉等。此本仲景《傷寒論》方

頭風旋方七首

《廣濟》療熱風頭旋，心悶衝風起即欲倒方

麥門冬去心　山茱萸　茯神　苦參各八分　地骨皮　薯蕷
人參　蔓荊子　沙參　防風　芍藥　枳實　大黃各六分　甘菊花
龍膽各四分

上十五味搗篩，蜜丸，每食訖少時，以蜜水服如梧子大二
十丸，日二，漸加至三十丸。不利，忌醋物、熱麵、炙肉、
蒜、豬肉魚、黏食。

又療頭面熱風，頭旋眼澀，項筋急強，心悶腰腳疼痛，上
熱下冷，**健忘方**。

肉荳蔻十顆去皮　人參　犀角屑　枳實炙，各六分　黃連　白
朮　大黃各八分　甘草炙　苦參　旋覆花各四分　檳榔仁十顆

上十一味搗篩，蜜和丸如梧子，以酒飲服二十丸，漸加至
三十丸。日三服，無問食前後服之。不利，忌生菜、熱麵、蕎
麥、酒蒜、豬肉、海藻、菘菜、桃李、雀肉等。

又療心虛感風，頭旋心忪，痰飲築心悶，憒憒惚惚，不能
言語。宜微吐痰，此候極重，**秦艽飲子吐方**。

秦艽　常山　人參　羚羊角屑，各二兩　甘草三兩，生用

上五味切，以水六升煮二升，絞去滓，分溫二服，日再，
如人行四五里久，進一服。取快吐，不利，忌生菜、生蔥、熱
麵、蕎麥、豬肉魚、海藻、菘菜。並出第一卷中

貼頂膏，療頭風悶亂鼻塞及頭旋眼暗皆主之方

蓖麻去皮　杏仁去皮尖　石鹽　芎藭　松脂　防風

上六味等份，先搗石鹽以下四種為末，別搗蓖麻、杏仁，
相次入訖，即蠟紙裹之。有病者，先灸百會三壯訖，刮去黑毛
使淨。作一帛貼子，裁大於灸處，塗膏以貼上，兩日三日一易
之。其瘡於後即爛破，膿血出，及帛貼之。似爛柿蒂出者良，
一方用膿，兼前七物相和。出第三卷中

《延年》療頭風旋不食，食即吐方

前胡三兩　白朮　防風　枳實炙　茯神各三兩　生薑四兩

上六味切，以水六升煮取二升，去滓，分溫三服，忌桃李、雀肉、醋。

又療風邪氣未除，發即心腹滿急，**頭旋眼運欲倒方**。

芎藭　獨活　防風　白朮　杏仁去尖皮　枳實炙，各二兩　茯神三兩　生薑四兩　羚羊角屑　黃芩各一兩

上十味切，以水九升煮取三升，分為三服，日三，忌桃李、雀肉、大醋、蒜、麵等。

又療風痰氣，發即頭旋，嘔吐不食，**防風飲方**。

防風　人參　橘皮各二兩　白朮　茯神各三兩　生薑四兩

上六味切，以水六升煮取三升，去滓，分溫四服。中間任食，一日食盡。忌大醋、桃李、雀肉、蒜、麵等物。並出第十卷中

癮疹風疹十三首俗呼為風矢者是也

《黃帝素問》曰：風邪客於肌中，肌虛真氣致散，又被寒搏皮膚，外發腠理，淫氣行之則癢也。所以癮疹瘙疾皆由於此，有赤疹忽起，如蚊蚋啄煩癢，重沓壘起，搔之逐手起也。《刪。繁》同

深師療十種疹散方

鬼箭　甘草炙　白薟　白朮　礬石熬，各一兩　防風二兩

上六味搗篩，以菜米粉五合極拭身，以粉納藥中搗合，一服五分匕，日三。中間進食，不知增之，忌海藻、菘菜、桃李、雀肉等。出第十卷中

《千金》癮疹百療不瘥方

景天一斤一名護火草

上一味搗，絞取汁，塗上熱炙，摸之再三即瘥。

又方

黃連　芒硝各五兩

上二味，以水六升，煮取四升，去滓，洗之，日四五度良，忌豬肉、冷水。范汪同

又療風痺癧疹方

以酒六升，煮大豆三升，四五沸，服一杯，日三。

又方

蛇床子二升　防風三兩　生蒺藜二斤

上三味切，以水一斗，煮取五升，漬綿拭之，日四五。范汪同

又方

白朮三兩　戎鹽半兩　黃連　黃芩　芎藭　細辛　莽草　茵芋各一兩　礬石半兩

上九味切，以水一斗，煮取三升洗之，日三。

又方

馬蘭子　葫藘　芜蔚子　礬石　蒺藜　茵芋　羊桃　萹蓄各二兩

上八味切，以醋漿水二斗，煮取一斗二升，內礬石洗之，日三。范汪無馬蘭並第二十三卷中

崔氏療風疹遍身方

麻黃去節　生薑各三兩　防風二兩　芎藭　芍藥　當歸　蒺藜子　甘草炙　獨活　烏喙人參各一兩

上十一味切，以水九升，煮取二升八合，絞去滓，分溫三服訖，進粥食三日，慎生冷、醋滑、豬肉、冷水、海藻、菘菜。出第四卷中

《延年》塗風疹，葫藘湯方

葫藘根切　蒺藜子　羊桃切　楮枝切　芜蔚子　石鹽各半升辛荑仁　礬石各三兩

上八味切，以水一斗，煮取三升，去滓，納鹽攪令消。用塗風疹，上下塗之。一方有菟藘

又方

取枳實以醋漬令濕，火炙令熱，適寒溫，用熨上即消。文

《古今錄驗》療三十歲癮疹,耳目皆合,春秋輒發方

於南屋東頭第一椽壁外,以細灰厚布地,大小足容兩腳,躡灰上訖,使病人徑去勿反顧,灸腳十指,間灸灰上,隨病人年為壯數,車瑗道方已試神良。范汪同,出第十卷中

元侍郎希聲集,療卒風疹秘驗方

石灰隨多少,和醋漿水塗疹上,隨手即滅。出第一卷中

《近效》療風疹方

生蔥一大束,三尺以上圍者,並根鬚鹽三大升,以香漿水三石,煮取兩石並大斗,於浴斛中適冷熱浸,雖積年患者,不過三兩度浸必瘥。

‖ 臨床新用 ‖

1. 癮疹湯治療慢性蕁麻疹 140 例觀察

自擬癮疹湯:黃耆、黨參各 20 克,白鮮皮、生地、刺蒺藜各 15 克,赤白芍各 12 克,生首烏、當歸、川芎、蟬蛻、苦參各 10 克。風盛者加防風、荊芥、烏梢蛇;濕盛加蒼朮、薏苡仁、澤瀉熱盛加金銀花、黃芩、夏枯草;挾瘀者加丹皮、紫丹參、紅花;失眠不寐加酸棗仁、合歡皮、夜交藤;經久不癒者加全蠍、蜈蚣等血肉有情之品。每日 1 劑,早晚分服。1 週為 1 個療程,3 個療程後判定療效。服藥期間囑病人減少情緒波動,忌茶、酒、魚蝦、飲料及辛辣食品。總有效率為 83.57%。(郭玉琴·北京中醫,2001,4:16)

2. 當歸四逆湯治療慢性癮疹

以當歸四逆湯加減治療,具體方藥:當歸 20 克,桂枝 15 克,白芍 20 克,炙甘草 10 克,通草 15 克,黃耆 30 克,雞血藤 15 克,首烏 15 克,防風 20 克,白鮮皮 15 克,地膚子 15

克，水煎服。治療效果：顯效 10 例，有效 9 例，無效 1 例，總有效率 95%。（蘇海燕・四川中醫，1999，6：7）

風搔身體癮疹方五首

《病源》邪氣客於皮膚，復逢風寒相折，則起風搔癮疹。若赤胗者，由涼濕搏於肌中之熱，熱結成赤疹也。得天熱則劇，取冷則滅也。白疹者，由風氣搏於肌中之熱，熱與風相搏為白疹也。得天陰雨冷則劇，出風中亦劇，得晴暖則滅，厚衣身暖亦瘥也，脈浮而大，浮為風虛，大為氣強，風氣相搏，即成癮疹，身體為癢。

《養生方》云：汗出不可露臥及浴，使人身振寒熱風疹也。出第二卷中

深師療風搔癮疹如漆瘡，連心中悶方

天雄炮　蝭母知母也　牛膝各四分　防風六分　桂心　乾薑　細辛　人參各三分　栝樓五分　白朮八分

上十味搗篩，先食服半錢匕，日再，不知稍增之，忌豬肉、生蔥、生菜、桃李、雀肉等。

又療風搔身體癮疹，粉散方

烏頭炮　桔梗　細辛　白朮各一兩

上四味搗篩，以鉛朱為色粉四升和令調，以粉身。范汪同並出第十卷中

《千金》療風搔癮疹方

牛膝末酒服方寸匕，日三，並主骨肉疽癩病及痞瘰。出第二十三卷中

《延年》蒴藋膏，主身癢風搔癮疹方

蒴藋根切　蒺藜子各一升　附子　獨活　犀角屑　薔薇根　白芷　防風　苦參　升麻　白蘞　防己各三兩　川椒　莽草　青木香　蛇床子　蛇啣草各二兩　芫蔚子切一升　枳實五枚炙　茵芋二兩半切

上二十一味切，以苦酒漬令淹匝一宿，明旦銅器中炭火上，用豬膏五升煎，令三上三下，以候白芷色黃，膏成，絞去滓，納不津器中，用摩風疹。張文仲同

又**莸蔚浴湯**，主身癢風搔或生癮疹方

莸蔚　蒺藜　羊桃　蒴藋根苗亦得　漏蘆蒿各一斤　鹽三斤

上六味切，以水三石，煮取二石五斗，去滓，納鹽令消，適寒溫，先飽食，即入浴，能良久浸最好，每至夜即浴，浴訖即臥，慎風如法。並出第十三卷中

風熱頭面疹癢方四首

《千金》療風搔腫癢荏頭面，大黃揩洗方

大黃　芒硝各四分　莽草二分　黃連六分　黃芩八分　蒺藜五分

上六味切，以水七升，煮取三升半，去滓，納芒硝訖，帛揩上，日一過，勿令近眼。出第二十三卷中

《延年》**牡丹膏**，主項強痛頭風搔疹癢風腫方

牡丹皮　當歸　芎藭　防風　升麻　防己　芒硝各六分　芍藥　細辛　乾藍　犀角屑　漏蘆　蒴藋　零陵香各四分　杏仁去皮尖碎　梔子仁　黃芩　大黃　青木香各三分　竹瀝二升

上二十味切，以竹瀝漬一宿，醍醐三升半，煎於火上三下三上，候芍藥黃，膏成，絞去滓，以摩病上。

又**犀角竹瀝膏**主風熱發即頭項脈掣動急強，及熱毒疹癢方。

犀角十二分屑　升麻八分　蒴藋根　秦艽　獨活　白及　菊花　白水　防己　白芷　當歸　防風　芎藭　青木香　寒水石碎　苦參　漏蘆根各四分　蒺藜子二合　莽草二分　枳實二枚四破　梔子仁七枚　竹瀝三升　吳藍一兩

上二十三味切，以竹瀝漬一宿，明旦於炭火上，和豬脂五升煎，令九上九下，以候白芷色黃，膏成，絞去滓，納於不津器中，用摩風處，日三。張文仲同，並出第七卷中

《肘後》枳實丸，療熱風頭面癢風疹如癩方

枳實六分炙　天門冬去心　獨活　蒺藜仁　防風　桔梗各五分
黃連　薏苡仁各四分　桂一分半

上九味搗篩，蜜和丸如梧子，飲服十五丸，日再，如能以
酒和飲之，益佳，不限食之前後，以意加減，忌鯉魚、生蔥、
豬肉、冷水。出第四卷中，一方有人參五分

風搔癮疹生瘡方六首

《病源》人皮膚虛，為風邪所折，則起癮疹。寒多則色
赤，風多則色白，甚者癢痛，搔之成瘡。出第二卷中

深師療風癮疹或發瘡，甚則胸急滿，短氣欲吐方

茵芋七分泰山者炙　芎藭　烏頭炮　防風　白薇　乾薑各三分
桂心二分

上七味搗下篩為散，服半錢匕，日再，忌豬肉、生蔥。

又辣癮疹煩滿及血不止方

取新濕馬矢絞取汁，服二升，微者一升立癒，若乾者水濕
取汁。並出第十卷中

《延年》療風疹癢悶，搔之汁出生瘡，洗湯方

苦參一小斤　漏蘆根一小斤　枳實五小兩　蒺藜一小斤　楮莖葉
一小斤嫩者

上五味切以清漿水二升，煮取一大升，以綿沾拭癢處，日
八九度訖，以粉粉拭處瘥。

又枳實丸，主風熱氣發，衝頭面熱皮膚生風疹，瘙癢盛生
瘡·不能多食方

枳實炙　蒺藜子　苦參各六分　人參四分　獨活　天門冬去心
桂各三分　白朮四分

上八味搗篩，蜜和丸如梧子，一服十丸，用薄酒下，日
二，加至十五丸，忌蒜、熱麵、鯉魚、桃李、雀肉、生蔥。並
出第十卷中

又**升麻犀角膏**，療諸熱風毒氣癢，衝出皮膚，搔即癮疹赤起，兼有黃水出，後結為膿窠瘡，悉主之方。

升麻　犀角屑　白薟　漏蘆　枳實炙　蓮翹　生蛇　唧草　乾薑　芒硝研湯戚下，各二兩　黃芩三兩　栀子二十枚擘　葀蔞根四兩　玄參三兩

上十三味切，以竹瀝二升漬一宿，以成煉豬脂五升，煎令竹瀝水氣盡，絞去滓，納芒硝攪令凝膏成，用摩患處日五六度，益佳。文仲同

《近效》療風熱結疹，搔之汁出，癢不可忍方

麻黃根五兩　蛇床子四兩　蒺藜子　礬石各二兩熬　白粉二小升

上五味搗篩，生絹袋盛，癢即粉之，此方甚良。

風身體如蟲行方四首

《病源》夫人虛風邪中於榮衛，溢於皮膚之間，與虛熱並，故游奕遍體，狀如蟲行。出第二卷中

《千金》**石楠湯**，療六十四種風，淫淫液液，走人皮膚中如蟲行，腰脊強直，五緩六急，手足拘攣，癮疹搔之作瘡，風屍身癢，卒面目腫起，手不上頭口。

石楠炙　乾薑　黃芩　細辛　人參各一兩　桂心　麻黃去節　當歸　芎藭各六分　甘草八分炙　乾地黃三分　食茱萸五分

上十二味切，以水六升，酒三升，煮取三升，去滓，分為三服，取大汗，勿觸風，但是癮疹，服之皆瘥，忌蕪荑、生蔥、生菜、海藻、菘菜等。

又**療舉體痛癢**，如蟲齧皮上，癢時搔則皮脫作瘡方。

蒺藜子三升碎　蛇床子二升　芜蔚子一升　防風五兩　大戟一斤　大黃二兩　礬石三兩熬

上七味切，以酒四升，水七升，煮取四升，去滓，納礬石，三上火燒，用帛拭身上，瘥止。

又方

灸曲池，隨年壯，發即灸之，神良。並出第二十三卷中

《延年》蒺藜子丸，療熱風衝頭面，癢如蟲行身上，時有風疹出，除風熱消疹，兼補益，堅筋骨，倍氣力充實方。

蒺藜子六分　黃耆　獨活　白芷　防風　薯蕷各三分　枳實炙　人參　黃連各四分　葳蕤　地骨白皮各二分　桂心一分

上十二味搗篩，蜜和為丸如梧子，一服十丸，酒下，日二服，加至十五丸，中間欲服尤煎及黃連丸，並無妨，忌豬肉、生蔥。張文仲處，出第三卷中

癧瘍風方十五首

《廣濟》療癧瘍風方

石硫黃三兩研　雄黃一兩研　硇砂　附子生用各二兩

上四味搗篩為散，以苦酒和如泥塗瘍處，乾即更塗，以瘥為度。出第五卷中

《集驗》療癧瘍方

苦酒於瓦甌底磨硫黃，令如泥，又取附子截一頭，又磨硫黃上使熱，將臥先以布拭瘍上數過，乃以藥傅之，即癒。深師處、文仲、范汪、《延年》同

又方

硫黃研　礬石研　水銀別研入　灶墨

上四味等份搗下篩，內碗子中以蔥葉中涕和研之，臨臥以敷病上。《肘後》同，並出第九卷中

《刪繁》療癧瘍方

取五月五日車轍中水，並牛蹄中水浴，甚良。出第九卷中

《千金》療癧瘍方

取三年醋磨烏賊魚骨，先布磨肉赤即敷之良。

又方

取塗中先死蜣蜋搗爛之，當揩令熱，封之一宿，瘥止。

又方

醋磨硫黃塗之，最上。

又方

雌黃研　蛇蛻一具燒友研　槲皮燒灰研　硫黃研

上四味分等下篩，以清漆和之，塗白處，欲塗時先以巴豆半截拭白處，皮微破，然後敷之，不過兩三度即瘥。並出第二十四卷中

崔氏療癧瘍方

取茵陳蒿兩握，以水一斗五升，煮取七升，以皂莢湯先洗癧瘍令傷，然後以湯洗之，湯冷更溫洗，可作三四度洗隔日作佳，不然恐痛難忍。出第四卷中

《救急》療癧瘍方

取青胡桃皮搗之，並少許醬清和硇砂令相入，如煎餅麵，先以泔清洗之，然後敷藥。

又方

以醬汁研石硫黃作泥，以生布揩破，以敷瘍上。

又方

以石硫黃薰之，令汗出佳。並出第五卷中

《古今錄驗》療身體癧瘍斑駁女葳膏方

女葳一分　附子一枚炮　雞舌香　青木香各二分　麝香方寸匕
白芷一分

上六味㕮咀，以臘月豬膏七合煎，納五物，微火煎令小沸，急下去滓，納麝香攪調，復三上三下，膏成以浮石摩令小傷以敷之。

又方

三淋蒴藋淋灰取汁薰之，洗癧瘍訖，醋研木防己塗之，即瘥，神驗。

又蜀水花膏療癧瘍方

蜀水花　白附子　麝香　白薇商陸　鷹屎白各二兩

上六味切，以豬膏二升合煎之，沸三上二下，膏成以敷

白癜風方九首

《廣濟》療白癜風方

苦參三斤　露蜂房炙　松脂　附子炮　防風各三兩　梔子仁五兩　烏蛇脯六兩炙　木蘭皮

上八味搗篩為散，一服一匕，以酒下，宜常吃蘿蔔菜，勿食雞肉、豬肉、冷水、熱麵、生菜。文仲同

又方

黑油麻一大升　生地黃五大兩　桃仁去皮尖三十枚熬

上三味，先退去油麻皮蒸之，日曝乾，又蒸之如此九度訖，又曝取乾，搗令極碎，然後搗地黃桃仁羅之，即總相和，加少蜜令相著，一服一匙，日再服，和酒吃空吃亦得兼食諸肺尤妙，忌蕪荑、熱麵、豬、蒜、油膩等。

又方

礬石研　硫黃研

上二味等份，醋和敷之。並出第五卷中

《千金》療白癜風方

酒服生胡麻油一合，日三，稍加至五合，慎生冷、豬、魚、蒜，百日服五升瘥。

又方

揩上令破，摘蘿麻白汁塗之，日日為之，取瘥為度。

崔氏療白癜風神效方。劉秘監錄送

雌黃七分細研　木蘭皮　白朮各八分　苦參　芎藭　麻黃去節　山茱萸　甘草炙　狗脊　枳實炙各四兩分　秦艽　沙參　細辛　牛膝　白薇　人參　當歸　薯蕷　白芷各五分　防風　附子炮　蒼耳子各六分

上二十二味搗篩為散，酒服方寸匕，日再，漸漸加至二匕，忌生蔥菜、海藻、菘菜、豬肉、桃李、雀肉等。出第四卷中

《古今錄驗》療皰白癜風，商陸散方

生商陸根切一升　白薇　天雄炮　黃芩各三兩　乾薑四兩　附子炮　躑躅花一升

上七味搗篩，酒服五分匕，日三，忌豬肉、冷水。《千金》同亦主癮瘍

又療白癜風，附子膏方

附子炮　天雄炮　烏頭炮各三兩　防風二兩

上四味切，以豬膏三升合煎之，先服散，白癜上以膏敷之。一方無防風

又方

蘿摩草煮以拭之，取瘥。並出第八卷中

‖ 臨床新用 ‖

1. 自擬消白丸治療白癜風 52 例

外用：100 克補骨脂浸泡於 75%酒精 500ml 中，1 週後可外擦皮損處，1 日 3 次。

內服藥處方：（消白丸）蛇床子 50 克，牛膝、仙靈脾、川斷、白芍、蜂房、枸杞、生黃耆、丹參各 30 克，柴胡、山茱萸、鹿角、當歸各 20 克，酸棗仁、水蛭、雄蠶蛾、香附各 15 克，蜈蚣、附子、甘草各 10 克。以上共碾為細末，蜜煉為丸，如綠豆大小，根據患者年齡。每次 9 克，1 日 2 次，溫水送服。結果：無效 3 例，總有效率 95%。（譚利華・陝西中醫，2005，26（6）：563）

2. 自製複方補骨脂酊治療白癜風 56 例

藥用：補骨脂、刺蒺藜各 50 克，薄荷 10 克，置於白酒中浸泡 7 天。外塗白斑處，每天 2 次，隱蔽部位的白斑要求配合適當的日光照射，連續治療 3 個月。總有效率 78.57%。（竺

白駁方七首

《集驗》療頸項及頭面上白駁，侵淫漸長有似癬，但無瘡，可療之方。

乾鰻鱺魚脂以塗之，先洗拭駁上，外把刮之，使磣痛拭燥，然後以魚脂塗之，一塗便癒，難者不過三塗之。深師、《千金》同

又療
取蛇蛻皮熟摩之數百過，棄皮置草中。深師、《千金》同

又療身體白駁方
取木空中水洗之，搗桂屑唾和敷駁上，日三。《千金》、文仲同並出第七卷中

《古今錄驗》療面白駁方。出徐王

弊帛　蟬頸　帚　甑帶　脯蠟　履底　蛇皮

上七味等份，以月蝕之夕，盛蝕時合燒之，搗篩，以酒服方寸匕，日二，二服止，以淳苦酒和塗白上，一併除之。

又方
荷葉裹鮓合葉相和，更裹令大臭爛，先拭令熱，敷之即瘥，二公主方。

又療舉體苦白駁，經年不瘥，此風虛，**生菖蒲酒方**。

陸地菖蒲細切一石別煮　天門冬一斤去心　天雄三兩去皮生用　麻子仁一升　茵芋　乾漆　乾地黃　遠志去心各三兩　露蜂房五兩　苦參一斤　黃耆半斤　獨活　石斛各五兩　柏子仁二升　蛇皮長三尺　大蓼子一升

上十六味㕮咀之，以絹囊盛著，先以水二斛五斗煮菖蒲根，取八斗，以釀一斛五斗米許。用七月七日造，冬月酒成，漉糟停藥，著器中下消減，令人《延年》益壽，耳目聰明，氣力兼倍，一劑不覺，更作尤妙，當以瘥為期，更重煮菖蒲，去

滓取汁，以漬洗悉益佳，禁食羊肉、餳、鯉魚、豬肉、蕪荑、雞、犬、生冷，十日酒定熟，須去滓佳。並出第八卷中

‖ 臨床新用 ‖

白蒺丸合白駁酊治療白癜風 120 例療效觀察

內服藥白黎丸：白蒺藜、白芍、潼蒺藜、當歸等組成。將諸藥粉碎為細麵，製為水丸，如綠豆大小，用特製塑料瓶密封包裝，每瓶重 100 克。

白駁配製法：用補骨脂、菟絲子各 20 克，裝入瓶內，以 75%酒精 1000ml 浸泡 1 週，過濾取藥液外用。

治療方法：內服白黎丸，每次 6 克，每日 3 次，溫開水沖服。另外每次服藥時配黃酒 10 毫升沖服。皮損處外塗白駁酊，每日 1 次，若有條件可在塗藥後日光照射 5 分鐘，2 個月為 1 個療程，連用 5 個療程。

結果：120 例經治療痊癒 76 例，占 63.3%；顯效 20 例，占 16.7%；有效 16 例（其中 2 例為泛發型），占 13.3%。總有效率為 93.3%。

卷十七

素女經四季補益方七首

《素女經》黃帝問素女曰：男子受氣，陰陽俱等，男子行陽常先病，耳目本其所好，陽痿不起，氣力衰弱，不能疆健敢問療之道。

素女曰：帝之所問，眾人同有陰陽為身，各皆由婦人夭年損壽，男性節操，故不能專，心貪女色，犯之竭力，七傷之情，不可不思，常能審慎，長生之道也，其為疾病，宜以藥療之。今所說犯者七，第一之忌，日月晦朔，上下弦望，六丁之日，以合陰陽，傷子之精，令人臨敵不戰，時時獨起，小便赤黃，精空白出，矢壽喪身。

第二之忌，雷電風雨，陰陽晦瞑，振動天地，日月無精光，以合陰陽，生子令狂癲，或有聾盲喑瘂失神，或多忘誤，心意不安，忽常喜驚恐，悲憂不樂。

第三之忌，新飽食飲，穀力未行，太倉內實，五臟防響，以合陰陽，六腑損傷，小便當赤，或白或黃，腰背疼痛，頭項寄疆，或身體浮腫，心腹脹滿，毀形夭壽，天道之常。

第四之忌，新小便精氣微弱，榮氣不固，衛氣未散，以合陰陽，令人虛乏，陰陽氣閉，絕食無味，腹脹滿結，怫鬱不安，忘誤或喜怒無常，狀如癲發。

第五之忌，做事步行身體勞，榮氣不定，衛氣未散，以合陰陽，臟氣相干，令人氣乏，喘息為難，唇口乾燥，身體流汗，穀不消化，心腹脹滿，百處痠疼，起臥不安。

第六之忌，新息沐浴，頭身髮濕，舉重做事，流汗如雨，以合陰陽，風冷必傷，少腹急痛，腰脊疼疆，四肢痠疼，五臟防響，上攻頭面，或生漏瀝。

第七之忌，共女語話，玉莖盛疆，以合陰陽，不將禮防，氣腠理開，莖中痛傷，外動肌體，內損腑臟，結髮塞耳，目視眪眪，心中怳惕，恍惚喜忘，如杵舂膈，咳逆上氣，內絕傷中，女絕痿弱，身可不防。犯此七篇，形證已彰，天生神藥，療之有方。

黃帝問高陽負曰：吾知素女明知經脈臟腑虛盈，男子五勞七傷，婦人陰陽隔閉，漏下赤白，或絕產無子，男子受氣陰陽同等，其病緣由，因何而起故欲問之，請為具說。

對曰：深哉問也，男子五勞六極七傷病，皆有元本由狀。

帝曰：善哉七傷之病幸願悉說。

對曰：一曰陰汗，二曰陰衰，三曰精清，四曰精少，五曰陰下濕癢，六曰小便數少，七曰陰痿，行事不遂，病形如是。此謂七傷。

黃帝曰：七傷如是，療之奈何。

對曰：有四時神藥，名曰茯苓，春秋冬夏，療隨病形，冷加熱藥，溫以冷漿，風加風藥色脈診評，隨病加藥悉如本經，春三月宜以更生丸，更生者茯苓也。療男子五勞七傷，陰衰消小。囊下生瘡，腰背疼痛，不得俯仰，兩膝臍冷，時時熱癢，或時浮腫，難以行步，目風淚出，咳逆上氣，身體痿黃，繞臍弦急，痛及膀胱，小便尿血，莖痛損傷，時有遺瀝，汗衣赤黃，或夢驚恐，口乾舌疆，渴欲飲水，得食不常，或氣力不足，時時氣逆坐犯七忌，以成勞傷，此藥主之甚驗方。

茯苓四分若不消食三分加一　菖蒲四分若耳聾三分加一　山茱萸四分若身癢三分加一　栝樓根四分若熱渴三分加一　菟絲子四分若痿泄二分加一　牛膝四分若機關不利加一倍　赤石脂四分若內傷三分加一　乾地黃七分若煩熱三分加一　細辛四分　防風四分若風邪三分加一　薯蕷四分若陰濕癢三分加一　續斷四分若有痔加一倍　蛇床子四分若少氣

三分加一　柏實四分若少力加一倍　巴戟天四分若痿弱三分加一　天雄四分炮若有風三分加一　遠志皮四分驚恐不安三分加一　石斛四分若體疼加一倍　杜仲四分若絕陽腰痛三分加一　蓯蓉四分若冷痿加一倍

上二十味搗篩，蜜和丸如梧桐子，先食服三丸，日三，不知漸增，以知為度，亦可散服，以清粥飲服方寸匕，七日知，十日癒，三十日餘氣平，長服老而更少，忌豬、羊肉、餳、冷水、生菜、蕪荑等物。

又黃帝問曰：夏三月以何方藥，幸得具聞。

對曰：宜以補腎茯苓丸，療男子內虛，不能食飲，忽忽喜忘，悲憂不樂，恚怒無常，或身體浮腫，小便赤黃，精洩淋瀝，痛絞膀胱，脛疼冷痺，伸不得行，渴欲飲水，心腹脹滿，皆犯七忌，上已具記，當療之法，隨病度量，方用如下。

茯苓二兩食不消加一倍　附子二兩炮有風三分加一　山茱萸三兩身癢三分加一　杜仲二兩腰痛三分加一　牡丹二兩腹中游氣三分加一　澤瀉三兩有水氣三分加一　薯蕷三兩頭風加一倍　桂心六兩顏色不足三分加一　細辛三兩目視三分加一　石斛二兩陰濕癢三分加一　蓯蓉三兩身痿三分加一　黃耆四兩體疼三分加一

上十二味搗篩，蜜和丸如梧桐子，先食服七丸，日二服，忌生蔥、生菜、豬肉、冷水、大醋、胡荽等物。

又黃帝問曰：春夏之療已聞良驗，秋三月以何方藥。

對曰：宜以補腎茯苓丸，療男子腎虛冷，五臟內傷，風冷所苦，令人身體濕癢，足行失顧，不自覺省，或食飲失味，身偏拘急，腰脊痛疆，不能食飲，日漸羸瘦，胸心懊悶，咳逆上氣，轉側須人，起則扶舁，針灸服藥，療之小折，或乘馬觸風，或因房室不自將護，飲食不量，用力過度，或口乾舌燥，或流涎出口，或夢寐精便自出，或尿血尿有淋瀝，陰下癢濕，心驚動悸，少腹偏急，四肢痠疼，氣息噓吸，身體浮腫，氣逆胸脅，醫不能識，妄加余療，方用如下。

茯苓三兩　防風二兩　桂心二兩　白朮二兩　細辛二兩　山茱萸二兩　薯蕷二兩　澤瀉二兩　附子二兩炮　乾地黃二兩　紫菀二兩

牛膝三兩　芍藥二兩　丹參二兩　黃耆二兩　沙參二兩　蓯蓉二兩
乾薑二兩　玄參二兩　人參二兩　苦參二兩　獨活二兩

　　上二十二味搗篩，蜜和丸如梧桐子，食前服五丸，臨時以
酒飲下之，忌醋物、生蔥、桃李、雀肉、生菜、豬肉、蕪荑
等。

　　又黃帝問曰：春夏秋皆有良方，冬三月復以何方治之。

　　對曰：宜以垂命茯苓丸，療男子五勞七傷，得風淚出，頭
項寄僵，不得回展，心腹脹滿，上支胸脅，下引腰脊，表裏疼
痛，不得喘息，飲食咳逆，面目痿黃，小便淋瀝，清精自出，
陰痿不起，臨事不對，足脛痠疼，或五心煩熱，身體浮腫，盜
汗流離，四肢拘攣，或緩或急，夢寤驚恐，呼吸短氣，口乾舌
燥，狀如消渴，忽忽喜忘，或悲憂嗚咽，此藥主之，補諸絕，
令人肥壯，彊健氣力，倍常飲食，百病除愈方。

茯苓二兩　白朮二兩　澤瀉二兩　牡蒙二兩　桂心二兩　牡蠣二
兩熬　牡荊子二兩　薯蕷二兩　杜仲二兩　天雄二兩炮　人參二兩
石長生二兩　附子二兩　乾薑二兩　菟絲子二兩　巴戟天二兩　蓯蓉
二兩　山茱萸二兩　甘草二兩炙　天門冬二兩去心

　　上二十味搗篩，以蜜和丸如梧桐子，先食服五丸，酒飲皆
得，忌海藻、菘菜、鯉魚、生蔥、豬肉、醋等物。

　　又黃帝問曰：四時之藥，具已聞之，此藥四時通服得不。

　　對曰：有四時之散，名茯苓散，不避寒暑，但能久服，長
生延年，老而更壯，方用如左。

茯苓　鐘乳研　雲母粉　石斛　菖蒲　柏子仁　菟絲子
續斷　杜仲　天門冬去心

牛膝　五味子　澤瀉　遠志去心　甘菊花　蛇床子　薯蕷
山茱萸　天雄炮　石葦去毛　乾地黃　蓯蓉並等份

　　上二十二味搗篩為散，以酒服方寸匕，日再，二十日知，
三十日病悉癒，百日以上體氣康彊，長服，八十九十老公還如
童子，忌醋物、羊肉、餳、鯉魚、豬肉、蕪荑等。

　　高陽負曰：凡經方神仙所造，服之療病，具已論訖，如是

所擬，說從開闢以來，無病不治，無生不救也。並出《古今錄驗》二十五卷中

五勞六極七傷方十首

《病源》夫虛勞者，五勞六極七傷是也。五勞者，一曰志勞，二曰思勞，三曰心勞，四曰憂勞，五曰瘦勞。又有五勞，肺勞者，短氣而面腫，鼻不聞香臭，肝勞者，面目乾黑口苦精神不守，恐畏不能獨臥，目視不明，心勞者，忽忽喜忘，大便苦難，或時鴨溏，口內生瘡，脾勞者，舌本苦直，不得咽唾。腎勞者，背難以俯仰，小便不利，色赤黃而有餘瀝，莖內痛陰濕囊生瘡，少腹急滿也。

六極者，一曰氣極，令人內虛，五臟不足，邪氣多，正氣少，不欲言。二曰血極，令人無顏色，眉髮墮落忽忽喜忘。三曰筋極，令人數轉筋，十指爪甲皆痛，苦倦不能久立。四曰骨極，令人酸削，齒苦痛，手足煩疼，不可以立，不欲行動。五曰肌極，令人羸瘦，無潤澤，飲食不生肌膚。六曰精極，令人少氣，噏噏然內虛，五臟氣不足，髮毛落，悲傷喜忘。

七傷者，一曰陰寒，二曰明瘺，三曰裏急，四曰精連連，五曰精少，陰下濕，六曰精液清，七曰小便苦數，臨事不舉。又一曰大飽傷脾，脾傷善噫，欲臥面黃。二曰大怒氣逆傷肝，肝傷少血目暗。三曰彊力舉重，久坐濕地傷腎，腎傷少精，腰背痛，厥逆下冷。四曰形寒，寒飲傷肺，肺傷少氣，咳嗽鼻鳴。五曰憂愁思慮傷心，心傷苦驚，喜忘善怒。六曰風雨寒暑傷形，形傷髮落，肌膚枯夭。七曰大恐懼不節傷志，志傷恍惚不樂。男子平人脈大為勞，極虛亦為勞。

男子勞之為病，其脈浮大，手足煩，春夏劇，秋冬差，陰寒精自出，酸削，診寸口脈浮而遲，浮即為虛，遲即為勞，遲即衛氣不足，浮即榮氣竭。脈直上者逆虛也，脈澀無陽是腎氣少，寸關澀無血氣，逆冷是大虛，脈浮微緩皆為虛，緩而大者

勞也，脈微濡相薄為五勞，微弱相薄虛損為七傷。其湯熨針石，別有正方，補養宣導，今附於後。

《養生方》導引法云：唯欲嘿氣養神，閉氣使極，吐氣使微，又不得多言語，大喚呼，令神勞損，亦云不可泣淚及多唾洟，此皆為損液漏津，使喉澀大渴。

又云：雞鳴時扣齒三十六下訖，舐口唇漱舌，聊上齒表，咽之三過。殺蟲補虛勞，令人彊壯。

又云：兩手拓兩頰，手不動，摟肚肘使急，腰內亦然住定，放兩肘頭向外，肘髆腰氣散盡勢大悶，始起來去七通，去肘臂之勞。

又云：兩足跟相對坐上，兩足指相向外扒，兩膝頭柱席兩向外扒使急始長舒兩手，兩向取勢，一一皆急三七，去五勞腰脊膝疼，傷冷脾痺。

又云：跪一足坐上，兩手胜內捲，足努踹向下，身外扒，一時取勢向心來去二七左右亦然。去五勞，足臂疼悶，膝冷陰冷。

又云：坐抱兩膝下，去三里二寸，急抱向身極勢足兩向，身起欲似胡床住勢還坐。上下來去二七，去腰足臂內虛勞，膀胱冷。

又云：外轉兩腳，平蹹向陰端急蹙，將兩手捧膝頭，兩向極勢捺之二七畢，身側兩向，取勢二七，前後努腰，去心勞，痔病，膝頭冷。調和未損盡時，須言語不嗔喜，偏跒兩手抱膝頭，努膝向外，身手膝各兩極勢，挽之三七，左右亦然。頭須左右仰扒，去背急臂勞。

又云：兩足相蹹，令足掌合也，蹙足極勢，兩手長舒，掌相向腦項之後，兼至髆，相挽向頭，髆手向席來去七，仰手七，合手七，始兩手角上極勢，腰正足不動，去五勞七傷，臍下冷暖不和，數用之常和調適。

又云：一足蹹地，一足屈膝兩手抱，犢鼻下，急挽向身極勢。左右換易四七，去五勞三里氣不下，又蛇行氣，曲臥以正

身復起踞，閉目隨氣所在不息，少食裁通腸，服氣為食，以舐為漿，春出冬藏，不財不養，以治五勞七傷。

又云：蝦蟆行氣，正動搖兩臂，不息十二通。以治五勞七傷，水腫之病。

又云：外轉兩足十遍，引去心腹諸勞，內轉兩足十遍，引去心五息止，去身一切諸勞疾疹。出第三卷中

《廣濟》療五勞七傷六極八風十二痺，消渴，心下積聚，使人身體潤，服之多情性，補益養精方。

生乾地黃十二分　天門冬十分去心　乾薑六分　菟絲十分酒漬二宿焙乾別搗　石斛八分　當歸六分　白朮六分　甘草八分炙　肉蓯蓉七分　芍藥六分　人參八分　玄參六分　麥門冬十分去心　大黃八分　牛膝六分　紫菀六分　茯苓八分　防風六分　杏仁八分去皮尖熬　麻子仁八分　地骨皮六分　椒三分去目汗

上二十二味搗篩，蜜和丸如梧子，空腹酒下二十丸，日再服，漸加至三十丸，忌鯉魚、海藻、菘菜、桃李、雀肉、大醋、蕪荑等。

崔氏腎瀝湯，療五勞六極八風十二痺，補諸不足方

豬腎一具去脂膜　附子四分炮　芎藭四分　牡丹四分　桂心四分　茯苓八分　乾地黃六分　人參四分　桑螵蛸八分炙　磁石八分研如粉　牡荊子八分　當歸四分　黃耆八分　菖蒲八分

上十四味切，以水一斗七升，煮腎取一斗一升，去腎納藥，煎取四升，分四服，忌羊肉、餳、冷水、醋、生蔥、蕪荑、胡荽。《古今錄驗》同

又治丈夫五勞七傷百病無不補之，**乾漆散方**。

乾漆八兩熬令斷煙　蓯蓉八兩　石斛八分　枸杞子一升　乾地黃十兩　遠志皮五兩　續斷五兩　菟絲子五兩　天雄三兩炮　桂心三兩

上十味搗篩為散，每旦服一匕暮一匕，酒飲皆得，忌豬肉、生蔥、蕪荑、冷水。

又七味乾漆散方。韋都水服不逾月光悅倍常療虛羸無比

四肢痠疼加當歸，歙歙少氣加天門冬，白薇，一名五若

散，忌海藻、菘菜、生蔥、蕪荑、醋物、鯉魚等。

又**落腎散**一名腎著散，療腰背痛，少腹攣急，尿難，自汗出，耳聾，陰痿腳冷皆其病候方。

羊腎一雙作脯炙燥　磁石六分研　天門冬五分去心　人參二分
防風三分　天雄三分炮　龍骨五分　茯苓一分　續斷七分　肉蓯蓉五分　玄參三分　乾地黃四分　桑白皮三分　白膠五分炙　乾漆五分熬

上十五味下篩，空腹以大麥飲下二方寸匕，日五六服，忌鯉魚、豬肉、冷水、蕪荑、醋等物。

又**枸杞酒**，療五內邪氣，消渴風濕，下腦脅間氣，頭痛，堅筋骨，彊陰，利大小腸填骨髓，長肌肉，破除結氣，五勞七傷，去胃中宿食，利耳目鼻衄吐血，內濕風疰，補中逐水，破積瘀膿，惡血石淋，長發，傷寒瘴氣，煩躁滿悶，虛勞喘吸，逐熱破血，及腳氣腫痺方。

用米一石為一劑黍糯並得計常釀酒米一石，用麴一斗，此加五升彌佳其麴唯須上好者末之　枸杞三十斤去赤皮半寸剉之以水一石浸之三日煮取五斗汁
生地黃二十斤洗去土細切共米同炊之　秋麻子三斗微熬細粉蒸氣出以枸杞湯淋取汁　豆豉二斗以枸杞湯煮取汁

上四味，地黃一味，共米同蒸之，三物藥汁，總合得五斗，分半漬米，饙半及麴和釀飯，如人肌溫，總和一酘，蓋甕口，經二七日，壓取封泥，復經七日，初一度釀，用麻子二斗多，即恐令人頭痛，服酒慎蕪荑、生冷、陳宿、豬、犬、雞、魚、麵、蒜、油膩、白酒、房室等，服經一二七日將息病退。

並出第八卷中

《千金》五勞六極七傷虛損，何謂五勞，五臟病，六極，六腑病，七傷，表裏受病，凡遠思彊慮傷人，憂恚悲哀傷人，喜樂過差傷人，忿怒不解傷人，汲汲所願傷人，戚戚所患傷人，寒溫失節傷人，故曰五勞六極七傷也，論傷甚眾，且言其七，**悉主之方**。

蓯蓉七分　五味子八分　地膚子五合　續斷五分　蛇床子五分
車前子五合　菟絲子七合　乾地黃八分　牡蠣六分左顧者熬　天雄

七分炮　桑寄生七分　韭子五合　天門冬八分去心　地骨皮八分　白石英八分　陽起石七分　白龍骨七分

上十七味合搗篩，以酒服方寸匕，日三，忌豬肉、冷水、鯉魚、蕪荑等。出第十九卷中

《古今錄驗》淮南八公石斛萬病散，療五勞七傷，大風緩急，濕痺不仁，甚則偏枯，筋縮拘攣，胸脅支滿，引身強直，或頸項腰背疼痛，四肢酸煩，陰痿，臨事不起，癢濕，臥便盜汗，心腹滿急，小便莖中疼痛，或時便血，咽乾口燥，飲食不消，往來寒熱，羸瘦短氣，肌肉損減，或無子，若生男女，才欲及人便死，此皆極勞傷血氣，心神不足所致，藥悉主之，令人康健多子方。

牛膝二分　遠志二分去心　續斷二分　蛇床子三分　菟絲子三兩酒漬　蓯蓉二分　茯苓二分　杜仲二分　桂心二分　乾薑一分　蜀椒一分汗　細辛二分　附子二分炮　天雄二分炮　防風二分　乾地黃二分　白朮二分　萆薢二分　石斛二分　雲母粉二分　菊花二分　菖蒲二分

上二十二味，隨病倍其份，搗篩為散，先食以酒服方寸匕，日三，以知為度，神良，忌豬、羊肉、冷水、桃李、雀肉、生蔥、生菜、大醋、餳等。《千金》有人參、山芋、巴戟天、五味子、山茱萸為二十七味

又淮南王枕中丸，療五勞六極七傷，胃氣不和，發於五臟虛勞，小便或難或數，令人多思，脾氣不和，宿食熱所為，流入百脈，食飲不進，沉滯著中隔並來著一邊或食不消，夜服三丸方。

芎藭二兩　附子二兩炮　桂心二兩　甘草二兩炙　黃芩二兩　芍藥二兩　乾薑二兩　蜀椒二兩汗　杏仁四兩去皮尖熬　白朮五兩　當歸二兩　大黃一兩

上十二味搗篩蜜和丸如梧子，以酒服五丸，日三，忌海藻、菘菜、生蔥、豬肉、冷水、桃李、雀肉等。並出第二十五卷中

雜療五勞七傷方三首

《古今錄驗》**薯蕷丸**，療丈夫五勞七傷，頭痛目眩，手足逆冷，或煩熱有時，或冷痺骨疼，要髓不隨，食雖多不生肌肉，或少食而脹滿，體澀無光澤陽氣衰絕，陰氣不行，此藥能補十二經脈，起發陰陽，通內制外，安魂定魄，開三焦，破積聚，厚腸胃，消五臟邪氣，除心內伏熱，強筋煉骨，輕身明目，除風去冷，無所不療，補益處廣，常須服餌為佳，七十老人服之尚有非常力，況少者乎，謹具方如下。

乾薯蕷二兩　蓯蓉四兩　牛膝二兩　菟絲子二兩酒漬　杜仲二兩　赤石脂二兩　澤瀉二兩　乾地黃二兩　山茱萸二兩　茯苓二兩　巴戟天二兩去心　五味子一兩半　石膏二兩研　遠志一兩去心　柏子仁一兩　白馬莖筋乾之二兩炙

上十六味搗篩，蜜和丸如梧子，以酒空腹服二十九至三十丸，日再，忌大醋、蕪荑、蒜、陳臭物。

又療五勞七傷諸虛，補益及下元，後用甚驗，**五石黃耆丸方**。

黃耆二兩　紫石英二兩研　赤石脂二兩　石硫黃二兩研　石斛二兩　白石脂二兩　白礬石二兩煉研　桂心四兩　烏頭二兩炮去皮　煉鐘乳二兩研　芎藭二兩　防風二兩　茯苓三兩　乾薑四兩　棗一百枚　當歸二兩　細辛三兩　人參二兩　肉蓯蓉二兩　附子二兩炮　乾地黃二兩　芍藥三兩　甘草三兩炙　白朮二兩

上二十四味草石個別搗篩，棗蜜和丸如梧子，空腹酒下十丸，日三，漸加至三十丸，忌海藻、菘菜、豬肉、冷水、桃李、雀肉、生蔥、醋物、蕪荑、生菜。《千金》有羊腎、羌活，無白朮、鐘乳、紫石英、石硫黃、赤石脂、白石脂、礬石止十九味

又大薯蕷丸，療男子五勞七傷，晨夜氣喘急，內冷身重，骨節煩疼，腰背彊痛引腹內，羸瘦不得飲食，婦人絕孕疝瘕諸病，服此藥令人肥白，補虛益氣方。

薯蕷五分　大黃六分　前胡三分　茯苓二分　人參二分　杏仁三分熬去皮尖　當歸十分　桔梗二分　防風二分　黃芩八分　麥門冬八分　甘草五分炙加二分　五味子四分　乾地黃十分　棗一百顆　芍藥四分　石膏四分研　澤瀉八分　阿膠四分炙　白朮二分　乾薑四分　桂心四分　乾漆三分　黃耆五分

　　上二十四味搗篩，蜜和丸如梧桐子，空腹以酒下三十丸，日再，忌豬肉、冷水、桃李、雀肉、海藻、菘菜、生蔥、蕪荑。《千金》無防風、麥門冬、茯苓、黃耆，有天門冬。張仲景方有大豆黃卷麴、柴胡、白歛、芎藭，無附子、黃芩、石膏、黃耆、前胡為二十一味

腰痛方六首

　　《病源》腎主腰腳，腎經虛損，風冷乘之，故腰痛也。又邪客於足少陰之絡，令人腰痛引少腹，不可以仰息，診其尺脈沉主腰背痛，寸口脈弱腰背痛，尺寸俱浮直下，此為督脈腰彊痛。凡腰痛有五，一曰少陰，少陰腎也，十月萬物陽氣皆衰，是以腰痛。二曰風痺，風寒著腰，是以腰痛。三曰腎虛，役用傷腎，是以腰痛。四曰腎腰墜墮傷損腰，是以腰痛。五曰寢臥濕地，是以腰痛。其湯熨針石，別有正方，補養宣導，今附於後。

　　《養生方》云：飲食了勿即臥，久作氣病，令人腰疼痛。又曰：在便勿彊努，令人腰疼目澀，又笑過多，即腎轉動，令人腰痛。又云：人汗出次，勿企床懸腳，久成血痺，兩足重腰痛。導引法云：凡學將息人，先須正坐並膝頭足，初坐先足指相對，足跟外扒坐上少欲安穩，須兩足跟向內相對，坐相似不痛，始雙豎足跟向上，坐上足指並反向外，每坐常學，去膀胱內冷風膝冷，足疼，上氣腰疼，盡自消適。出第五卷中《集驗》、《千金》同

范汪腰疼方
用鱉甲一枚炙令黃刮削令淨潔

上一味搗篩，空腹以湯飲酒服方寸匕，日三，忌蕪菜。

《小品》亦主腎腰痛

《備急》療腰痛方

用蒴藋葉火燎，厚鋪床上，及熱，臥眠上，冷復易之，冬月採取根舂碎熬及熱，準上用，兼療風濕冷痺，及產婦人患傷冷，腰痛不得動，亦用彌良。

又療腰膝髀連腿腳疼酸者方

杜仲八兩　獨活四兩　乾地黃四兩　當歸四兩　芎藭四兩　丹參四兩

上六味切，以絹袋盛，以清酒二斗漬五宿，初服二合，日再服，以知為度，忌蕪荑。

《古今錄驗》寄生湯，療腰痛方

桑寄生四兩　附子三兩炮　獨活四兩　狗脊五兩黑者　桂心四兩　杜仲五兩　芎藭一兩　甘草二兩炙　芍藥三兩　石斛三兩　牛膝三兩　白朮三兩　人參二兩

上十三味切，以水一斗，煮取三升，分三服，忌海藻、菘菜、生蔥、豬肉、冷水、桃李、雀肉等。

又玄參湯療腰痛方

玄參三兩　人參三兩　杜仲四兩　芍藥四兩　桂心一兩　生薑二兩　乾地黃三兩　白朮三兩　通草三兩　當歸三兩　寄生四兩　芎藭四兩　防風二兩　丹皮二兩　獨活二兩

上十五味㕮咀，以水一斗二升，煮取三升，日三夜一服，忌生蔥、桃李、雀肉、胡荽、蕪荑等。

又杜仲獨活湯，療腰痛方

獨活四兩　生薑六分　麻黃二兩　桂心三兩　芍藥三兩　甘草三兩炙　葛根三兩　栝樓子二兩　防風二兩　杜仲四兩　附子一兩炮　杏仁二兩去尖皮碎　乾地黃二兩

上十三味切，以水八升，清酒二升，煮取三升，分三服，忌生蔥、菘菜、海藻、豬肉、冷水。並出第十七卷中

▌ 臨床新用 ▌

腰痛重用白朮治驗一則

張某，男性，29歲。主訴：腰痛伴遺精、早洩半年多，神疲乏力、易感冒，腰部脹痛重著，屈伸不利，會陰部墜脹，伴食慾不振，小便頻數，尿有餘瀝，眠差。既往無外傷史。前列腺檢查示前列腺炎性改變。

處方：黃耆20克，太子參20克，白朮30克，生地12克，丹皮12克，澤瀉12克，山萸肉12克，紅藤15克，敗醬草15克，紫花地丁30克，杜仲10克，合歡皮30克，炒麥芽、炒穀芽各20克，蒼朮12克，黃柏12克。每日1劑，水煎服。服3劑後腰痛及會陰部墜脹明撤減輕，屈伸不利緩解，餘諸症亦有所好轉。上方服10餘劑後腰痛完個消失。（劉勇·中國中醫急症，2004，年13（10）：687）

風濕腰痛方四首

《病源》勞傷腎氣，經絡既虛，或因臥濕當風，而風濕乘虛搏於腎，腎經與血氣相擊而腰痛，故云風濕腰痛。出第五卷中

《集驗》療風濕客於腰令人腰痛獨活湯方

獨活三兩　生薑六兩　乾地黃五兩　芍藥四兩　防風三兩　桂心三兩　栝樓三兩　甘草二兩炙　麻黃二兩去節　乾葛三兩

上十味切，以水八升，酒二升，煎取三升，分三服，不瘥重作，忌海藻、生蔥、菘菜、蕪荑。出第五卷中。此方比前方但無杜仲、附子、杏仁耳

《延年》療腰痛熨法

菊花二升　芫花二升　羊躑躅二升

上三味，以醋拌令濕潤，分為兩劑，納二布囊中蒸之，如炊一斗米許頃，適寒溫，隔衣熨之，冷即易熨，痛處定即瘥。

《集驗》、范汪同一云酒拌

又療腰痛大豆熨法

大豆六升，水拌令濕，炒令熱，以布裹，隔一重衣熨痛處，令暖氣徹，冷即易之。張文仲處

又方

取黃狗皮裹腰痛處，取暖徹即定。並出第十五卷中

‖ 臨床新用 ‖

1. 自擬益腎化痰蠲痹湯治療類風濕關節炎 38 例

其有腰痛、喜暖怕涼、疲乏倦怠、面色㿠白、形寒肢冷者，辨證為腎虛寒盛證；若出現口乾咽燥、五心煩熱、小便黃、大便乾、舌質紅辨證為腎虛標熱證。

內服中藥以補益肝腎、健脾化痰濕為主，輔以活血通絡，基本方由白芥子 10 克，萊菔子 12 克，當歸 30 克，熟地（或生地）30 克，山萸肉 15 克，補骨脂 15 克，青風藤 10 克，海風藤 15 克，雞血藤 3 克，土鱉蟲 10 克，鱉甲 25 克組成。加味法：寒盛加製附片、桂枝、淫羊藿、羌獨活；熱重者加青蒿地骨皮、知母、黃柏；肢體屈曲受限加狗脊、僵蠶、鹿角膠；痛重加草烏、七釐散。水煎服每日 1 劑，1 日 2 服。總有效率97.3%。（葛群等‧四川中醫，2005.7：43）

2. 類風濕關節炎的中醫辨證論治

（1）濕熱阻絡型

多見於類風濕關節炎早期。主證：關節或肌肉紅腫熱痛，觸之發熱，屈伸不利，晨起僵硬，可涉及一個或多個小關節，或關節疼痛游走不定，發熱，口乾口苦，舌質紅，苔薄白或黃，或少苔，脈滑數。化驗：血沉增快，類風濕因子陽性。治法：清熱祛濕，通經活絡。

方藥：忍冬藤、桑枝、絡石藤、萆薢、地龍、連翹、黃柏、防風、黃耆、防己等。

（2）寒濕阻絡型

本型多見於類風濕關節炎中期。主證：肢體關節劇痛、酸困、或腫脹變形，僵硬麻木，局部畏寒，皮色不紅，觸之不熱，遇寒痛增，得熱痛減，舌質淡、暗，苔白膩或白滑，脈弦緊或弦緩。

化驗：血沉正常或增快，類風濕因子陽性。治法：溫補散寒，通經活絡止痛。

方藥：附子、黃耆、桂枝、麻黃、白朮、白芍、當歸、威靈仙、木瓜、細辛、炙甘草等。

（3）寒熱錯雜型

可見於類風濕關節炎早、中、晚各期，以中、晚期為多。主證：肌肉關節疼痛、腫脹，或變形、僵硬，局部觸之發熱，但自覺畏寒；或觸之不熱，但自覺發熱；有時上肢不溫，下肢灼熱；或下肢發冷，上肢灼熱。舌紅，苔黃或白或黃白相兼，脈弦數或細數。

化驗：血沉增快或不快，類風濕因子陽性。治法：寒熱並調，清熱散寒，通經止痛。

方藥：桂枝、白芍、知母、附子、白朮、防風、紅花、皂角刺、狗脊、生地、地龍、黃耆、桑寄生等。

（4）肝腎兩虛型

多見於類風濕關節炎中、晚期，病情相對穩定時。

主證：肌肉關節疼痛、屈伸不利，關節無紅腫或關節腫大而不紅不熱，僵硬畸形，肌肉瘦削，舌脈正常。

化驗：血沉正常或大致正常，類風濕因子陽性。

治法：攻補兼施，強筋健骨，通陽行痺。

方藥：生熟地、熟附子、川斷、骨碎補、桑寄生、威靈仙、狗脊、白芍、雞血藤、紅花、黃耆等。（陳芳·上海中醫藥雜誌，1994.9：11）

腎著腰痛方二首

《病源》腎主腰腳，腎經虛則受風冷，內有積水，風水相搏，浸漬於腎，腎氣內著，不能宣通，故令腰痛。其病之狀，身重腰冷，腹重如帶五千錢狀，如坐水中，形狀如水，不渴，小便自利，飲食如故，久久變為水病，腎濕故也。出第五卷中

《古今錄驗》腎著之為病，其人身體重，從腰以下冷，如坐水中，形狀如水不渴，小便自利，食飲如故，是其證也，從作勞汗出，衣裏冷濕，久之故得也，腰以下冷痛，腹重如帶五千錢，**甘草湯方。**

甘草二兩炙　乾薑三兩炮　白朮四兩　茯苓四兩

上四味切，以水五升，煮取三升，分服一升，日三，腰中即溫，忌海藻、菘菜、桃李、雀肉、醋物，經心錄方甘草一兩，乾薑二兩，餘同。出第二十七卷中，《千金》名腎著湯

《經心錄》腎著散方

桂心三兩　白朮四兩　茯苓四兩　甘草二兩炙　澤瀉二兩　牛膝二兩　乾薑二兩　杜仲三兩

上八味搗篩為散，每服三方寸匕，酒一升煮五六沸，去滓，頓服之，日三，忌生蔥、桃李、雀肉、海藻、菘菜、醋物。《千金》同，出第四卷中

腎虛腰痛方七首

《小品》腎虛腰痛，治之方

丹皮二分去心　萆薢三分　白朮三分　桂心三分

上四味搗篩，以酒服方寸匕，日三，亦可作湯服之，忌生蔥、胡荽、桃李、雀肉等。《必效》、《備急》、范汪同

又療腰痛少氣，陰弱寒冷，小便清冷瀝滴，陰下濕癢，少腹急，無子息方。

甘草十四分炙　續斷三分　麥門冬三分　薯蕷三分　附子三分炮
乾薑二分　棘刺四分

上七味搗篩，酒服方寸匕，日三，忌豬肉、冷水、海藻、
菘菜。《必效》同並出第五卷中一方無乾薑

《備急》陶氏腎氣丸，主短氣，腰痛身重，調中補筋脈不
足方

乾地黃五分　續斷五分　人參五分　萆薢三分　阿膠三分炙

上五味搗篩，蜜和丸如梧子大，以酒下十丸，加至二十
丸，日再服，忌蕪荑、生冷。出第四卷中

《必效》寄生散，療腎虛腰痛方

桑寄生　鹿茸炙　杜仲

上三味，各一分作散，酒服方寸匕，日三服。

又方

鹿茸炙作散，酒服方寸匕，一味任多少為之。並出第三卷中范
汪亦主腎腰痛

《古今錄驗》療腰痛，皆猶腎氣虛弱，臥冷濕地，當風所
得，不時瘥，久久流入腳膝，冷痺疼弱重滯，或偏枯，腰腳疼
攣，腳重急痛，**獨活續斷湯方**。

獨活二兩　續斷二兩　杜仲二兩　桂心二兩　防風二兩　芎藭三
兩　牛膝二兩　細辛二兩　秦芁三兩　茯苓三兩　人參二兩　當歸二
兩　芍藥二兩白者　乾地黃三兩　甘草三兩炙

上十五味切，以水一斗，煮取三升，分三服，溫將息勿取
冷，宜用葫蘆葉火燎，厚安床上，及熱臥上，冷即易之，冬月
取根搗用，熬之，忌蕪荑、生蔥、生菜、海藻、菘菜、醋物。
《肘後》有附子無續斷、甘草、牛膝、人參、當歸止十二味

又**療男子患腰腎疼痛**，髀膝有風冷，耳鳴，食飲無味，並
有冷氣方。

乾地黃四兩　茯苓三兩　白朮二兩　澤瀉三兩　山茱萸三兩　蓯
蓉二兩　五味子三兩　桂心二兩　石斛二兩　巴戟天二兩　防風二兩
人參二兩　磁石二兩研

上十三味搗篩，蜜丸如梧子，酒下二十丸至三十丸，日再，忌桃李、雀肉、生蔥、醋物、蕪荑。

腎腰痛方三首

《病源》腎腰者，謂卒然損傷於腰而致痛也。此由損血搏於背脊所為，久不已，令人氣息乏少，面無顏色，損腎故也。出第五卷中

范汪療腎腰有血，痛不可忍者方

桂心

上一味搗末，以苦酒和塗痛處，此令人喜臥，可勤用之，再為必瘥。

又療腎腰方

生地黃

上一味搗絞取汁三升，煎得二升，納蜜一升，和煎之三五沸，日服一升，亦可一日盡三升，以瘥止，甚效。

《經心錄》療腎腰痛方

桑寄生二兩　丹皮二兩去心　鹿茸二兩炙　桂心二兩

上四味搗散，以酒服方寸匕，日三，忌生蔥、胡荽。范汪、《千金》同，出第五卷中

卒腰痛方七首

《病源》夫勞傷之人，腎氣虛損，而腎主腰腳，其經貫腎絡脊，風邪乘虛卒入腎經，故卒然而腰痛也。出第五卷1中

《集驗》療腰卒然痛，杜仲酒方

杜仲半斤　丹參半斤　芎藭五兩　桂心四兩　細辛二兩

上五味切，以酒一斗浸五宿，隨多少飲之，延年忌生蔥、生菜。《經心錄》同無桂心，出第五卷中

《延年》療腰卒痛拘急，不得喘息，若醉飽得之慾死者，

大豆紫湯方。

大豆一升熬令焦

上一味，以好酒二升，煮豆令熟，隨多少飲，勿至醉，亦云用酒一升。出第十五卷中

文仲、葛氏療卒腰痛，不得俯仰方

正立，以小竹柱弛，度至臍斷竹，乃以度度後，當背脊灸竹上頭處，隨年壯，灸畢藏竹，勿令人知之。《千金》同

又方

鹿角長六寸燒

上一味，搗篩為末，以酒服方寸匕，陶雲，鹿茸尤良。《小品》范汪同

又方

桂心八分　丹皮四分去心　附子二分炮

上三味搗篩為末，以酒服一刀圭，日再服，此主脅肋氣痛如打者，忌生蔥、胡荽、豬肉、冷水。《千金》同

又方

灸脊窮骨上一寸七壯，左右各一寸灸七壯瘥。《備急》同

《經心錄》杜仲酒，療卒腰痛方

杜仲半斤　丹參半斤　芎藭五兩

上三味切，以酒一斗漬五宿，隨性少少飲之，即瘥。出第四卷中

久腰痛方二首

《病源》夫腰痛皆由傷腎氣所為，腎虛而受於風邪，風邪停滯於腎經，與血氣相擊，久而不散，故為久腰痛也。出第五卷中

《小品》療腰痛，及積年痛者方

乾地黃十分　白朮五分　乾漆五分　桂心八分　甘草五分炙

上五味搗末，以酒服方寸匕，日三，忌桃李、雀肉、生蔥、海藻、菘菜、蕪荑等。范汪同

《必效》療積年腰痛方

取一杖令病人端腰立杖，以杖頭當臍中分，以墨點訖，回杖於背，取墨點處當脊量兩口吻，折中分灸兩頭，隨年壯妙。

腰胯痛方二首

《廣濟》療臍下冷，連腰胯痛，食冷物即劇方

牛膝八分　當歸八分　黃耆八分　芍藥八分　厚朴六分炙　白朮八分　茯苓六分　人參六分　橘皮八分　訶梨勒皮八分熬　桂心六分

上十一味搗篩，蜜和丸如梧子，空腹酒服二十丸，加至四十丸，日再，忌桃李、雀肉、生蔥、醋物。

又療腹中冷氣，食不消，腰胯冷痛者方

檳榔仁八分　當歸六分　牛膝八分　芍藥六分　枳實八分炙　人參六分　白朮八分　桂心六分　芎藭六分　吳茱萸六分　橘皮六分

上十一味搗篩，蜜和丸如梧子，酒下二十丸，至三十丸，若飲酒衝上頭面，宜煮薑棗湯下，飲服亦得，忌桃李、雀肉、生蔥。並出第四卷中

腰腳疼痛方三首

《病源》腎氣不足，受風邪之所為也，勞傷則腎虛，虛則受於風冷，風冷與真氣交爭，故腰腳疼痛也。出第五卷中

《廣濟》療患腰腎虛冷，腳膝疼痛，胸膈中風氣，重聽丸方

石斛五分　五味子六分　牡丹皮八分　桂心四分　白朮六分　丹參六分　磁毛石十分研　芍藥四分　檳榔仁十分　枳實六分炙　通草六分　細辛四分

上十二味搗篩，蜜和丸如梧子，空腹以酒服二十丸，漸加至三十丸，日再，忌生蔥、雀肉、桃李、生菜、胡荽。出第四卷中

《集驗》秦艽散，療風冷虛勞，腰腳疼痛諸病，悉主之方

秦艽四分　白朮十四分　桔梗四分　乾薑五分　附子三分炮　牡蠣熬　防風六分　人參四分　茯苓四分　椒子二分汗　黃芩三分　桂心五分　細辛三分　甘草三分炙　桂仲三分

上十五味搗篩為散，以酒服方寸匕，日再服，一方加鐘乳粉一兩，亦好，忌桃李、雀肉、生蔥、生菜、豬肉、冷水。

文仲療腰髀連腳疼方

杜仲八兩　獨活　當歸　芎藭　乾地黃各四兩　丹參五兩

上六味切，以絹袋盛，上清酒二斗漬之五宿，服二合，日再，忌蕪荑。《備急》同

腰胯疼冷方二首

《廣濟》療下冷腰胯，肋下結氣刺痛方

當歸六分　鱉甲八分炙　桑耳八分炙　禹餘糧八分研　白石脂八分　芍藥八分炙　厚朴六分炙　吳茱萸六分　茯苓六分　橘皮六分　檳榔仁六分　人參六分

上十二味搗篩，蜜和丸如梧子，空腹以飲服二十丸，日再，加至三十丸，忌莧菜、醋物。

《延年》生石斛酒，主風痺腳弱，腰胯疼冷，利關節，堅筋骨，令強健悅澤方

生石斛三斤搥碎　牛膝一斤　杜仲八兩　丹參八兩　生地黃切三升暴令乾

上五味切，以絹袋盛，以上清酒二斗，入器中漬七日，每食前溫服三合，日三夜一服，加至六七合，至一升，忌蕪荑。

出第一卷中

腰腎膿水方二首

《必效》療腰痛病膿水方

牛膝六分　檳榔仁七枚　防己六分　牽牛子八分熬

上四味搗篩為散，空腹以酒下三錢匕，以宜瀉即瘥，如利三五行，即以醋飲止之，慎生冷油膩蒜等物，後以補腎氣湯丸也。

深師療腰疼下膿水方

石鹽　乾薑　杏仁去尖　醬瓣各等份

上四味搗，以綿裹導之六七過，下膿水兼下氣妙，瘥止。

虛勞補益方九首

深師黃耆湯，療丈夫虛勞風冷少損，或大病後未平復而早縈勞，腰背疆直，腳中疼弱，利諸不足方。

黃耆二兩　遠志二兩去心　麥門冬二兩去心　茯苓二兩　生薑三兩　人參三兩　甘草三兩炙　半夏二兩洗　當歸一兩　前胡二兩　橘皮二兩　蜀椒一兩汗　芍藥二兩　烏頭三枚炮　大棗二十枚　桂心二兩

上十六味切，以水一斗二升，煮取三升，分三服，增減量性服之，忌羊肉、餳、海藻、菘菜、生蔥、生菜、豬肉、冷水、醋物。出第三卷中《千金》無遠志、橘皮、蜀椒、烏頭，有細辛、五味子，止十四味

《千金》療虛勞補養方

豬肚一具淨洗切　白朮切一升

上二味，以水一斗，煮取六升分服一升，日三，忌桃李、雀肉等。

又方

豉二升蒸三斗米下　薤白一斤切

上二味，以水七升，煮取三升，分三服，取汗。出第十九卷中

崔氏腎瀝湯，療腎臟虛勞所傷，補益方。李子豫增損

羊腎一具切　黃耆二兩　乾薑四分　當歸二兩　甘草二兩炙　黃芩二兩　遠志二兩去心　五味子三合　芍藥三兩　澤瀉二兩　人參二兩　茯苓二兩　大棗二十枚擘　桂心二兩　防風二兩　麥門冬四兩去心　乾地黃三兩

上十七味切，以水一斗九升，先煮腎減四升，即去腎，入諸藥，煮取三升二合，絞去滓，空腹分服八合，日三，忌生蔥、醋物、海藻、菘菜、蕪荑等。出第八卷中

文仲益州長史蔡淳妻褚氏，所上補益方

蓯蓉　桂心　菟絲子酒漬　乾漆熬　蛇床子各三兩並搗為末　生地黃一斤切以上好酒一斗漬之晝暴夜漬酒盡則止曝乾搗篩以和前藥

上六味，蜜和丸如彈丸，酒飲任下二丸，嚼破，日三，楮云，奴年七十六，患腰腳，服之即瘥，顏色如三十時，常服者髓滿骨中，忌生蔥、蕪荑。出第二十九卷中

《延年》鐘乳散，主補虛勞，益氣力，消食，疆腰腳無此方

鐘乳粉二分　防風一分　人參一分　細辛半分　桂心二銖　乾薑一銖

上六味為散，分作三貼，每日溫酒服一貼，食時服，進食不用過飽，亦不得飢，日一服，常飲酒令體中醺醺，若熱煩，以冷水洗手面即定，不用熱食，亦不得大冷，忌生蔥、生菜。出第一卷中

又單服鹿角膠，主補虛勞，益髓長肌，悅顏色，令人肥健方

鹿角膠

上一味搗末，以酒服方寸匕，日三，增至二三匕效。

又枸杞根釀酒，療風冷虛勞方

枸杞根切一石五斗　鹿骨一具炙碎

上二味，以水四石，煎取六斗，去滓澄清，麴一斗須乾好，糯米一石，炊如常法造酒，酒熟蜜封頭，然後壓取清酒服

之，除風補益悅澤人無比。

《古今錄驗》調中湯，療虛勞，補益氣力方

麥門冬半兩　乾棗一兩　茯苓半兩　甘草半兩炙　桂心半兩　當歸半兩　芍藥半兩

上七味切。以水八升，煮取三升，去滓，分服一升，日三，忌生蔥、海藻、菘菜、醋物。

補益虛損方七首

《延年》常服枸杞補益延年方

春夏採苗葉，如常食法，秋冬採子根，以九月日採子曝乾，十月採根取皮作散，任服，至於造酒服餌，各有常宜，及羹粥為妙。

又生枸杞子酒，主補虛，長肌肉，益顏色，肥健人方

枸杞子二升

上一味，以上清酒二升搦碎，更添酒浸七日，漉去滓，任情飲之。

又生地黃煎，主補虛損，填骨髓，長肌肉，去客熱方

生地黃汁五升　棗膏六合　白蜜七合　酒一升　酥牛酥四合　生薑汁三合　紫蘇子一升研以酒一升絞取汁　鹿角膠四兩炙末

上八味，先煎地黃等三分減一，納蜜酥，以蜜調入膠末，候煎成，以器盛之，酒和服。

又方

黃耆三分　人參三分　防風二分　茯神二分　甘草八分

上五味搗篩為散，納前煎中，更煉為丸，服之大效，忌海藻、菘菜、醋物。張文仲同

又生地黃煎，主補虛損，填骨髓，長肌肉，去客熱方

生地黃汁五升　棗膏六合　白蜜一升　好酒七合　酥牛酥三合

上五味先煎生地黃汁如稠糖，攪不停手，次納棗膏蜜煉如糖，煎成可丸如彈丸，日以酒服一枚，日服，漸至二枚，食

訖，以酒送含咽並得，無所忌，唯禁蕪荑。蔣孝璋處

又地黃煎中加補益鎮心強志力方

鹿茸八分炙　人參六分　枸杞子十二分　茯神六分　乾薑三分
桂心三分　遠志二分去心

上七味搗篩細末，取前地黃煎一升，納藥臼中和搗令勻，
丸如梧子大，每食前酒下三十丸，日再服，忌生蔥、大醋。張
文仲處

又枸杞子煎方

是西河女子神祕有驗，《千金》不傳，又名神丹煎，服者
去萬病，通知神理，安五臟，《延年》長生，並主婦人久無子
冷病，有能常服大益人，好顏色，年如十五時方。

枸杞子三升　杏仁一升去皮尖研　生地黃研取汁三升　人參十分
茯苓十分　天門冬半斤搗汁乾者末亦得　白蜜五升　牛髓一具無亦得
酥五升

上九味個別，依法料理，先煎汁等如稀餳，納諸藥煎候如
神膏，入水不散即成，一服兩匙，酒和服之，忌鯉魚醋物，當
合之時，淨潔向善，即得《延年》，疆記益心力，用王相日
合，雖此日復須天晴明無風雨，成滿日大良。文仲云：此藥性
非冷非熱，除風理氣，鎮心填骨髓，更於方內加白朮，令人能
食，時節既熱，又非好日，且可五分中合二，分多合恐醋壞，
服覺安穩，續合不遲，忌桃李、雀肉等。張文仲處出第二卷中

虛勞羸瘦方五首

《病源》夫血氣者，所以勞養其身也。虛勞之人，精髓萎
竭，血氣虛弱，不能充盛肌膚，故羸瘦也。其湯熨針石，別有
正方補養宜導，令附於後。

《養生方》云：朝朝服玉泉，使人丁壯有顏色，去蟲而牢
齒也。玉泉者口中唾也。朝未起，早漱，令滿口乃吞之，輒琢
齒二七遍，如此者三乃止，名曰練精。又云：咽之三過乃止，

補養虛勞，令人彊壯。出第三卷中

崔氏地黃酒，療虛羸，令人充悅益氣力，輕身明目方。_雍州高長史得效

生地黃_{肥大者一石二斗搗以生布絞取汁四斗四升}　杏仁_{一斗去尖皮熬}搗末　大麻子_{一斗熬搗末}　糯米_{一石曝乾}　上麴_{一斗五升曝乾細剉}

上五味，先以地黃汁四斗四升，浸麴候發，炊米二斗作飯，冷暖如人肌，酘麴汁中和之，候飯消，更炊米一斗作飯酘如前法，又取杏仁麻子末，各一升二合半，和飯攪之酘麴汁中，待飯消，依前炊米飯一斗，以杏仁麻子末各一升二合半，一如前法在酘之，凡如此可八酘訖，待酒發定封泥之，二七日壓取清，每溫飲一升，漸加至二升，日再服，令人能食，久飲之，去萬病，婦人服之更佳，無子者令人有子，忌蕪荑。

又療虛羸無比，薯蕷丸方

薯蕷_{二兩}　蓯蓉_{四兩}　牛膝_{二兩}　菟絲子_{二兩酒漬}　杜仲_{二兩}五味子_{十分}　澤瀉_{二兩}　乾地黃_{三兩}　巴戟天_{二兩}　茯神_{三兩本方作}茯苓　山茱萸_{二兩}　赤石脂_{二兩}

上十二味搗篩，以蜜和丸如梧子，食前以酒下二十丸至三十丸，日再夜一服，無所忌，唯禁大醋、蕪荑、蒜、陳臭物，服之七日，令人健，四體潤澤，唇口赤，手足暖，面有光澤，消食，身體安和，音聲清明，是其驗，十日後日長肌肉，甘藥通中入腦鼻必瘂疼不可怪，若欲求大肥，加石膏二兩，若失性健忘，加遠志一兩，少津液加柏子仁一兩，一月許即充足。

《古今錄驗》通命丸，療虛勞百病，七傷六極，少氣羸弱，不能飲食方

茯苓_{六分}　甘草_{六分炙}　杏仁_{六分去皮尖熬}　牛膝_{七分}　黃芩_{五分}阿膠_{三分炙}　防風_{四分}　乾天門冬_{六分去心}　芍藥_{六分}　大黃_{六分}當歸_{六分}　乾薑_{六分}　乾地黃_{七分}　人參_{六分}　桂心_{三分}　乾漆_{四分熬}　紫菀_{五分}　白朮_{四分}　蓯蓉_{五分}　吳茱萸_{三分}　蜀椒_{三分汗}石斛_{三分}

上二十二味搗篩，以棗膏蜜相拌和作丸，食前服七丸，日

三，不知漸增，以知為度，病劇者夜更一服，忌蕪荑、鯉魚、生蔥、海藻、菘菜、桃李、雀肉、醋等。出第二十五卷中

又療體虛少氣，羸瘦不堪，榮衛不足，善驚，胸膈痰冷，而客熱欲冷水飲食，則心腹弦滿，脾胃氣少，不能消食，或時衂血方。

黃耆二兩　附子一兩炮　大棗十四枚　甘草二兩炙　蜀椒一兩汗　生薑六兩　芍藥二兩　茯苓二兩　當歸二兩　人參三兩　黃芩二兩　桂心二兩

上十二味切，以水一斗，煮取三升半，去滓，分五服，日三夜一，適寒溫，忌海藻、生蔥、菘菜、豬肉、冷水、大醋。

又療男子虛羸七傷，八公散方

麥門冬去心　石葦去毛　五味子　茯苓　菟絲子酒漬　乾地黃　桂心

上七味等份，搗篩為散，以飲服方寸匕，日三後食，二十日知，三十日自任意欲行百里並得，益顏色，久服令人耐老輕身，七十有子，忌大醋、生蔥、蕪荑。出第二十卷中

虛勞食不生肌膚方三首

范汪療男子七傷，面目黃黑，飲食不生肌肉，手足𤺄疼，少腹重急，小便利方

石斛六分　山茱萸六分　肉蓯蓉六分　牛膝六分　五味子六分　附子四分炮　遠志六分去心　桂心四分　人參六分　茯苓六分　菟絲子八分酒漬　秦艽四分

上十二味搗篩為散，以酒服方寸匕，日三，食前服之，忌豬肉、冷水、生蔥、醋物。出第七卷中一方無牛膝用萆薢

《小品》黃耆湯，療虛勞，胸中客熱，冷癖痞滿，宿食不消，吐噫，脅間水氣，或流飲腸鳴不生肌肉，頭痛上重下輕，惚惚志損，常躁熱，臥不得安，少腹急，小便赤餘瀝，臨事不起，陰下濕，或小便白濁傷多方。

黃耆三兩　人參一兩　芍藥二兩　生薑半斤　桂肉三兩　大棗十四枚　當歸一兩　甘草一兩炙

上八味切，以水一斗，煮取四升，分四服，有寒加厚朴二兩，忌生蔥、海藻、菘菜。《經心錄》同，出第三卷中

《集驗》淮南五柔丸，療虛勞不足，飲食不生肌膚，三焦不調，大便秘澀，此藥和腸臟，並療癖飲百病方。

大黃一斤　前胡二兩　茯苓一兩　細辛一兩　蓯蓉一兩　半夏一兩湯洗　當歸一兩　葶藶子一兩熬　芍藥一兩

上九味搗篩蜜和，搗萬杵，丸如梧子，食前以湯飲下五丸，日再服，加至十丸，忌生菜、醋物、羊肉、餳等。《延年》崔氏同，出第五卷中

長肌膚方三首

范汪大行諧散，主補中益氣，補力不足，長養肌肉，通和百脈，調利機關，輕身潤澤，安定五臟，補識不忘方。

防己二兩　菴藺子五兩　豬苓七兩　六安石斛二兩　占斯四兩一名良無極　鐘乳五兩研　蓯蓉七兩　麥門冬二兩去心　茯苓五兩　牡丹皮七兩　地膚子五兩　澤瀉二兩　桂心五兩　甘草五兩炙　白朮七兩　胡麻三升熬令香　當歸五兩　覆盆子五兩　薔薇五兩　牛膝三兩　八角附子三兩炮

上二十一味搗篩，蜜一升，生地黃汁三斤，取汁合令相和，微煎以和前藥，如桐子大，曝乾，以酒湯飲下三十丸，又和曝乾以作散，服方匕，方云作散即恐不得丸，忌豬肉、冷水、海藻、菘菜、生蔥、醋物、胡荽、桃李、雀肉等。出第七卷中一方無薔薇用鬼蓋

《延年》服大豆法，令人長肌膚，益顏色，填骨髓，加氣力，補虛，又能嗜食，瘦人服兩劑，即令肥充不可識，肥人不得服之方。

大豆五升取肥好者一依作醬法料理取黃

上一味搗末，以絹篩之，以豬肪脂好銷煉如法，去滓，以膏和豆末作團訖，以油帛裹之，著於磁器中收之。一服如梧子五十丸，細細加至一百丸，日再。以酒飲任用下之，一無所禁，瘦人不過兩劑即大肥，服十日已去食不知飽也，秘驗神方。

又甘草丸，主安養五臟，長肌肉，調經脈，下氣，補脾胃，益精神，令人能食，補健倍力方。

甘草四兩炙　人參二兩　白朮二兩　芍藥二兩　黃耆二兩　遠志二兩去心　大麥芽二兩熬令黃

上七味搗篩為散，以棗膏和蜜攪調和藥，令成丸，食後少時，以酒或飲任下五丸如梧子，漸加至七丸，日再服，長服勿絕，盡即更合，非止一劑即停，多分兩恐難盡又壞，分兩少，服盡更常得新藥，服忌海藻、菘菜、桃李、雀肉。並出第一卷中

腎氣不足方六首

深師療腎氣不足，心中悒悒而亂目視，心懸少氣，陽氣不足，耳聾，目前如星火，消疽痔，一身悉癢，骨中痛，少腹拘急，乏氣咽乾，唾如膠，顏色黑，**補腎方**。

磁石二兩研綿裹　生薑二兩　防風二兩　桂心二兩　甘草一兩炙　五味子二兩　附子一兩炮　玄參二兩　牡丹皮三兩　大豆二十四枚

上十味切，以水一斗二升，先於銅器中揚三百遍，煮藥取六升，去滓，更煎取二升八合，分為三服，忌海藻、菘菜、豬肉、冷水、生蔥、胡荽等。出第十三卷中一方無生薑、磁石，有石膏揚水二遍

《小品》增損腎瀝湯，療腎氣不足，消渴引飲，小便過多，腰背疼痛方

腎一具豬羊並得　遠志二兩　麥門冬一升去心　人參二兩　五味子二合　澤瀉二兩　乾地黃二兩　茯苓一兩　桂心二兩　當歸二兩　芎藭二兩　黃芩一兩　芍藥一兩　生薑五兩棗二十枚　螵蛸二十枚炙

雞膍胵裏黃皮一兩

上十七味，以水一斗五升，煮腎取一斗三升，去腎煎藥，取三升，去滓，分三服，忌生蔥、蕪荑、醋物。

又加減腎瀝湯，療大虛內不足，小便數，噓噏焦熇引水漿，膀胱引急方。

腎一具豬羊並可用　遠志二兩去心　麥門冬一升去心　人參一兩　大棗四十枚　芎藭二兩　五味子二兩　當歸二兩　澤瀉二兩　桂心四兩　乾薑二兩　乾地黃三兩　黃連二兩　桑螵蛸三十枚　龍骨二兩　甘草三兩炙

上十六味切，以水一斗五升，如常法煎取三升，去滓，分三服，忌海藻、菘菜、生蔥、豬肉、蕪荑等物。

《古今錄驗》瀉腎湯，療腎氣不足方

芒硝二兩　礜石二兩熬汁盡　大豆一升

上三味，以水三升，煮取一升二合，去滓，分再服，當快下。出第二十七卷中

又療丈夫腰腳疼，腎氣不足，陽氣衰，風痹虛損，惙惙諸不足，腰背痛，耳鳴，小便餘瀝，風虛勞冷，**腎氣丸方**。

羊腎二具炙　細辛二兩　石斛四兩　蓯蓉四兩　乾地黃四兩　狗脊一兩黑者　桂心二兩　茯苓五兩　牡丹皮二兩　麥門冬三兩去心　黃耆四兩　人參二兩　澤瀉二兩　乾薑二兩　山茱萸二兩　附子二兩炮　薯蕷二兩　大棗一百枚取膏和丸

上十八味搗篩，以棗膏少著蜜合丸如梧子大，以酒服二十丸，漸加至三十丸，日再服，忌豬肉、冷水、生蔥、生菜、胡荽、蕪荑、醋物。出第二十五卷中

《經心錄》羊腎湯，療腎氣不足，耳無所聞方

羊腎一具　芎藭一兩　茯苓二兩　人參三兩　附子一兩炮　桂心二兩　牡丹皮一兩　磁石二兩　當歸二兩　乾地黃三兩　大棗五枚擘　牡荊子一兩碎

上十二味切，以水一斗七升，煮藥腎取一斗，去腎煮取四升，分四服，晝三夜一，忌豬肉、冷水、生蔥、胡荽、蕪荑、

醋物。出第四卷中

虛勞裏急方六首

《病源》虛勞則腎氣不足，傷於衝脈。衝脈為陰脈之海，起於關元，_{穴在臍下}。隨腹直上至咽喉。勞傷內損，故腹裏拘急也。上部之脈微細，而臥引裏急，心膈上有熱者，口乾渴。寸口脈陽弦下急，陰弦裏急，故為胃氣虛，食難用飽，飽則急痛不得息。寸微關實、尺弦緊者，少腹腰背下苦拘急痛，外如不喜寒，身憒憒也。其湯熨針石，別有正方。補養宣導，今附於後。《養生方》云：正偃臥，以口徐徐內氣，以鼻出之，除裏急飽食，後小嚥氣數十，令溫寒者乾嘔腹痛，從口內氣七十所，大䐜腹小嚥氣數十，兩手相摩，今極熱以摩腹，令氣下也。出第三卷中

深師黃耆湯，療大虛不足，少腹裏急，勞寒拘引，臍氣上衝胸，短氣，言語謬誤，不能食，吸吸氣乏悶亂者方。

黃耆_{三兩}　半夏_{一升洗}　大棗_{二十枚擘}　生薑_{四兩}　桂心_{四兩}　芍藥_{四兩}　人參_{二兩}　甘草_{二兩炙}

上八味切，以水一斗二升，煮取四升，分四服，日夜再，若手足冷加附子一兩，忌生蔥、海藻、菘菜、羊肉、餳。

又大建中湯，療內虛絕，裏急少氣，手足厥逆，少腹攣急，或腹滿弦急不能食，起即微汗出，陰縮，或腹中寒痛，不堪勞苦，唇口舌乾，精自出，或手足乍寒乍熱，而煩苦痠疼，不能久立，多夢寤，補中益氣方。

黃耆_{四兩}　人參_{二兩}　大棗_{二十枚擘}　當歸_{二兩}　桂心_{六兩}　生薑_{一斤}　半夏_{二升洗}　芍藥_{四兩}　附子_{一兩炮}　甘草_{二兩炙}

上十味切，以水一斗二升，煮取四升，分四服，先服後食，忌海藻、菘菜、生蔥、豬、羊肉、餳、冷水等。

又樂令黃耆湯，療虛勞少氣，胸心痰冷，時驚惕心中悸動，手足逆冷，體常白汗，補諸不足，五臟六腑虛損，腸鳴風

濕，榮衛不調百病，又治風裏急方。

黃耆二兩　當歸三兩　烏頭三兩炮去皮尖四片入蜜炙之令黃色　桂心三兩　生薑四兩　蜀椒二兩汗　人參二兩　芍藥二兩　大棗二十枚擘　茯苓二兩　遠志二兩去心　半夏四兩洗

上十二味切，以水一斗五升，煮取四升，分服八合，日三夜再，忌生蔥、羊肉、餳、豬肉、冷水、大醋。《千金》有橘皮、細辛、前胡、甘草、麥門冬，無烏頭、蜀椒、遠志為十四味

《集驗》療虛勞裏急諸不足，黃耆建中湯方

黃耆三兩　桂心三兩　甘草三兩炙　芍藥二兩　生薑四兩　大棗十二枚擘　飴糖一斤

上七味切，以水一斗二升，煮取六升，去滓，納飴糖，令消，適寒溫，服一升，間日可作，嘔者倍生薑，腹滿者去棗，加茯苓四兩，忌生蔥、海藻、菘菜。《古今錄驗》同此本仲景方恐是甘草二兩，芍藥六兩，生薑三兩也，通按當以此為準與《金匱》方同

《古今錄驗》黃耆湯，主虛勞裏急，引少腹絞痛，極攣，卵腫縮疼痛方

黃耆三兩　甘草三兩炙　桂心二兩　芍藥六兩　生薑一斤　大棗十二枚擘　飴糖半斤

上七味切，以水一斗二升，煮取三升，去滓，納糖令消，分服一升，嘔即除飴糖，忌海藻、菘菜、生蔥。

又黃耆湯，療虛勞裏急，少腹痛，氣引胸脅痛，或心痛短氣方

芍藥六兩　黃耆四兩　甘草二兩炙　桂心二兩　乾薑四兩　當歸四兩　大棗十二枚　飴糖六兩

上八味切，以水一斗，煮取三升，去滓，下飴糖令消，分三服，忌海藻、生蔥、菘菜。並出第二十三卷中

虛勞心腹痛方二首

《病源》虛勞者，臟氣不足，復為風邪所乘，邪正相干，

冷熱擊搏，故令心腹俱痛。出第三卷中

《古今錄驗》療虛勞，腹中痛，夢失精，四肢痠疼，手足煩熱，咽乾口燥，並婦人少腹痛，**芍藥湯方**。

芍藥六兩　桂心三兩　甘草三兩炙　生薑四兩　大棗十二枚擘　飴糖一斤

上六味切，以水九升，煮取三升，去滓，下糖，分服七合，日三夜一，忌海藻、菘菜、生蔥。此仲景小建中湯，方本云甘草二兩，生薑三兩

又建中黃耆湯，療虛勞短氣，少腹急痛，五臟不足方

黃耆三兩　甘草三兩炙　桂心三兩　生薑一斤薄切　飴糖半斤　大棗十二枚擘

上六味切，以水一斗，煮取三升，去滓，下糖，溫服一升，日三，忌海藻、菘菜、生蔥。並出第三卷中

虛勞偏枯方一首

《病源》夫勞損之人，體虛易傷風邪，風邪乘虛客於半身，留在肌膚，未即發作，因飲水，水未消散，即勞於腎，風水相搏，乘虛偏發，風邪留止，血氣不行，故半身手足枯細為偏枯也。出第四卷中

《古今錄驗》主新飲水未散而交接，令人偏枯，身偏不足，**乾地黃丸方**

乾地黃五分　乾漆四分熬　萆薢三分　防風二分　椒一分汗　附子二分炮　烏頭一分炮

上七味搗篩，以蜜和丸如梧子，每服三丸，漸加至五丸，酒下，日三，以知為度，忌蕪荑、豬肉、冷水。出第二十四卷中

虛勞骨熱方二首

《集驗》枸杞湯，療虛勞，口中苦渴，骨節煩熱或寒方

枸杞根白皮切五升　麥門冬一升去心　小麥二升洗

上三味，以水二斗，煮麥熟，藥成，去滓，分服一升，瘥止。出第五卷中

《古今錄驗》療虛勞少氣，骨節中微熱，諸疼痛，枸杞湯方

枸杞葉十斤　乾薑二兩　桂心一兩　甘草五兩炙　大麻子仁二升

上五味切碎，以河水三斗，煮取九升，去滓，每服一升，日三，忌海藻、菘菜、生蔥。出第二十三卷中

虛勞虛煩不得眠方八首

《病源》夫邪氣之客於人也，或令人目不得眠者，何也。曰：五穀入於胃也，其糟粕、津液、宗氣分為三隧。故宗氣積於胸中，出於喉嚨，以貫心肺而行呼吸焉。榮氣者，泌其津液，注之於脈，化而為血以營四末，內注五臟六腑，以應刻數焉，衛氣者其出悍慓疾利，而先行於四末分肉皮膚之間而不休息也，晝行於陽，夜行於陰，其入於陰也，常從足少陰之分，行於五臟六腑。今邪氣客於五臟六腑，則衛氣獨營於外，行於陽不得入於陰，行於陽則陽氣盛，陽氣盛則陽蹺滿，不得入於陰，陰氣虛故目不得眠也。出第三卷中

深師小酸棗湯，療虛勞不得眠，煩不可寧者方

酸棗仁二升　知母二兩　生薑二兩　甘草一兩炙　茯苓二兩　芎藭二兩

上六味切，以水一斗，煮酸棗仁，減三升，納藥，煮取三升，分三服，一方加桂枝二兩，忌海藻、菘菜、醋物。出第三卷中

《小品》流水湯，主虛煩不得眠方

半夏二兩洗十遍　粳米一升　茯苓四兩

上三味切，以東流水二斗揚之三千遍令勞，煮藥取五升，分服一升，日三夜再，忌羊肉、餳、醋物，有半夏必須著生薑四兩，不爾，戟人咽，不審古方，何以如此，今改正之。

《集驗》虛煩悶不得眠，千里流水湯方

半夏三兩洗　生薑四兩　麥門冬三兩去心　酸棗仁二兩　甘草二兩炙　桂心三兩　黃芩三兩　萆薢二兩　人參二兩　茯苓四兩　秫米一升

上十一味切，以千里流水一斛，煮米令蟹目沸，揚之萬遍，澄清一斗，煮諸藥取三升，分三服，忌海藻、菘菜、羊肉、餳、醋物、生蔥。

又煩悶不得眠方

生地黃五兩　香豉五合綿裹　人參二兩　粟米三合　茯苓四兩　知母四兩　麥門冬三兩去心　前胡三兩　甘草二兩炙　枸杞根皮五兩

上十味切，以水八升，煮取二升七合，去滓，分四服，忌海藻、菘菜、蕪荑、醋物。

《延年》酸棗飲，主虛煩不得眠，並下氣方

酸棗二升　茯苓三兩　人參三兩　生薑一兩半　麥門冬一兩去心　橘皮二兩陳者　杏仁二兩去皮尖碎　紫蘇二兩

上八味切，以水七升，煮取一升半，分再服，忌大醋。

又酸棗飲，療虛煩不得眠，肋下氣衝心方

酸棗仁一升　人參二兩　白朮二兩　橘皮二兩　五味子二兩半　桂心一兩　茯苓二兩　生薑四兩

上八味切，以水六升，煮取二升半，去滓，分三服，忌桃李、雀肉、生蔥、醋物。蔣孝璋方

又酸棗飲，主虛煩不得眠方

酸棗仁一升　茯神二兩　人參二兩　生薑三兩

上四味切，以水五升，煮取一升二合，去滓，分再服，忌醋物。蔣孝璋處

又茯神飲，療心虛不得睡，多不食，用此方

茯神四兩　人參三兩　橘皮二兩　甘草一兩半炙　生薑二兩　酸棗仁一升

上六味切，以水一斗，煮取二升，去滓，分三服，忌海藻、菘菜、醋物。蔣孝璋處並出第十一卷中。

病後不得眠方二首

《病源》大病之後，腑臟尚虛，榮衛未和，故生冷熱，陰氣虛，衛氣獨行於陽，不入於陰，故不得眠。若心煩而不得睡者，心熱也；若但虛煩而不得臥者，膽冷也。出第三卷中

《集驗》溫膽湯，療大病後虛煩不得眠，此膽寒故也，宜服此湯方

生薑四兩　半夏二兩洗　橘皮三兩　竹茹二兩　枳實二枚炙　甘草一兩炙

上六味切，以水八升，煮取二升，去滓，分三服，忌羊肉、海藻、菘菜、餳。出第五卷中

《古今錄驗》療虛勞客熱，百病之後，虛勞煩擾，不得眠臥，骨間勞熱，面目青黃，口乾煩躁，偃僂渠斤切煩也不自安，短氣乏少，食不得味，縱食不生肌膚，胸中痰熱，煩滿憒悶，**大竹葉湯方**。

甘草二兩炙　小麥五合完用　黃耆二兩　人參二兩　知母二兩　大棗二十枚擘　半夏三兩洗　栝樓一兩　粳米一升　黃芩一兩　當歸二兩　生薑四兩　前胡二兩　芍藥二兩　麥門冬六合去心　龍骨三兩　桂心三兩　竹葉切一兩

上十八味切，用東流水二升，煮取五升，去滓，分服一升，日三夜二，不過兩劑，如湯沃雪效，忌海藻、菘菜、羊肉、餳、生蔥。

虛勞百病方五首

《廣濟》療虛勞百病，腎瀝湯方

羊腎一具去脂切八片　茯苓三兩　五味子二兩　肉蓯蓉三兩　牛膝二兩　防風二兩　黃耆二兩　澤瀉二兩　五加皮二兩　地骨皮二兩　磁石六兩　桂心二兩

上十二味切，以水一斗五升，先煮腎取一斗，去腎，入諸藥，煎取三升，去滓，分溫服，服別相去如七八里久，不利，春夏秋三時，並可服之，忌生蔥、醋物、油膩、陳臭。出第四卷中

《古今錄驗》彭祖丸，無所不療《延年》益壽，通腑臟，安神魂，寧心意，固榮衛，開益智慧，寒暑風濕氣不能傷，又療勞虛風冷百病方。

柏子仁五合　石斛三兩　天雄一兩炮　巴戟天三兩去心　續斷三兩　天門冬三兩去心　澤瀉二兩　菟絲子五兩　人參二兩　乾地黃四兩　薯蕷二兩　遠志二兩去心　蛇床子五合取人　鐘乳三兩煉研成粉　覆盆子五合　蓯蓉六兩　山茱萸二兩　杜仲三兩　菖蒲二兩　五味子五兩　桂心四兩　茯苓二兩

上二十二味搗篩，蜜和丸如梧子，服八丸，日再，漸加至十丸，本方與天門冬散方同，但以覆盆子代菊花，先服藥，齋五日不食脂肉菜五辛，藥宜以酒服，勿令醉，服二十日斷白瀝，三十日漸脫，六十日眼童子白黑分明，不復淚出，溺血餘瀝斷，八十日白髮變黑，腰背不復痛，行步腳輕，百五十日都差，意氣如年少時，諸病皆除，長服如神，忌鯉魚、生蔥、豬羊肉、冷水、醋物、蕪荑、餳。

《經心錄》鐘乳散，療傷損虛乏少氣虛勞百病，令人丁壯能食，去風冷方

鐘乳粉用五分　附子五分炮　白朮十四分　防風十分　牡蠣十分熬　栝樓十分　乾薑五分　桔梗五分　茯苓五分　細辛五分　桂心五分　人參五分

上十二味搗篩為散，以酒服方寸匕，日二，漸加至二匕，忌食生菜、生蔥、豬肉、冷水、桃李、雀肉、大醋。

又更生散，療虛勞百病方

防風十分　栝樓十分　鐘乳十分粉　赤石脂十分　海蛤十分　乾薑六分　白朮六分　桔梗五分　白石脂十分　細辛六分　人參五分　附子三分炮　桂心三分

上十三味搗篩為散，以酒服方寸匕，日再服，忌豬肉、冷水、生菜、生蔥、桃李、雀肉等。

又陸抗膏，療百病勞損傷風濕，補益神效，男女通服之方

豬脂三升　羊脂二升　牛髓二升並煉成　白蜜二升　生薑汁三升

上五味，先煎豬脂等，次下薑汁又煎，次下蜜復煎，候膏成，收之，取兩匙，溫酒服，又一方，加生地黃三升，忌蕪荑。出第六卷中

虛勞陰痿方七首

《病源》腎開竅於陰，若勞傷於腎，腎虛不能榮於陰氣，故痿弱也。診其脈瞥瞥如羹上肥者，陽氣微，連連如蜘蛛絲者，陰氣衰，陰陽衰微，而風邪入於腎經，故陰不起，或引少腹痛也。《養生》云：水銀不得令近陰，令消縮。出第四卷中

《廣濟》療陰痿不起，滴瀝精清，鐘乳酒方

鐘乳三兩研絹袋盛　附子二兩炮　甘草二兩炙　當歸二兩　石斛二兩　前胡二兩　薯蕷三兩　五味子三兩　人參二兩　生薑屑二兩　牡蠣二兩熬　桂心一兩　菟絲子五合　枳實二兩　乾地黃五兩

上十五味切，以絹袋盛，清酒二斗漬之，春夏三日，秋冬七日，量性飲之效，忌海藻、菘菜、豬肉、冷水、生蔥、蕪荑、生冷、黏食等。出第四卷中

范汪療男子虛勞，陰痿不起，無子方

杜仲十分　蛇床子八分　菟絲子五分酒漬　遠志五分去心　茯苓四分　天雄五分炮　澤瀉五分　石斛五分　蓯蓉四分　五味子四分

上十味搗篩為散，酒服方寸匕，日再效，忌豬肉、冷水、醋物。出第七卷中

《備急》蓯蓉丸，療痿弱，益精氣，男子服之外充，婦人服之內補，百病痿方

鐘乳粉三分　草薢三分　蓯蓉三分　乾地黃六分　薏苡仁三分　菟絲子四分

上六味搗篩，以雞子黃棗膏和丸如梧子，酒服十丸，漸至二十丸，日再服，忌蕪荑。

又遠志丸，療男子痿弱丸

續斷二兩　薯蕷二兩　遠志二兩去心　蛇床子二兩　肉蓯蓉二兩

上五味搗篩，以雀卵和丸如小豆，以酒下七丸至十丸，百日知之，神良。

文仲療陰下濕癢，又痿弱，粉散方

白粉　乾薑　牡蠣各三分熬

上三味搗篩為散，欲臥時粉陰下，至起亦粉，粉盛疏布袋中撲之佳，此大驗，又方，加麻黃根三兩。

又方

礬石熬令汁盡　蛇床子　黃連各三分

上三味為散，粉之同前。

《經心錄》雄鵝散，療五勞七傷陰痿，十年陽不起，皆緣少小房多損陽，神女養母得道方

雄鵝十分熬　石斛三分　巴戟天二分　天雄二分炮　五味子二分　蛇床子二分　薯蕷二分　菟絲子二分　牛膝二分　遠志二分去心　蓯蓉五分

上十一味，搗篩為散，以酒服方寸匕，亦可丸服，日三，忌豬肉、冷水。出第四卷中

虛勞小便利方五首

《病源》此緣下焦虛冷故也。腎主水，與膀胱為表裏，膀胱主藏津液，腎氣衰弱，不能制於津液，胞內虛冷，水下不禁，故小便利也。出第四卷中

深師黃耆湯，療虛乏，四肢沉重，或口於吸吸少氣，小便利，諸不足方

黃耆三兩　茯苓二兩　桂心二兩　芍藥二兩　甘草一兩　半夏三兩洗　生薑五兩　當歸一兩　大棗三十枚　人參二兩　桑螵蛸二十枚熬

兩片破

上十一味切，以水一斗，煮取四升，分服一升，忌海藻、菘菜、羊肉、餳、生蔥、大醋。出第四卷中

又療虛勞，腹滿食少，小便多，黃耆建中湯方

黃耆三兩　甘草三兩炙　大棗三十枚　桂心二兩　芍藥四兩　生薑四兩　人參二兩　半夏一升洗

上八味切，以水一斗，煮取三升，去滓，分三服，忌海藻、松菜、羊肉、餳、生蔥。《古今錄驗》同，出第十九卷中

又阿膠湯，療虛勞，小便利而多，有人虛勞服散，又虛熱盛，當風取冷，患腳氣喜發動，兼小便利，脈細弱，服此方，利即減。

阿膠二兩　乾薑二兩　麻子一升搗碎　遠志四兩去心　附子一枚炮　人參一兩　甘草一兩炙

上七味切，以水七升，煮六味取三升，去滓，納膠烊銷，分三服，一方云，小便利多，日夜數十行，一石五斗者良，忌豬肉、冷水、海藻、菘菜。

《小品》黃耆湯，療虛勞少氣，小便過多方

黃耆二兩　麥門冬二兩去心　大棗三十枚擘　芍藥二兩　乾地黃二兩　黃芩一兩　桂心二兩　生薑二兩　當歸二兩　甘草二兩炙

上十味切，以水九升，煮取三升，去滓，分三服，忌海藻、菘菜、生蔥、蕪荑、豬肉、冷水。出第十捲三中一方有黃連一兩

《必效》療虛勞，下焦虛冷，不甚渴，小便數，黃耆建中湯方

黃耆三兩　桂心二兩　人參二兩　當歸二兩　芍藥三兩　生薑八兩　膠飴八兩　大棗三十枚

上八味切，以水一斗，煮七味取三升，去滓，下飴烊銷，分三服，若失精加龍骨一兩，白薇，一兩，忌生蔥。

MEMO

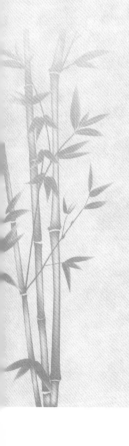

MEMO

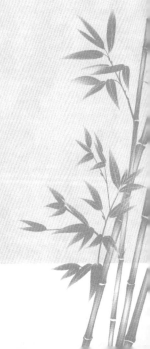

MEMO

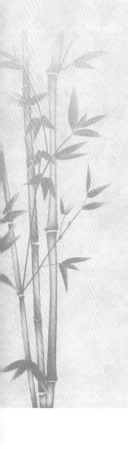

MEMO

國家圖書館出版品預行編目資料

外臺秘要精選／〔唐〕王燾原著，余瀛鰲等編選
　　—初版—臺北市，大展出版社有限公司，2022 [民 111.10]
　　面；21公分—（中醫經典古籍；2）
　　ISBN　978-986-346-389-4（平裝）
　　1.CST：中藥方劑學　2.CST：中醫典籍
414.6　　　　　　　　　　　　　　　　　　111012476

《外臺秘要》精選

原　　著／〔唐〕王燾
編　　選／余瀛鰲、林　菁、田思勝等
責任編輯／壽　亞　荷
發 行 人／蔡　森　明
出 版 者／大展出版社有限公司
社　　址／臺北市北投區（石牌）致遠一路 2 段 12 巷 1 號
電　　話／（02）28236031，28236033，28233123
傳　　真／（02）28272069
郵政劃撥／01669551
網　　址／www.dah-jaan.com.tw
E - m a i l／service@dah-jaan.com.tw
登 記 證／局版臺業字第 2171 號
承 印 者／傳興印刷有限公司
裝　　訂／佳昇興業有限公司
排 版 者／菩薩蠻數位文化有限公司
授 權 者／遼寧科學技術出版社
初版 1 刷／2022 年（民 111）10 月　　　　　定價／420元

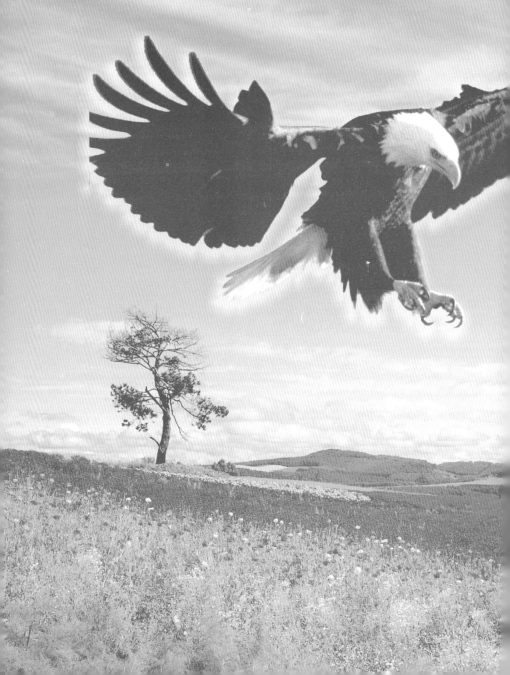

大展好書　好書大展
品嚐好書　冠群可期